《补救性心理教育丛书》编委会名单

补救性心理教育丛书

多动症的心理研究与矫治

DUODONGZHENG DE XINLI YANJIU YU JIAOZHI

主编◎ 陈彩琦　　副主编◎ 李　鑫

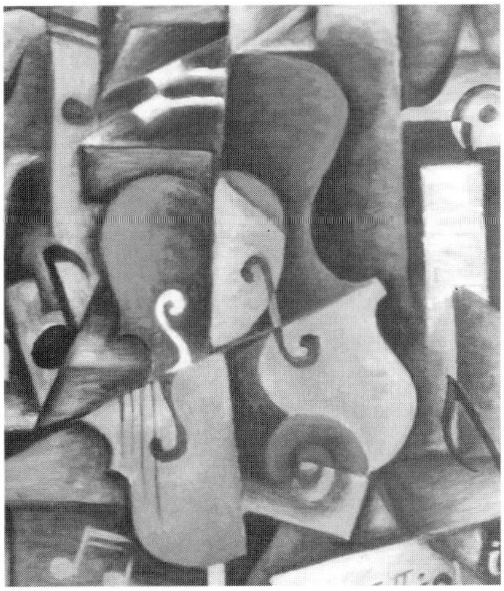

暨南大學出版社
JINAN UNIVERSITY PRESS

中国·广州

图书在版编目（CIP）数据

多动症的心理研究与矫治/陈彩琦主编；李鑫副主编．—广州：暨南大学出版社，2012.9（2019.7重印）
（补救性心理教育丛书）
ISBN 978－7－5668－0123－4

Ⅰ.①多…　Ⅱ.①陈…②李…　Ⅲ.①多动症—精神疗法　Ⅳ.①R741.05

中国版本图书馆CIP数据核字(2012)第032185号

多动症的心理研究与矫治
DUODONGZHENG DE XINLI YANJIU YU JIAOZHI
主　编：陈彩琦　副主编：李　鑫

出 版 人：徐义雄
责任编辑：张仲玲　陆祖康
责任校对：杨海燕
责任印制：汤慧君　周一丹

出版发行：暨南大学出版社（510630）
电　　话：总编室（8620）85221601
　　　　　营销部（8620）85225284　85228291　85228292（邮购）
传　　真：（8620）85221583（办公室）　85223774（营销部）
网　　址：http：//www.jnupress.com　http：//press.jnu.edu.cn
排　　版：广州市天河星辰文化发展部照排中心
印　　刷：湛江日报社印刷厂
开　　本：787mm×960mm　1/16
印　　张：15
字　　数：269千
版　　次：2012年9月第1版
印　　次：2019年7月第5次
定　　价：33.00元

目 录

前言

多动症，正式的说法是注意缺陷多动障碍，简称 ADHD，是儿童和青少年中比较常见的一类典型心理问题。该问题长期困扰着很多家长和教师。对多动症的很多认识误区，致使贻误了干预孩子的良好时机。有些人认为，多动症是精神疾病，所以需要到医院精神科开药才能治疗；有些人认为，吃药有副作用，宁可让孩子学习成绩差一些，也不想让孩子吃药吃出问题来；还有些家长把实质上是多动症的问题，看成是学习态度或学习习惯问题，对孩子横加斥责……通过这本书，我们希望家长、教师或其他读者能对多动症有较全面的认识，并能学会一些自己就能做到的实用干预方法。

多动症又称轻微脑损伤综合征，以学龄儿童最为常见，可延续至成年。其问题主要表现为：①注意障碍：注意力短暂，容易因外界干扰而分心，不能自始至终地做完一件事，上课时不能注意听讲，爱做小动作、东张西望等。②冲动：多动症儿童自控能力差，情绪不稳定，易激动、易哭，常发脾气，个性倔强、固执、急躁，表现幼稚。③活动过多：多动症儿童常常手脚不停、坐不住，话多、乱跑、乱跳、爬上爬下、不知危险，喜欢扰人、常与同学吵嘴打架等。④感知觉障碍：如拿筷子、握笔书写、扣纽扣、系鞋带、做手工操作等动作笨拙，手—眼协调性差，视—运动功能障碍，视—听转换障碍，空间位置障碍，左右分辨困难，眼球轻微震颤，阅读时眼球运动不协调，认字时把偏旁相近的字混淆，如6与9、b与p之间区分困难。⑤学习困难：多动症儿童虽然智力正常，但都表现出学习困难，学习成绩低下；有的智力很好，但成绩波动很大。

兵兵在妈妈的肚子里时就爱动，出生后比别的孩子更活泼、好动。进幼儿园后，兵兵是幼儿班上的活跃分子，喜欢参加幼儿园的各种游戏，但每一个游戏都不能坚持到底。兵兵6岁入小学读书，上课经常与同学讲话或学小猫、小狗叫，要不就在下面撕纸屑，或将橡皮切成小块放进同学的衣领中。回家做作业拖拖拉拉，一边做一边玩，一会儿要喝水、一会儿要吃东西，每天功课要做到很晚。如果妈妈在旁边陪读或监督时，情况会好些。到二年级以后，兵兵上课更加听不进去，经常在座位上扭来扭去，双脚不断拍打地面，有时老师还在上课，兵兵已经把自己的课桌搬到了走廊上，严重影响了课堂秩序，学习成绩也一塌糊涂。兵兵是典型的多动症患者。

研究表明，多动症是一种常见的发展性精神障碍，一般7岁前起病，其中50%～80%病儿症状可持续到青春期，30%～50%病儿症状可延续到成人。该症以注意缺陷、多动、冲动为主要临床表现，逐渐引起学习困难及适应环境不良，甚至导致人格改变与反社会行为。

目前，国内关于多动症方面的书还是比较多的，不过绝大多数是由精神科医生写的，也就是从医学的角度介绍多动症治疗的相对较多。为了凸显本书的特色，我们重点从认知心理学、临床心理学和心理健康教育的角度来介绍多动症的识别和干预，其中学校干预和家庭干预是本书所强调的，教师或家长可以借此系统地学会干预多动症儿童的方法。

本书的编写由多人协同完成。陈彩琦负责全书的框架、思路、统稿和所有章节的调整与完善。第一章由詹乐夏、吴梦希和李鑫撰写；第二章由高阳、秦霁科、李鑫、孟令伟、陈思铭撰写；第三章由韩庆国撰写；第四章的“认知训练”部分由田卫卫撰写，“行为治疗”部分由荣亚朝撰写，“家庭干预”部分由李鑫和杨玉虹撰写，“学校治疗”部分由李鑫和马小琴撰写，“药物治疗”部分由黄小露撰写；第五章由李鑫撰写；第六章由荣亚朝撰写。

由于本书的编者长期从事认知心理学研究，尤其注意和记忆方面的基础研究，对多动症内在机制的探究相对较多。在实践方面，我们一直以心理咨询机构为平台进行探索和努力。不可否认，我们的理论和实践经验还需要不断的丰富和完善，书中难免有疏漏之处，望读者批评指正。

编　者

2012年3月

第一章

多动症的研究概况

第一节　多动症的研究历史

注意缺陷多动障碍（attention－deficit/hyperactivity disorder，简称 ADHD），俗称多动症，是儿童期最常见的神经精神障碍。主要症状为注意缺陷、多动和冲动，通常在婴幼儿阶段出现但常在入学后才被发现。在美国，儿童多动症患病率为3%～7%；中国为4.31%～5.83%，其中，男女比例为2～9：1。

科学家对多动症的研究已经有一百多年的历史，针对多动症的药物治疗也有七十多年。在此期间，人们对多动症本质的认识在不断改变和深入。如数十年前认为多动症是因教养不当、饮食或电视看太多所导致，这种观点被现有的研究证实是没有科学根据的。大量的研究发现，遗传在多动症的发生中起着关键性的作用。另一个常见的错误看法是认为多动症是一个暂时性现象，长大了就好了。真实的情况是超过半数的多动症患儿症状会持续到成年期。研究还在继续，我们也期待未来在多动症的诊断和治疗方面会有突破性的进展。

虽然早在1863年，德国医生霍夫曼（H. Hoffman）就已提出用“多动症候群”一词来表述多动问题，但真正开始研究注意缺陷多动障碍的是史蒂尔（G. Still，1902）。

从史蒂尔的研究至今，注意缺陷多动障碍的研究大概经历了五个阶段：脑损伤研究时期、多动症时期、注意缺陷时期、诊断标准争论时期和整合核心症状时期。

一、注意缺陷多动障碍的脑损伤时期（1900—1959）

1902 年史蒂尔出版的著作中描述了 20 位多动症患儿，并认为他们有“道德控制力缺陷”（defect in moral control）。他在临床实践中发现，这些儿童持续性注意和行为的道德控制能力有严重损伤。史蒂尔把行为的道德控制能力定义为根据道德意志力调节行为的能力。此外，这些儿童还活动过度、好斗、不守规矩、过度情绪化、残忍、怀恨在心、不诚实和对惩罚不敏感。史蒂尔所描述的这些症状预示了多动症与品行障碍之间的紧密联系。他认为这种症状主要是由于神经系统损伤所致，通常发生在 8 岁以前。他曾经以心理学家詹姆斯（W. James）的理论研究暴力、道德控制和注意力持续的问题及与神经生理的关系。然而，当时医学界对于智能或道德方面的缺陷的认识比较偏颇。例如，夸大了脑损伤儿童的负面作用，认为脑损伤儿童会因其攻击行为而威胁其他儿童的安全，因此史蒂尔不认为在早期儿童阶段的症状是可以改善的，而建议将他们安置在特别的教养机构。后来，崔乔德（1908）发现早期大脑的轻微损伤（可能当时未被觉察），会造成日后行为问题和学习障碍。虽然他肯定了环境的改变和药物治疗可以暂时地改善儿童的学习和行为，但他和史蒂尔都认为脑损伤的伤害是永久的。同时，他还第一次提出“轻微脑损伤”的概念。

20 世纪 20 年代，北美学者对 ADHD 的研究受到了当时脑炎流行的影响。他们发现那些感染脑炎并幸存下来的孩子在痊愈以后表现出类似多动症的行为，因此认为 ADHD 是脑炎后的行为异常（post - encephalitic behavior disorder）。他们的观点引起了医学界和教育界很多学者的重视。

20 世纪 30 年代以后，人们对中枢神经系统受损的原因有了更多的认识，发现除了脑部受伤外，还有产前或产后的伤害、感染、铅中毒、癫痫、额叶受伤等因素。直到 40 年代，斯特劳斯（C. Strauss）发现有这些症状的儿童并非都可以在脑部找到生理损伤的证据，于是脑损伤的概念逐渐被轻微脑损伤（minimal brain damage）和轻微脑功能失调（minimal brain dysfunction，简称 MBD）取代。多动症药物治疗的标志性事件发生于 1937 年。当时，布莱德利使用苯丙胺（一种兴奋剂）治疗儿童的头痛。这些儿童同时具有破坏性行为。令人惊讶的是，此药给那些孩子的行为和学业成就带来了戏剧性的改变。后续的研究证实了该药在多动症儿童行为改善方面的巨大作用。到了 1970 年，人们逐渐开始使用兴奋剂治疗多动症的相关行为问题，今天更是如此。为数众多的药物治疗研究表明，兴奋剂对 80% ~90% 的多动症患儿有效。

二、注意缺陷多动障碍的多动症候时期（1960—1969）

20 世纪 60 年代，由于大多数行为问题患儿并没有出现大脑物理性损伤，脑功能轻微失调概念的可信度受到许多学者的质疑。取而代之是比较具体的学习或行为障碍名称，如阅读障碍、语言障碍、多动行为等。切斯和劳斯（S. Chess & M. Laufer）提出了“多动行为综合征”的概念，他们定义的多动行为综合征是指“表现出高于一般儿童正常速度的活动，或者经常动个不停，或是两者都有”。多动行为综合征的概念后来为美国精神医学学会《诊断与统计手册》（DSM）所采用。1968 年 DSM－Ⅱ正式提出了“儿童期的多动反应异常”（hyperkinetic reaction of childhood disorder）的术语。由于切斯等的研究，使得多动行为综合征逐渐从混淆不清的脑功能轻微失调独立出来。他们认为多动行为综合征是一种发展良性的疾病，主要表现为活动过度，坐立不安，易分心和注意广度小，主要见于儿童，进入青春期后症状通常会逐渐消失。在这期间，北美和欧洲在关于多动的观点上发生了分歧。在北美，多动被认为是儿童一种较极端的气质，主要表现为活动水平过度，并不必然与大脑病变或精神迟滞有关。而在英国，多动被认为是罕见的、极度活动水平异常，常伴随其他大脑损伤的症状（如癫痫、偏瘫或精神迟滞）或明确的大脑损伤史（外伤或感染）。由于观点的分歧，进而导致两者在患病率估计、诊断标准和治疗方法选择上相差很大。这种现象直至 1980 年以后才得到改善。

三、注意缺陷多动障碍的注意力缺陷时期（1970—1979）

20 世纪 70 年代以后，多动症的研究逐渐成为热点。到 1979 年为止，有关的研究报告达到两千多篇。这个阶段最重要的特点是对于这类症状的问题由过去单一的多动症转向比较完整的症状。其中，加拿大学者道格拉斯（V. Douglas）的研究工作颇具影响力。例如，她认为相对于多动，持续性注意缺陷和冲动控制问题更能解释 ADHD 的症状和功能障碍。她和同事的研究发现，ADHD 儿童不一定比非多动儿童有更多的阅读或其学习障碍；ADHD 儿童没有短时记忆缺陷。她和坎贝尔认为多动儿童不总是比非多动儿童更容易分心。由道格拉斯领导的麦吉尔大学研究团队重复发现多动儿童在评估警觉性或持续注意的任务中表现很差（如 CPT，持续性操作任务）。这一发现得到后续数十年研究的证实。他们还发现，在持续和即时强化的条件下，ADHD

儿童的持续注意能力和正常人一样好。而在部分强化条件下（尤其是在强化比例低于一半情况下），他们的表现急剧恶化。此外，道格拉斯的同事韦斯和其他人作的跟踪研究还发现，ADHD 儿童的多动症状在进入青春期后会逐渐减少，但持续性注意和冲动问题依然存在。道格拉斯提出可以用以下四种缺陷来解释 ADHD 症状，分别是：①注意和努力的产生、组织和维持。②冲动行为的抑制。③根据情境需要改变唤醒水平。④强烈地追求即时满足。

道格拉斯及其团队的研究影响力非常大，《诊断与统计手册》（第三版）在考虑其研究发现的基础上，对多动症的概念和主要症状重新进行了界定。1980 年 DSM－Ⅲ将此症改为注意缺陷障碍（attention deficit disorder，简称 ADD），并以持续性注意困难和冲动控制障碍为其诊断的主要依据，而多动则是附属症状。这一阶段有影响的成果还有以下几项。

（1）以道格拉斯为主的研究小组除了研制诊断工具外，还发展了治疗技术。他们发现持续性强化可以使 ADHD 儿童的注意力维持在正常水平，但如果以间歇性强化，这些儿童的表现水平就会显著下降。这项研究结果确立了行为干预技术在 ADHD 儿童心理治疗中的地位。另外，研究小组发现中枢神经兴奋剂也可以改善注意力缺陷儿童的问题。

（2）心理药物治疗的兴起。同期，美国学者康纳斯（K. Conners）通过临床实验证实了药物治疗的效果。康纳斯另一个重大的贡献是他编制了康纳斯评量表，该量表是现今诊断和评估 ADHD 的重要工具。

（3）对于环境因素的探讨。这一阶段，专家们认为影响注意力缺陷的环境因素有五项：人工食物添加剂、环境刺激量、文化因素、父母管教方式和行为改变技术。

①人工食物添加剂的影响。受当时自然健康饮食风尚的影响，费格德（Feingold）认为当时的食物充满人工添加剂，如色素、防腐剂等。有些儿童因对这些人工添加剂过敏而造成多动问题。费格德认为最好的治疗方法是提供完全自然、无人工添加剂的食物。他的观点得到众人的赞同，还以此为主题召开过全国多动行为综合征和人工添加物的会议，专门研讨了费氏理论。当时其在美国的影响远远超过经过科学实证的康纳斯药物治疗。但后续十几年的众多研究并不支持上述观点。实际上，只有极少一部分儿童在吃了上述食物后会出现轻微的活动度或不专心程度增加。没有任何研究表明，儿童在吃了人工食物添加剂后会导致多动症。多动症儿童在服用添加剂后也不会加重症状。

②环境刺激过多。布洛克（Block）认为由于技术发展和文化变革导致了

社会节奏的加快，进而增加了环境的兴奋和刺激作用，通过与个体多动倾向的共同作用导致了多动症的出现。但对此布洛克没有提出足够的资料证实。1990 年赫利（Healy）在其著作《危险的心智》中，对布洛克的理论作了更加深入的探讨，强调了环境刺激对多动行为的影响。但对双胞胎的研究发现，成长环境与多动症状的严重程度没有关联。

③父母管教方式。很多人认为多动行为是父母管教不严的结果。但真实的情况是父母对多动儿童的要求和一般家庭是相似的。他们会用简单、直接命令的方式去要求儿童，与普通家庭相比，他们并不存在严重放纵儿童的行为。相反，我们应该看到，多动儿童的难以管教的行为模式，导致父母实施管教行为的困难。调查研究发现，多动症儿童的父母和兄妹较多有精神问题，如多动、抑郁和焦虑等。这可能是遗传的原因。家庭研究发现，家庭中一人患多动症，其一级亲属患病率超过 25%，而一般人群的患病率为 5%，即家庭中有一人患多动症，其家庭成员患病的几率是无多动症家庭的 5 倍。对双胞胎的研究发现，双胞胎中的一个若是多动症，另外一个也是多动症的几率达到 80% ~90%。且同卵双胞胎中一人若是多动症，另外一个也患该病的概率是 79%，而异卵双胞胎则为 32%。这些数字都清楚地说明了遗传在多动症发生中扮演的重要角色。

④行为干预技术的发展。20 世纪 70 年代，采用行为矫正技术处理课堂中儿童出现的问题行为取得明显成效，但研究发现，单独使用行为改变技术并不能产生配合药物治疗所能达到的疗效。因此，人们渐渐认识到药物治疗、行为改变和亲子教育结合，可以发挥更大的干预效果，这为 20 世纪 90 年代提出的综合干预思想奠定了基础。

（4）美国全体残障儿童教育法案的通过。这项法案（简称“公法 94—142”）的通过，保证了身心障碍儿童免费接受特殊教育的权利，而注意力缺陷未被列在身心障碍类别中。由于相当一部分注意力缺陷儿童同时伴有学习障碍（learning disability），或严重情绪困扰（seriously emotional disturbance），所以至少有 35% 的注意力缺陷多动儿童接受了特殊教育的服务。这一阶段被巴克利（Barkley）称为 ADHD 的黄金时期。

四、注意缺陷多动障碍的诊断标准争论的年代（1980—1989）

在此期间，针对 ADHD 的研究急剧增加。至此，ADHD 成为研究最广泛的儿童精神疾病。ADHD 诊断标准的发展成为这一阶段研究的主题。1980 年受道格拉斯的影响，DSM－Ⅲ中将多动症候改为注意力缺陷症，以不专注和冲动为诊断的主要依据，多动只是其中一个附属症状。DSM－Ⅲ在诊断标准上作了重大修改：更加强调注意缺陷和冲动在定义 ADHD 中的作用；列出了具体的症状清单；划定了确诊所需的最少症状条数；对发病年龄和持续时间的要求；排除其他的精神障碍。而彼时，由世界卫生组织发布的 ICD－9 依然强调多动在诊断多动症中的关键作用。DSM－Ⅲ除了改变诊断重点还将此症分为有缺陷伴有多动（即 ADHD）和未有多动（即 ADD）两种亚型。随后，大量研究开始验证上述分型的有效性，并发现 ADHD 和 ADD 在某些重要领域上的区别。ADD 表现为更多的白日梦、活动度低、易昏睡、学术成就更低，但更少好斗和较少被同伴拒绝。虽然以上研究存在分歧，但临床工作者发现注意缺陷 ADD 个案很少，而且部分研究发现两者在很多症状和处理方法上相同。于是，DSM－Ⅲ－R 取消了 ADD，只保留了 ADHD，并规定不伴多动症状的 ADD 为未分化型。

表 1－1　DSM－III－R 关于 ADHD 的诊断标准

A. 至少出现下列中的 8 项，且持续时间要至少 6 个月：

①在座位上常常手脚多动（若为青少年则可能有主观的不安感）。

②在课堂或其他要求保持座位的场合常常离开座位。

③常常很容易被外来刺激分散注意力。

④在游戏或集体活动中往往难以静等轮换。

⑤常常在他人（教师）问题尚未问完时便急于回答。

⑥常常不能听从他人的指令（并非因为对立行为或不理解指令）。

⑦在任务或游戏活动时，难以维持长久的注意力。

⑧经常一个活动还没完成，就去忙另外的事情。

⑨常常难以安静地玩耍。

⑩常常言语过多。

⑪常常干扰或强迫他人（如强行加入其他儿童的游戏）。

⑫与人交流时常常难以倾听。

⑬常常在完成任务或活动时丢三落四（如玩具、学校作业、铅笔、书籍或工具）。

⑭常常做出危险的事情而不考虑后果（不是为了寻求刺激，如没有四周观察一下就跑到街上）。

注意：以上症状条目按顺序鉴别力逐渐降低。

（续上表）

B. 七岁之前发病。 C. 不符合广泛性发育障碍。 判断 ADHD 严重程度的标准： 轻微：症状条目很少超过 8 条，且学校和社会功能没有损伤或损伤很小。 中度：症状或功能损伤介于“轻微”和“严重”之间。 严重：超出诊断所需症状条目很多，且家庭、学校和同伴关系存在广泛性损伤。

经过这十年的研究，该领域专家认为 ADHD 是一种发展性致残疾病，具有生理或遗传基础，病程较长，且会显著影响患儿的学业和社会功能。然而，该病的严重程度、共患病和结局同样受环境影响（尤其是家庭环境）。对于注意缺陷在 ADHD 中的核心作用逐渐受到质疑，且开始关注动机因素或强化机制的作用。较长时间的多学科干预对于提高 ADHD 的长期预后至关重要。遗传在该病发生中的作用不断被新的研究证实。还有研究发现了该病的异常神经解剖位点。至此，人们也逐渐开始相信环境并不是 ADHD 的病因。但是，环境和 ADHD 的预后紧密相关。三环类抗抑郁药和降压药在治疗 ADHD 中的作用的发现，使治疗的选择更多。公众对于兴奋剂的使用还是持一种较为谨慎的态度，担心由此造成的滥用可能会损害儿童的正常发育。

五、注意缺陷多动障碍的整合核心症状时期（1990 年至今）

这一阶段，最突出的特点是运用一些新的技术手段（如 PET、fMRI、ERP 等）来研究 ADHD 患者大脑的异常。大量的神经心理学研究发现 ADHD 患者在测量大脑额叶和执行功能的测验中表现较差。此外，电生理研究也发现 ADHD 患者大脑活动水平较低，尤其是与额叶有关的大脑活动。因此，科学家相信 ADHD 患者的大脑，尤其是额叶的异常与 ADHD 的发生有关。美国国家精神卫生研究院萨麦特金和他同事所作的研究具有里程碑式的意义。在这个研究中，他使用 PET（正电子发射断层扫描）比较了 25 位成年 ADHD 患者和 50 位正常成年人的脑部活动，结果发现，这些成人患者脑部的活动水平较低，尤其是额叶区域。但当这些患者服用 ADHD 的治疗药物后，活动水平会恢复正常。他在后续的实验中以青少年患者为被试，重复了以上结果。但是，男性 ADHD 患者却没有发现异常。还有的研究者使用 MRI（磁共振成像）研究 ADHD 患者的大脑结构。海德和他同事首先使用 MRI 测量 ADHD 患者的大脑体积，发现 ADHD 儿童的前部皮层体积较小，尤其是右侧，左右额叶也缺乏对称性。他们随后的研究还发现胼胝体（连接左右大脑的结构）体积的变小。由此开始，出现了大量针对 ADHD 患者大脑活动和结构研究。如以后的研究陆续发现整个大脑、前额叶皮质、背侧前扣带回、胼胝体、基底核（纹状体）和小脑的体积异常（大多数是体积减小）。EEG（脑电图）研究发现，ADHD 患者的脑部电活动较低，尤其是额叶，表现为慢波活动所占比例增加，快波活动所占比例减少。这种不成熟的脑电活动模式在服药后会趋向正常。在 EEG 基础上发展出来的 ERP（事件相关电位）技术也大量应用于 ADHD 脑电活动的研究，发现包括 N2、P3 和 ERN 等 ERP 成分的异常，主要表现为波幅降低和潜伏期延长。尤其是 NOGO－N2 和 NOGO－P3 波幅降低表明 ADHD 患者存在反应抑制缺陷（Barkley，1997）。较新的 fMRI（功能性磁共振成像）研究也发现包括大脑前额叶在内的多个区域的活动异常。家庭研究发现，ADHD 具有家族聚集性。如彼得曼的研究发现，ADHD 儿童的直系亲属患该病的概率为 10% 到 35% 之间。而这些患儿的兄妹的患病危险高达 32%。如果父母一方患有 ADHD，则其儿女患病概率高达 57%。这些结果都强烈地暗示 ADHD 可能具有遗传性。分子遗传学技术可以提取出 ADHD 患者和其亲属的 DNA，并识别出与 ADHD 有关的基因。研究发现，与 ADHD 可能有关的基因包括 DRD4（多巴胺 D4 受体基因）、DAT1（多巴胺转运体基因）和 5－HTT（五羟色胺转运体基因）等。此阶段还需要注意的问题是关于 ADHD 诊断标准的变化。DSM－Ⅳ和 ICD－10 对注意缺陷多动障碍症状进行了新的定义，基本上统一了分歧，尤其是 DSM－Ⅳ将三项症状合并为二：“不专注”与“多动、冲动”。巴克利（1997）又主张将不专注、冲动、多动整合，称之为“神圣的三位一体”。他综合了 20 世纪 90 年代以认知心理学的信息加工理论研究注意缺陷儿童的有关资料，结果发现无法证实这些儿童在该注意的任务上表现出无法专注的事实，却发现这些儿童在行为反应抑制和动作系统的控制方面与一般儿童有显著差异，而且多动与冲动很难区分。因此，巴克利认为冲动、多动应该是患此症的儿童唯一有意义的症状。他还坚持认为 ADHD 儿童抑制功能的缺陷是解释三种症状的最佳原因。

以上五阶段的发展演变情况，可以用表 1－2 概括：

表 1-2 ADHD 概念的演变

注意缺陷多动障碍的脑损伤时期（1900—1959） 脑伤症候群（brain damage syndrome） 脑炎后行为障碍（post - encephalitic behavior disorder） 器官趋力（organic drienness） 器质性脑综合征（organic brain syndrome） 行为机体综合征（organic behavior syndrome） 轻微脑伤（minima brain damage） 多动冲动障碍（hyperkinetic impulse disorder）
注意缺陷多动障碍的多动症候时期（1960—1969） 轻微脑功能障碍（minimal brain dysfunction） 多动（hyperactivity） 儿童期多动反应（hyperkinetic reaction of childhood）APA，1968（DSM - Ⅱ）
注意缺陷多动障碍的注意力缺陷时期（1970—1979） 多动综合征（hyperkinetic syndrome） 多动儿童综合征（hyperactive child syndrome） 多动综合征（hyperkinetic syndrome）WHO，1978（ICD - 9） 轻微脑功能损伤综合征（minimal brain dysfunction syndrome）
注意缺陷多动障碍的诊断标准争论的年代（1980—1989） 注意缺陷障碍（attention deficit disorder，ADD）APA，1980（DSM - Ⅲ） 注意缺陷多动症（attention deficit - hyperactivity disorder，ADHD）APA，1987（DSM - Ⅲ - R）
注意缺陷多动障碍的整合核心症状时期（1990 年至今） 多动症（hyperkinetic disorder）WHO，1990（ICD - 10） 注意缺陷多动症（attention - deficit /hyperactivity disorder）APA，1994（DSM - Ⅳ） 注意缺陷多动症（attention - deficit /hyperactivity disorder）APA，2000（DSM - Ⅳ - TR）

第二节 多动症的研究主题

目前，ADHD 的研究领域包括患病率、发展与行为特征、评估与心理诊断、影响因素和治疗方法五个方面。其中，影响因素和治疗方法是 ADHD 研究的重点和热点。

一、ADHD 的患病率

DSM－IV－TR（APA，2000）指出 ADHD 的患病率为 3%～5%，男生与女生的比率为 4：1 到 9：1。有关 ADHD 患病率的研究世界各地都有，包括美国、加拿大、英国及西欧的多个国家，中国、印度、巴西、日本、波多黎各、新西兰等国，不同文化之下都发现 ADHD 的行为特征相似，但比率从低于 1% 到超过 20% 都有。患病率的差异可能与诊断系统（DSM－IV 或 ICD－10）、研究所使用的评定工具、取样方法、报告人、共患病情况等有关。

ADHD 患病率调查最常用的工具是量表。常用的量表有儿童活动量表父母与教师版、注意缺陷多动症中文版（SNAP－IV）、Achenbach 儿童行为量表（CBCL）、Conners 父母症状问卷和教师评定量表、Rutter 儿童行为问卷等，也有根据美国精神医学会（APA）编制的精神疾患《诊断与统计手册》的诊断标准自拟调查表。除了让家长和教师进行量表的填写外，研究中还辅之以医生诊断、会谈确定等方法来对量表结果进行补充。

二、ADHD 的发展与行为特征

ADHD 儿童的临床表现如何？近年来，中国台湾地区对多动症儿童在发展和表现上有着较多的研究。研究者发现，ADHD 儿童比正常儿童在发展上缓慢或表现比较差，如在注意力、动作、视觉空间能力、游戏行为及课业学习等方面。

在症状表现上，ADHD 儿童在学校中表现出较多的不专心、冲动、过度活动、非作业行为；在平衡能力上，ADHD 患者有 75% 的合并动作发展协调障碍。比起正常儿童而言，其手部操作灵活度、球类技巧能力、平衡能力等均较正常组差（赖冠宇，2005）。在需要精细控制的静态平衡方面较有困难，动作反应能力不似对照组儿童成熟（罗钧令，陈威胜，2002）。在人际交往互动中，ADHD 儿童在主动性、控制性、不顺从等行为表现上也皆高于非 ADHD 儿童。当同伴出现不顺从行为时，ADHD 儿童易出现攻击与反对行为，而 ADHD 儿童出现攻击行为时易引起同伴的不顺从行为（林幼青，1995）。

三、ADHD 的评估与心理诊断

在评估与心理诊断方面的研究数量丰富，主要可分为两部分：评估量表的研究以及以标准化测验工具为主的心理诊断研究。

在评估量表的研究方面，大都是把国外已经发展具有良好信效度的评估量表编译成中文，并施测收集资料，分析各种描述性统计值、信效度以及因素结构等。量表包括教师填答的多动症量表、SNAP-IV、CBCL、儿童注意力量表（CAP）、家庭情境问卷（HSQ），学校情境问卷（SSQ）等（Yang & Schaller，1997；Yang，Schaller & Parker，2000；Huang，Chao，Tu，Kuo & Yang，2004；刘昱志等，2006；Wu et al.，2007）。

在标准化测验工具的研究方面，包括电脑版本的注意力测验、韦氏智力测验以及以认知作业形成的神经心理测验等，探讨多动症儿童在这些标准化测验工具的表现，试图验证这些工具对多动症儿童与非多动症儿童具有区分效度。结果显示虽然在某些测量值上多动症组与非多动症组有显著差异，但区分效度不佳（陈心怡，杨宗仁，2000；林姿仪，林克忠，2003；李宏镒，林秋燕，2004；李宏镒，蔡静怡，2004；Wu et al，2007）。

在中国内地，也有量表与标准化测验工具的研究（Li & Wang，2000；Jiang & Lu，2001；Lou & Li，2002；范方，苏林雁，耿耀国，王洪，2006；方妍彤，朱银燕，王晓安，2007；Qian & Wang，2007）。

不管在台湾或在内地，有关多动症的评量表与标准化测量工具的种类与信效度研究，都能够与国际研究团队接轨。

值得指出的是，许瑞纹（2005）通过比较多元评定法与其他相关的资料，认为诊断多动症不能仅依据单一情境或单一资料提供者的信息，在临床诊断过程中，临床工作者须同时取得不同情境中多元资料提供者的报告，并谨慎考量如何整合与解释不一致的诊断结果。

四、ADHD 的影响因素

（一）生理因素

1. 遗传因素

为探索遗传与 ADHD 的关系，研究者们对此进行了两种类型的研究：一是采用家系研究、收养研究、双生子研究等方法；二是采用分子遗传学的研究。

在家系研究中，对比各级家属中的患病率。在双生子研究中，将同卵双胞胎、异卵双胞胎以及正常儿童同胞的发病率进行比较。在收养研究中，因收养而分离的儿童之间的相似性反映了遗传的作用，而无血亲的被收养者之间的相似性反映了环境的作用。将儿童的收养亲属与儿童的血缘亲属相比，比较两者患有 ADHD 或连带问题的几率。

分子遗传学的研究中，主要研究几种基因与 ADHD 的关系，如多巴胺 D4 受体基因多态性，多巴胺转运体（DAT）、多巴胺 β 羟化酶基因（DβH）、5 - 羟色胺转运体基因（5 - HTT）多态等与 ADHD 的关系。其他一些关于 ADHD 的基因研究还包括：溶质载体家族 1 成员 3 基因（SLC1A3），色氨酸羟化酶 2（tryptophan hydroxylase 2，TPH 2）基因，单胺氧化酶 A（MAO - A）基因及单胺氧化酶 B（MAO - B）基因，去甲肾上腺素载体（norepinephrine transporter gene，NET1）基因，儿茶酚胺氧化甲基转移酶（COMT）基因等。

2. 神经生化学因素

通过比较 ADHD 患儿和正常儿童的尿液、血液或脑脊液中神经递质及其代谢产物的改变来探索与 ADHD 相关的神经生化学因素。以往的研究表明，儿茶酚胺在 ADHD 发病中起重要作用，其中与 ADHD 关系最密切的神经递质为多巴胺（DA）和去甲肾上腺素（NE）。

3. 脑神经因素

通过神经成像技术发现 ADHD 患者的神经系统解剖和功能异常。近年来，随着神经影像学的发展，国内外众多学者开始应用多种神经结构成像技术（如 MRI、CT 等）和神经功能成像技术（如 SPECT、fMRI、PET 等）对 ADHD 病人从空间维度上进行脑的结构与功能研究。结构性成像技术发现神经精神障碍病人神经系统的解剖异常；功能性成像技术主要用于测定组织的内在生理特质（如代谢或血流）和疾病过程中出现的变化，借此发现神经精神障碍病人神经系统的功能变化。目前，影像学研究已提供了关于正常神经发育及特殊的儿童精神障碍的一些很有价值的信息。

（二）环境相关因素

1. 自然环境

近年来，研究者致力于探求特定环境中的生理变异，比如出生前或生产时大脑皮层发育发展、毒素、食物过敏、出生时段等对 ADHD 的影响。怀孕及生产过程中的损伤也可能导致 ADHD，惊厥、血毒症、母亲的不良精神状态、大龄，胎儿的晚熟、产期等都可能与 ADHD 有关。此外，研究者也通过测量研究患者体内某些微量元素的含量，如铁、锌、铅、碘等，来研究其与 ADHD 的关系。

2. 社会环境

研究者也研究有关家庭社会经济地位对注意缺陷多动障碍的影响，结果不一致，但父母和（或）教师对儿童缺乏理解，采取打骂和侮辱人格的做法均严重影响儿童行为和情绪的发展，导致多动的发生，甚至产生反社会行为。可能与儿童精神紊乱（包括 ADHD）相关的因素有：婚姻问题、低的社会阶层、复杂庞大的家庭结构、父母犯罪史、母亲的精神紊乱等。

（三）认知相关因素

目前，对 ADHD 的研究集中于注意缺陷（注意是一个多维度的结构，包括维持注意、分散注意、集中注意等）、工作记忆以及执行功能（主要包括定式转换和保持、干扰与注意控制、抑制、时空整合、计划和工作记忆）。常采用的实验任务与范式有：持续作业任务（continue performance task，CPT）及其变式、停止任务、go/ no－go 任务、反眼动（antisaccade）、运动冲突任务、伦敦塔、威斯康星卡片分类、Stroop 任务等。也有研究将此类技术采用适宜方式结合脑成像技术，更好地反映脑功能。

大约有 80% 的 ADHD 患者同时伴有另一种心理障碍。前人研究中发现最常见的是对立违抗性障碍、品行障碍、强迫症、焦虑障碍、抑郁障碍、物质滥用，伴发癫痫，除此之外，还有抽动障碍、睡眠障碍、语言障碍、学习障碍等。

研究者还研究 ADHD 患者的人格特征、个性与行为特点、行为问题、情绪问题、心身问题、适应行为、运动协调能力等。

五、ADHD 的治疗方法

过去对 ADHD 的治疗，大多采用药物疗法。随着时间的推移，研究发现药物疗法有副作用（如失眠等）、效果的短期性等不足，于是不再将其视为治疗 ADHD 的唯一方法。近年来，治疗者在实践中采用了多种多样的行为训练法来治疗 ADHD。不同的目的，训练的方法也有所不同。

训练 ADHD 患者的方法有：①放松训练，以减轻活动过度儿童的肌肉紧张程度；②自我控制训练，以提高 ADHD 儿童注意任务的完成时间、学习效果以及其社会性行为；③认知调节技能训练，以改变患者思维的形式、信念、态度和意见，最终达到行为的改变。对 ADHD 儿童的家长进行训练，使家长掌握各种正确控制环境、控制多动症儿童行为的各种技术，以改变 ADHD 儿童的行为。训练 ADHD 儿童的教师要正确对待这些儿童，认真制定有针对性的干预方案，如代币强化方案、应变契约等。

目前国内外的治疗研究包括以下七个方面：

（1）药物治疗。都是使用 methylphenidate 药物，研究发现药物对改善 ADHD 的专心程度、学业成绩的效果良好，但家庭因素会影响用药坚持度（高淑芬，丘彦南，蔡文哲，宋维村，2004；Yang et al.，2004；Gau et al.，2006；Huang et al.，2007）。

（2）社交技巧训练团体。研究结果显示能有效增强 ADHD 患者的人际关系（郑惠霙，1998；Chang et al.，2004）。

（3）认知行为治疗团体。研究结果显示能够增进患者的问题解决能力、人际关系等（曾嫦嫦等，1997；郭珀如等，2001）。

（4）家属团体，分享经验。研究结果显示疗效表现在家属改善情绪与认知，但行为改变仍较少（钟明勋等，2001）。

（5）父母训练团体。采用行为治疗取向，教导父母合宜的管教行为。研究结果显示对个案的干扰行为有效降低，带给父母的困扰也减低（Huang，Chao，Tu & Yang，2003）。

（6）药物与行为的整合治疗法。对药物治疗无效一年以上的个案，加上行为治疗，研究结果显示改善多动症患儿的行为表现（Chang，Chang & Shih，2007）。

（7）采用特殊教育方法。研究结果显示改善 ADHD 的干扰行为，增强学习效果（王乙婷，何美慧，2003；钟莉娟，马文，2004；杨俊威，钮文英，2006）。

在国内，有 4 项 ADHD 的治疗疗效研究，治疗的主题包括自我管理技能训练、脑电生物回馈训练、父母训练、药物（methylphenidate）等（耿耀国等，2005；熊忠贵，徐海青，石淑华，2006；Liu & Wang，2007；Wang et al.，2007），都有改善的治疗成效。

六、当前的研究热点

随着科学技术的进步，当前对 ADHD 的研究已深入到基因水平。研究包括药物对 ADHD 模型鼠额叶皮质和纹状体多巴胺 D1、D2 受体表达的影响，胃泌素释放肽受体基因多态性，MOBP 基因在 ADHD 大鼠前额叶皮层的表达，ADHD 与儿茶酚 - o - 甲基转移酶基因的关联以及 ADHD 患者的 X 染色体基因组扫描分析等。

随着神经影像学的发展，越来越多的研究利用脑成像技术对 ADHD 进行研究。研究中既有单独利用脑成像技术对 ADHD 患者进行分析，对各种亚型患者的特点进行比较，也有结合其他条件和因素进行的研究，如多动症伴学习困难患儿 SPECT 显像特点及临床应用，ERP 技术结合 go/on - go 任务研究 ADHD 患者的自我调控能力等。

ADHD 患者的认知方面，研究集中于注意缺陷（注意是一个多维度的结构，包括维持注意、分散注意、集中注意等）、工作记忆以及执行功能（主要包括定式转换和保持、干扰与注意控制、抑制、时空整合、计划和工作记忆）。除此之外，还有研究 ADHD 患者共患学习障碍、阅读障碍，解码及语言理解困难、脑电波等的特点。

在 ADHD 的治疗方面，近期研究最多的是脑电生物反馈训练，研究中用各种测试来检验此疗法的治疗作用，如视听整合连续测验、EEG 等。药物治疗的研究也较多。除此之外，还有感觉统合训练、家庭干预、注意力训练等治疗方法的研究。

第二章

多动症的产生机制

第一节　多动症的生理机制

一、多动症的遗传因素

国内外众多研究表明，遗传因素是注意缺陷多动障碍（ADHD）的主要发病机制之一。以往研究者主要通过进行大量的双生子研究、寄养子研究和家系研究，发现 ADHD 具有家庭聚集性，其发生存在遗传作用。但在具体的遗传模式上尚未能明确阐述。近年来随着分子遗传学的发展，在基因遗传的研究上有了新的进展，并发现了可能与 ADHD 的发生有关的若干基因。

（一）双生子、寄养子和家系研究

双生子研究是早期 ADHD 遗传学研究中最常见的手段。1965 年，洛佩兹（Lopez）报道有 4 对同卵双生子都患有 ADHD，而另外 6 对异卵双生子中同病者仅有 1 对。1976 年，麦特尼（Matteny）进行了双胞胎的纵向观察，发现同卵双生子其中一个属于多动症，而另一个属于多动症的仅占 17%，同病率远低于前人的报道。1989 年，古德曼（Goodman）等通过让普通人群中的教师和父母填写问卷的方式筛选 ADHD 双生子患儿，进行分析后发现，同卵双生子的同病率为 51%，而异卵双生子的同病率为 33%。在国内，1982 年王槐经等在轻微脑功能失调（MBD）双生子研究中，调查出 7 对同卵双生子中 ADHD 同病率为 85.7%，3 对异卵双生子的同病率为 33.3%。这些研究都说明同卵双生子 ADHD 各种行为异常的一致性比异卵双生子更明显。

在寄养子研究上，莫里森（Morrison）等作了一项调查，比较一出生就被领养的 ADHD 患儿、正常儿童的养父母、ADHD 患儿的亲生父母三者的童年时期酒精中毒、反社会人格、癔病或 ADHD 等病史的情况。结果发现 ADHD 患儿的养父母患病率比普通儿童的养父母高，但明显比患儿亲生父母要低得多。麦克尼的研究又发现 ADHD 儿童与其被寄养出去的同胞和异父同母或异母同父所生的"半同胞"之间，ADHD 患病率前者占 50%，后者仅占 14%。寄养子研究通过排除环境和父母教养方式的影响，从而推测出遗传因素所起的作用。

在家系研究方面，1971 年席尔瓦（Silver）发现 40% 的 ADHD 患儿的父母、同胞和亲属也患有 ADHD。1990 年哈佛大学彼得曼（Biederman）教授对 75 名 ADHD 患儿、26 名健康儿童和 26 名有其他精神障碍的儿童的父母亲和兄弟姐妹进行评定。结果发现，在 ADHD 患儿的一级亲属中患有 ADHD 的比例超过 25%，而其他两组仅为 5%，是 ADHD 在普通人群中的患病率。在国内，高雪萍等对 ADHD 的家系研究也发现，ADHD 患者的一级亲属 ADHD 检出率为 29.63%，二级和三级亲属的检出率仅分别为 3.25% 和 4.42%。另外，1994 年法洛内（Faraone）分析 1971—1992 年间若干对 ADHD 患儿的家系研究，发现在同级亲属之间男性患病数均高于女性，还有不少研究也支持这一发现。

双生子、寄养子和家系研究，确定了 ADHD 的发生具有遗传作用。按照不同的研究案例，遗传度为 0.65～0.90，平均为 0.75。遗传度远远高于抑郁症、哮喘和乳腺癌等疾病。然而对 ADHD 的遗传方式的观点尚不一致，其中多基因遗传为较多学者认可的遗传方式。在多基因遗传的观点中，ADHD 的发生还受环境等各方面的影响。另外还有部分研究发现该病可能属于不完全外显的主基因遗传模式，其与多基因遗传是难以区分的。高雪萍近期研究发现，ADHD 的遗传方式可能是具有主基因效应的多基因遗传。

（二）分子遗传学研究

随着现代分子生物学技术的发展，ADHD 的分子遗传学研究日益增多，其研究主要针对突触和中枢神经递质的作用问题，集中在关于功能候选基因的关联分析。这些有意义的候选基因为多巴胺（DA）系统、5－羟色胺（5－HT）系统和中枢神经递质学说中的儿茶酚胺类代谢酶基因等。而通过对 ADHD 多个候选基因的研究，确认若干基因与 ADHD 发病有关，并且从大量的阳性关联研究结果中说明了遗传因素在 ADHD 病因中所起的重要作用。

通过国内外众多学者的实验研究，已证实与ADHD有关的遗传基因有：由库克（Cook）最早报道的位于5号染色体的多巴胺转运基因（DAT1），其中对DAT1研究得最多的是DAT13非翻译区40bp的可变数重复序列多态性，并大多认为10次重复等位基因与ADHD存在生物学上的显著关联；斯万森（Swanson）发现的位于11号染色体的多巴胺受体D4基因（DRD4），研究得最多的是其中第3外显子上48bp可变数重复序列多态性，并认为第7次重复等位基因与患ADHD有关。然而还有不支持以上结论的研究，如卡罗斯科（Carrasco）等关于智利家庭中ADHD患儿与非ADHD患儿的研究。造成研究结果的不一致可能与种族差异性和ADHD个体差异性、表现的复杂性有关。

近期韩国的金恩姬等分析了192名ADHD患者和196名正常人的G蛋白耦联受体激酶相互作用分子1（GIT1）基因，得出了神经键蛋白质GIT1基因存在缺陷的人发病可能性会高达两倍以上的结论，证明GIT1蛋白质也和ADHD有关。

另外，对多巴胺D5受体基因（DRD5）、儿茶酚胺氧甲基转移酶（COMT）基因，还有去甲肾上腺素能神经系统中的去甲肾上腺素转运体（NET1/SLC6A2）基因、肾上腺素α受体2A（ADRA2A）基因、肾上腺素α受体2C（ADRA2C）基因以及5－羟色胺能神经系统的基因的研究都做出了与ADHD的病因有关的结果，但仍需要重复检验。

ADHD与其他精神疾病一样，有复杂多基因遗传性疾病的特点，同时也与环境有着不可忽视的相互作用。在基因检测技术的发展下，可研究的领域还非常广泛，本书主要是从心理学的角度去分析ADHD，在神经生化方面的介绍就不再深入。

二、多动症的发育因素

发育异常或发育延迟的这一假设认为，ADHD儿童发育迟缓，影响了儿童的认知功能，一些ADHD患儿对视听觉刺激的脑电波反应显出不成熟的信号。

现代的研究出现了很多支持神经系统发育不成熟是ADHD病因之一的观点。萨特玛丽（Szatmari）等报道神经发育损害或延迟常常伴有严重而持续的多动症状。1990年麦克米克（Mecormick）对低和极低体重儿童进行学习困难程度和行为发育观察，发现他们的多动症状比正常儿童多。相反，通过流行病学研究和临床观察发现，ADHD儿童也常伴有神经系统软体征、语言发育延迟和功能异常、功能性遗尿或遗粪等延迟问题。

对 ADHD 患者的回顾性调查研究发现，患者在母孕期或围产期出现了较多的并发症，其幼年期常有动作不协调、语言发育延迟等问题。如果母亲怀孕早期接触某些药物或化学物质，可导致孩子大脑发育异常，烟、酒里面的尼古丁和酒精更是可以引起儿童尾状核和前额区显著的发育异常。帕萨曼尼克（Pasamanick）等对围产期出现并发症的儿童进行追踪观察发现，一类儿童发展为癫痫、脑性瘫痪、智能障碍甚至死亡；另一类则表现为活动过度及轻度的学习困难。以上研究表明，ADHD 病发与孕期的发育因素有关。

医学家很早就观察到感染、前额部脑外损伤会引起多动行为。科学家通过外科手术或药物把黑猩猩大脑前额叶破坏，发现其出现多动、注意力降低、行为冲动、不能耐心等待等现象，而损伤其他部位却不会出现多动行为，从而认为脑损伤引起多动症 ADHD 成因，特别与脑部前额叶相关，所以 20 世纪 30 年代曾把“轻微脑损伤”和“轻微脑功能失调”称作多动症。但是，近期也有些研究不支持 ADHD 的“轻微脑损伤”学说。如有研究指出绝大多数活动过度或注意力不集中的患儿用神经科检查方法检查不到脑损伤的迹象。最近 20 年的研究表明，ADHD 的发生与患者的小脑活跃度有关：小脑发育不良的人伴随有多动的症状，并且检测出 ADHD 患者的小脑活跃度很低。

三、多动症的脑机制

（一）多动症的 ERP 研究

事件相关电位（event - related potential，ERP）是指与特定的物理事件或心理事件，在时间上相关的电压波动。这种电位可以被颅外记录，并凭借滤波和信号叠加技术，从脑电信号中提取出来。普通的脑电波叫做 EEG，与 ERP 的主要区别在于，其记录的是大脑的自发电位，而后者记录的是诱发电位。根据刺激通道的不同，诱发电位分为听觉诱发电位（AEP）、视觉诱发电位（VEP）和体感诱发电位（SEP）。经典的 ERP 主要成分包括 P1、N1、P2、N2 和 P3，其中前三种称为外源性成分，受刺激物理特性影响；而后者则称为内源性成分，与认知执行功能密切相关。其中 P3 是 ERP 中最受关注和研究最多的一种内源性成分。P3 主要与人在从事某一任务时的认知活动如注意、辨别及工作记忆有关。ERP 因其极高的时间分辨率而广泛应用于认知神经科学的各个领域。

ADHD 的 ERP 研究常用范式包括听觉选择性注意任务、视觉选择性注意任务、跨通道选择性注意任务、对立违抗性障碍 ball 任务、关联负变化任务（CNV）、go/no - go 任务和信号停止任务。ADHD 的 ERP 研究结果有相当程度的一致性，但也有一些结果相违背。这种差异可能是由于被试的差异和使用任务及数据分析方法的不同造成的。

研究者运用 ERP 对 ADHD 的知觉和认知加工缺陷等方面进行了广泛而深入的研究。其中研究最多的内源性成为是 N2 和 P3。N2 和 P3 与执行功能关系密切。

针对 ADHD 儿童的 ERP 研究发现，ADHD 儿童的信息加工的早期阶段如注意定向和刺激评估与正常儿童有差异（Brandeis et al.，1998；Steger et al.，2000；Yordanova et al.，2000）。研究者发现 ADHD 儿童的早期自动注意定向增强（N1 增强），没有分配足够的注意资源给以后的加工阶段（P300 减弱）（Brandeis et al.，2002）。还有研究发现大约 100ms 位置的早期听觉 ERP 成人的潜伏期缩短（Oades，1998）。ADHD 儿童在信号停止任务中大约 200ms 处的视觉 N1 的图形异常（Pliszka et al.，2000）。这一结果也表明早期定向和准备机制的异常可能部分损伤了随后的信息加工。总之，ERP 研究证明了 ADHD 被试早期信息加工阶段的快速知觉和注意功能的异常。

后期的注意和执行功能可以通过测量不同任务中的 P300 对刺激的反应来研究。P300 与注意分配、刺激评估和工作记忆的背景信息更新有关（Polich et al.，2000）。多数研究发现 ADHD 儿童的 P300 波幅降低（Barry，2003）。ERP 研究通常只是测量正确检测出目标时的 P300 反应。因此，P300 不仅仅只是代表了被试任务表现差。不同的 ERP 任务或同一任务的不同阶段所测的 P300 成分和所代表的功能不同。如提示持续性操作任务（CPT A - X）对应有 3 个 P300 成分，包括 Cue - P300（提示 P300）、Go - P300 和 NoGo - P300。其中提示 P3a 反映运动准备之前的注意定向，提示 P3b 反映背景更新和注意分配；Go - p3a 反映运动反应之前的注意定向，Go - p3b 反映背景更新和注意分配；而 NoGo - P300 反映的是反应抑制能力。范里温（Van Leeuwen，1998）等研究发现 ADHD 儿童的提示 P300 波幅降低，存在注意损伤。这一发现得到以后研究的验证（Banaschewski，2003）。单纯 ADHD 患者比 ADHD 共患外化行为障碍患者的注意问题更严重。电生理研究支持认为共患病代表了一个独立的病理实体，而非两种疾病的综合。

还有研究发现 ADHD 儿童关联性负波的波幅降低，说明 ADHD 儿童在运动准备阶段有缺陷（Perchet，2001）。关联性负变参与多种大脑信息加工包括选择性准备、时间估计和工作记忆。还有发现 ADHD 儿童也有具体的运动准备的损伤（Steger et al.，2001），表现为偏侧化准备电位 LRP 降低。

ERP 成分中与反应抑制功能密切相关的是额叶 NoGo－N2 和额中央 NoGo－P300。通常情况下，NoGo 刺激会比 Go 产生更大的 N2。表明 N2 波幅的增大与抑制有关。研究发现 ADHD 儿童也和正常人一样出现更大的 NoGo－N2（Banaschewski et al.，2004；Wiersemaet et al.，2006）。但是，大多数研究发现 NoGo－N2 波幅在 ADHD 儿童明显比正常儿童小（Barry et al.，2003；Johnstone et al.，2009）。提示 ADHD 儿童存在反应抑制困难。但有人提出 NoGo－N2 反映了对冲突的监控（Donkers et al.，2004）。当然，也有少部分研究者没有发现 ADHD 儿童和正常儿童在 NoGo－N2 波幅的差异（Overtoom et al.，1998；Van Leeuwen et al.，1998）。

NoGo－N2 后还会产生一个清楚的 P300 成分，即 NoGo－P300。大部分研究认为，NoGo－P300 与反应抑制有关。研究发现 ADHD 儿童的 NoGo－P300 波幅降低，表明 ADHD 儿童有反应抑制缺陷（Johnstone et al.，2005；Johnstone et al.，2009）。也有研究者认为 NoGo－P300 代表的是反应和冲突控制，与后扣带回、额叶和顶叶脑区的激活有关。还有实验研究没有发现 ADHD 儿童 NoGo－P300 与控制组有差异或发现 NoGo－P300 增加（Johnstone et al.，2007；Groom et al.，2008）。而且，ADHD 的反应抑制缺陷是继状态调节缺陷或执行功能缺陷而后产生的。这说明 ADHD 主要是一般状态或反应调节问题。与注意缺陷不同，反应控制缺陷在共患外化障碍的 ADHD 患者中更明显。

也有研究发现（Van Meel et al.，2007），ADHD 儿童有明显减弱的错误相关负波（error－related negativity，ERN），表明 ADHD 儿童在监控和错误觉察方面有缺陷，导致了错误率的增加。

（二）多动症的脑结构研究

1. ADHD 患者的大脑体积

脑成像研究表明，ADHD 儿童和青少年的大脑体积异常，尤其是右侧大脑体积比正常人小3%～5%（Castellanos et al.，2002；Hill et al.，2003）。还有研究发现 ADHD 患者颅内体积的减少（Durston et al.，2004）。也有研究报告了多动症患者的灰质和白质体积减少（Castellanos et al.，2002）。至今没有研究发现 ADHD 有大脑体积增加。瓦雷拉（Valera，2007）汇总了大量的同类研究结果，发现与控制组相比，ADHD 被试的大脑体积确实显著较少。詹姆特金（Zametkin，1990）通过 25 个未使用药物治疗的成人 ADHD 患者和 50

个控制组被试，使用正电子发射断层扫描技术（PET）研究发现，ADHD被试的葡萄糖代谢率比控制组低8.1%。这个研究也从侧面证明了ADHD大脑体积的异常。

2. ADHD患者的前额叶皮层

许多研究者发现ADHD患者的症状和额叶损伤病人的症状相似（Mattes，1980；Barkley，1997），因此ADHD患者的前额叶皮层（PFC）是被研究最多的脑区之一。额叶皮层主要包括三个功能区：前额叶、前运动区和运动区。其中前额叶结构与ADHD有关的次级脑区有眶额叶（OFC）、背外侧前额叶（DLPFC）和腹外侧前额叶（VLPFC）。眶额叶在奖励加工和动机过程中非常重要，眶额叶损伤被认为与行为抑制和冲动控制障碍有关。背外侧前额叶和腹外侧前额叶参与的认知功能包括警觉、注意选择、注意分配、注意转移、计划、执行功能和工作记忆。尤其是腹外侧前额叶与反应抑制关系密切。运动和前运动皮质分别与基本运动和连续运动有关。巴克利（Barkley，1997）认为ADHD的核心缺陷是反应抑制功能的损伤，并指出了眶额叶在反应抑制中的作用。所有ADHD儿童前额叶的研究都发现前额叶皮层体积的减少。奥瓦梅尔（Overmeyer，2001）发现ADHD患者右侧上额叶体积显著减小。索维尔（Sowell，2003）运用自动计算图像分析法发现ADHD患者双侧背外侧前额叶的下部体积减小。

在国内，也有学者对282例患有ADHD的儿童进行感觉统合功能和执行功能的评定，对结果进行相关性分析后认为，前庭网状结构功能失调引起的注意力损害以及多动和冲动，与ADHD患儿脑内的执行功能缺陷有着密切的联系。同时，功能性核磁共振研究显示ADHD儿童的前额叶存在异常。还有人对ADHD患儿脑部进行磁共振成像检查，发现右前侧大脑较正常儿童小，且小于左前侧，胼胝体、膝状体等部位较正常儿童小。

3. ADHD患者的背侧前扣带回

背侧前扣带回（dACC）位于额叶的内侧表面，与背外侧前额叶、顶叶、前运动皮质和纹状体的连接紧密。背侧前扣带回被认为在复杂的认知加工中发挥着关键作用（Bush，2000），尤其在目标觉察、反应选择、错误觉察和基于奖励的决策中作用很大。脑功能成像研究发现，正常人在Stroop任务和类似的认知干扰任务中背侧前扣带回被激活（Paus，1998）。奥瓦梅尔等也发现ADHD患者存在显著的扣带回异常，表现为右侧后扣带回的体积减少。其他研究也发现ADHD儿童扣带回体积显著减少（Semrud - Clikeman et al.，2006）。针对成人ADHD的研究也发现扣带回体积的异常（Seidman，2006）。

4. ADHD 患者的胼胝体

胼胝体主要由已髓鞘化的轴突组成。胼胝体连接大脑两半球的同源区域，对大脑左右半球的联系至关重要。胼胝体体积的变化可能反映了连接同源区域的轴突的数量或大小的变化，也可能是由于同源区域的皮层神经元的数量发生了变化。一些 ADHD 儿童大脑形态的测量研究发现了其胼胝体的异常（Baumgardner，1996；Hill et al.，2003）。由于不同研究所采用的方法不一样，结果不能直接比较。然而，研究结果还是较一致地发现了 ADHD 儿童的胼胝体异常，尤其是胼胝体后部连接颞叶和顶叶的部位（Hill，2003）。当然也有研究没有发现类似的异常。瓦雷拉（2007）的汇总分析确定，只有胼胝体后部的体积差异显著。元分析结果还发现了性别差异，即 ADHD 女孩的胼胝体后部体积减少更为显著，而男孩 ADHD 患者表现为胼胝体的嘴部体积异常（Hutchinson，2008）。

5. 基底核

基底核的损伤可能也是 ADHD 的病因之一。因为基底核容易受围产期缺氧综合征的影响，而 ADHD 儿童发生围产期缺氧综合征的比例显著高于正常人。而且，针对动物的研究发现，基底核受损会导致多动以及工作记忆和反应抑制任务表现差（Alexander，1986）。还有，多巴胺是基底核功能调节的重要神经递质。用于治疗 ADHD 的中枢兴奋剂对基底核也有调节作用。研究发现，ADHD 儿童比未患 ADHD 的同卵双胞胎的纹状体体积更小。针对苍白球的研究也发现 ADHD 儿童的苍白球体积减少，有的发现右侧苍白球体积减少，有的是左侧体积减少（Castellanos，2002）。但需要指出的是，研究者发现，到了 19 岁时 ADHD 被试和控制组的纹状体体积没有差异，因此需要进一步的研究来证实 ADHD 成人的基底核是否异常。最近的研究表明，右侧基底核的体积差异是 ADHD 和控制组大脑体积差异中最显著的差异之一（Valera，2007）。

6. 小脑

一般认为小脑主要参与运动控制和身体平衡。但近 20 年的研究发现，小脑对许多认知和情绪过程也有重要作用。如肖曼等（1998）发现，小脑损伤的病人会出现认知和情绪障碍，并把这种疾病命名为“小脑认知情绪综合征”。此外，米德尔顿（2001）指出，小脑—皮质连接是 ADHD 病变的小脑—前额叶环路的解剖基础。ADHD 儿童的大脑结构成像研究发现，小脑蚓体的体积减小，如 ADHD 儿童的小脑蚓体的后下小叶和 VIII 到 X 区域都变小（Hill et al.，2003）。卡斯特拉诺（2002）的实验选择了 152 个儿童和青少年

ADHD 患者和139个控制组，发现 ADHD 的所有脑区的体积都减少，可是通过调整全部大脑体积后发现只有小脑的体积差异显著，而且小脑的体积与注意问题的评级显著负相关。杜斯顿（2004）的研究只发现 ADHD 右侧小脑的体积减少。近年的研究表明，有关 ADHD 儿童和正常儿童大脑体积的差异，其中小脑体积的差异是最大的（Valera et al.，2007）。

综上所述，尽管不同的研究结果存在差异，但多数证据表明 ADHD 患者的整个大脑体积和局部大脑体积确实存在异常。

第二节　多动症的社会机制

影响 ADHD 的社会因素众多，其中最重要的就是家庭教养因素。家庭教养因素对于 ADHD 的影响主要体现在父母的心理健康状况、教养方式以及亲子互动等因素对 ADHD 并发症状的影响。其中外在的并发症状包括对立违抗性障碍（oppositional defiant disorder，ODD）和品行障碍（conduct disorder，CD）。内在的并发症状包括抑郁障碍和焦虑障碍。此外，还有功能障碍，即学业成绩问题和社会功能问题。下面我们从这几个方面分别介绍针对家庭教养因素与不同的 ADHD 并发症状之间的联系所进行的研究和发现。

一、与 ADHD 外在并发症状有关的家庭教养因素

ADHD 的外在并发症状主要有对立违抗性障碍和品行障碍。研究表明，父母的心理健康状况、教养方式、亲子互动、教养压力和家庭矛盾等因素与 ADHD 儿童的对立违抗性障碍症状和品行障碍症状的联系比与 ADHD 症状的联系更加密切。

探究与 ADHD 并发症状有关的家庭教养因素的研究大部分采用横断研究设计。通过比较 ADHD 儿童、伴对立违抗性障碍或品行障碍症状的 ADHD 儿童与对照组儿童所在的家庭在家庭机能上的差异，来探究家庭教养因素与 ADHD 儿童的对立违抗性障碍或品行障碍症状之间的联系。研究结果显示，父母的心理健康状况与对立违抗性障碍或品行障碍症状比与 ADHD 症状有着更密切的联系。Chronis 等（2003）通过比较 ADHD 儿童、伴对立违抗性障碍或品行障碍症状的 ADHD 儿童和对照组儿童的行为症状以及母亲的心理健康状况，探究了母亲的心理健康状况与儿童的行为症状之间的联系。结果显示，

儿童的 ADHD 症状与其父母儿童时期的 ADHD 发生比率有关。具有伴对立违抗性障碍或品行障碍症状的儿童，他们的母亲多数在早年出现过心理问题。除了 ADHD 症状及破坏性行为，还报告出更多的情绪障碍、焦虑障碍、药物依赖、酗酒等问题。在父亲方面，研究者（Pfiffner et al.，2005）发现，相比对照组儿童的父亲，那些有伴对立违抗性障碍或品行障碍症状 ADHD 儿童的父亲在早年时出现过反社会人格障碍和抑郁障碍的比率更大。而早期的研究结果显示，母亲发生反社会人格障碍、焦虑障碍和抑郁障碍的比率与 ADHD 儿童出现伴随症状的比率没有关系。研究结果的不同，提示研究者应该从父亲和母亲两方面出发，探究父母的心理健康状况与儿童的行为症状之间的联系，因为在家庭中父亲和母亲的心理健康状况可能是相互作用的。

对于 ADHD 儿童的伴随行为症状的影响，父母的心理健康因素与教养方式之间也存在某种联系。研究显示（Kashdan et al.，2004），对立违抗性障碍症状与父母较少的积极教养方式有关，表现为父母对孩子缺少关怀和积极的管教，采取比较多的消极处罚和强迫行为。这与很多研究结果一致，说明缺乏积极的教养，采用消极、无效的处罚方式与 ADHD 儿童伴随出现的对立违抗性障碍或品行障碍症状密切相关。这些研究也发现了父母心理健康因素与教养方式之间的联系，比如在父母早年发生过反社会人格障碍的家庭里，社会功能失常的教养方式（表现为对孩子缺少关怀和关注以及采取消极无效的处罚方式）仅仅与 ADHD 儿童的品行障碍症状有联系，而与对立违抗性障碍症状没有联系。在控制了父母的抑郁障碍、ADHD 症状以及对立违抗性障碍症状等因素后，父母的焦虑障碍与消极的教养方式有着显著的相关关系。研究者推测，父母的焦虑障碍使得父母在压力面前表现得更加脆弱，对亲子间的互动造成负面影响，进而导致消极的亲子互动方式，为亲子双方带来压力和伤害。

研究者还通过观察研究探究了亲子互动与 ADHD 儿童的对立违抗性障碍和品行障碍症状之间的联系。琼斯顿（2002）通过观察在执行不同任务的过程中母亲与她们的孩子之间的互动，探究了 ADHD 儿童不同的行为症状与亲子互动的联系。结果发现，在执行任务的过程中母亲更多积极的回应与儿童的品行问题以及母亲的抑郁症状都呈现显著的负相关。不过这种负相关关系依赖于任务情境，如这种负相关在进行打扫任务时存在，但在自由活动中却不存在。这也提示一些情境可以诱发出亲子间消极的互动方式。另外，特瑞普等（2007）的研究没有发现 ADHD 儿童与有伴对立违抗性障碍或品行障碍症状的 ADHD 儿童在亲子互动方式上的差异，但却发现了任务情境对于家庭活力的影响。在执行较困难的任务时，亲子互动中表现出更少的温暖、合作和交流，而在进行家庭游戏的时候却不存在这些问题。总的来说，这些研究表明，缺乏积极的教养方式与ADHD儿童的伴对立违抗性障碍或品行障碍症状比与ADHD症状有着更密切的联系，这些研究同时提示，在研究亲子互动时要将任务情境等环境因素考虑在内。

对于父母的认知因素在ADHD症状、伴对立违抗性障碍症状和教养压力之间所起的作用，研究者也进行了广泛的研究。琼斯顿等（2006）比较了ADHD儿童、伴对立违抗性障碍症状的ADHD儿童以及对照组儿童的母亲对于她们在教养满意度、压力和社会支持上的得分差异。结果发现，那些有伴对立违抗性障碍症状的ADHD儿童的母亲，对于孩子的行为进行了更多的负面归因，认为孩子的对立反抗性行为非常持久并且无处不在。而只具有ADHD症状的儿童的母亲的得分居于对照组儿童的母亲与伴对立违抗性障碍症状的ADHD儿童的母亲得分之间，表明父母消极的归因与伴随出现的对立违抗性障碍症状的联系比与ADHD症状的联系更密切。波多斯基等（2001）的研究也发现对立违抗性行为比ADHD症状更能够预测父母的教养压力，父母的痛苦和压力与孩子的对立违抗行为和攻击行为有密切联系，而孩子的多动症状并不会显著增加父母的痛苦和压力。

针对青少年的研究也发现，具有伴对立违抗性障碍症状的ADHD青少年报告出更多的家庭内部矛盾和压力。研究发现，对立违抗性障碍症状相比ADHD症状更多地导致了青少年与母亲的矛盾。相对于对照组青少年的母亲，有伴对立违抗性障碍症状的ADHD青少年的母亲报告指出，她们与孩子之间更缺乏有效的交流，表现出更深的亲子矛盾和关系紧张。而这些有伴对立违抗性障碍症状的ADHD青少年也报告出更多的家庭矛盾以及与父母缺乏有效的交流。怀伯斯等（2008）的研究也发现，相比只有ADHD症状的青少年，那些有伴品行障碍症状的ADHD青少年认为，他们的父母之间存在更频繁的和难以解决的矛盾。对母亲报告的结果分析进一步证实了这种情况。这些研究结果都表明，无论对于儿童还是青少年，教养压力以及家庭矛盾与ADHD儿童的伴对立违抗性障碍和品行障碍症状的联系比与ADHD症状的联系更加密切。

还有一些研究者采用纵向研究设计，从发展的角度探究了家庭环境因素对于ADHD儿童发展过程中出现的对立违抗性障碍和品行障碍症状的影响。研究发现，那些被诊断为ADHD以及伴对立违抗性障碍或品行障碍症状的ADHD儿童，从幼年和童年早期开始，就在一些方面表现出不正常。具体包括：儿童特征——性情急躁、注意缺陷以及更多的对立、挑衅、破坏行为；父母特征——母亲有明显的抑郁症状，较强的攻击性，以及较多消极的教养行为；社区特征——较少的社会支持，社区较高的危险性。

在一个纵向研究中，克罗尼斯等（2007）探究了ADHD儿童在早年时期，父母心理健康因素以及有效的亲子互动对于品行问题发展的影响。结果发现，在控制了儿童行为以及人口统计学等因素后，母亲的抑郁症状以及早年的教养方式（有效的表扬和积极的影响）都可以显著预测品行问题的发展方向。研究者还特别控制了观察母亲教养行为过程中儿童的行为，这样可以更有力地推断出教养方式是造成ADHD儿童早年品行问题的原因之一。但这个研究也存在明显的局限性，因为近年的研究都表明儿童的消极行为与父母的教养方式是密切相关的，而这种研究设计无法检验这种联系。

伯克等（2008）在一个纵向研究中检验了儿童行为问题与父母教养方式之间的相互作用。他们从童年期开始跟踪调查一组存在行为问题（对立违抗性障碍、品行障碍、ADHD症状）的男孩一直到17岁。每年都会与孩子的父母进行一次面谈，测查父母的教养方式，并对孩子进行一次行为问题测查。研究结果显示，儿童的破坏行为对于父母的教养方式有很大的影响，其影响要远大于父母的教养方式对儿童的行为症状的影响。当把品行问题纳入分析范围之后，ADHD症状与父母教养方式彼此之间都不再有预测作用。这也反映了ADHD症状在发展过程中具有稳定性。与对立违抗性障碍及品行障碍症状相比，ADHD症状在发展过程中发生变化的几率更小。而对立违抗性障碍症状在发展过程中则可以显著预测父母参与和有效交流减少。同时，在发展过程中对立违抗性障碍症状与无效的惩罚措施存在交互作用。父母在报告中也提出，他们因为担心惩罚会加剧孩子的对立违抗行为而不愿意对他们的行为施加惩罚。品行问题可以显著地预测父母管教的降低，但是不能预测惩罚行为、父母参与以及亲子交流的变化。研究发现了上述因素之间的联系，但对于这些联系的内在机制还不是很清楚。总的来说，这些研究结果都表明，儿童的对立违抗性行为障碍和品行障碍会加剧这些影响ADHD的家庭心理因素。

二、与ADHD内在并发症状有关的家庭教养因素

ADHD的内在并发症状主要有抑郁障碍（depression disorder）和焦虑障碍（anxiety disorder）。研究表明，父母的心理健康状况、亲子关系、教养方式等因素与ADHD儿童的抑郁和焦虑问题有密切的联系。

（一）抑郁障碍

ADHD 儿童表现出明显的情绪控制障碍，更容易出现抑郁和焦虑问题，但是针对家庭教养因素对 ADHD 儿童的抑郁和焦虑症状的影响的研究并不多。哈里斯等（2006）通过对 ADHD 儿童以及伴抑郁性障碍的 ADHD 儿童的研究，探讨了家庭教养因素与伴随 ADHD 出现的心境障碍之间的联系。研究发现，相对于 ADHD 儿童的母亲，那些伴抑郁性障碍 ADHD 儿童的母亲表现出更多的抑郁和焦虑症状。

研究者发现儿童的抑郁症状与亲子关系的质量也有着密切关系。杰得斯等（2007）发现，与只有 ADHD 症状的儿童相比，那些具有明显抑郁症状的 ADHD 儿童认为他们的父母更加缺乏温暖和独断专行。同时发现父母的抑郁症状与亲子关系互相影响，那些有较强抑郁症状的父母也认为自己更加独断专行并且对孩子缺乏温暖。不过两者之间的因果关系尚不确定。

研究者（Ostrander，Herman，2006）通过一个横断研究设计，探究了在儿童不同的发展阶段，家庭教养方式与儿童抑郁症状的关系。结果发现对于 6 ~ 8岁的 ADHD 儿童，父母的教养方式在 ADHD 症状与抑郁症状之间起中介作用；而对于 10 ~ 11 岁的 ADHD 儿童，父母教养方式、父母认知因素、权力掌控三个因素都在 ADHD 症状与抑郁症状之间起中介作用。研究者认为，对于较小的儿童，父母教养方式可能会直接导致 ADHD 儿童的抑郁症状；而对于年龄稍大的儿童，认为他们的权力可以控制环境这种错误认知可能是导致儿童抑郁症状的原因。但这个研究没有考虑父母其他方面的因素，如父母的心理活动因素，也是教养方式与抑郁症状之间联系的一个潜在因素。尽管如此，这个研究为我们提供了一个从发展的角度探究风险因素与抑郁症状之间关系的新视角。这种设计对抑郁症状的发展过程更加敏感，可以帮助我们认识家庭教养因素与 ADHD 儿童抑郁症状的产生和发展之间的关系。

（二）焦虑障碍

焦虑障碍也是 ADHD 的一个重要并发症状，但影响该症状的因素研究相对较少。研究者（Pfiffner et al.，2006）通过对一批 ADHD 儿童的研究，探究了父母的焦虑症状和教养方式与 ADHD 儿童的焦虑症状的联系。研究样本中有 45% 的儿童被诊断有伴焦虑性障碍的 ADHD。研究发现，在控制了母亲的抑郁症状后，母亲的焦虑症状可以显著预测儿童的焦虑症状。父母的教养方式，比如过度的袒护以及缺乏有效的教养，都与儿童的焦虑症状有联系。研究者还详细分析了这种联系中的调节作用和中介作用，发现教养方式对于母亲焦虑症状和儿童焦虑症状之间的联系不具有中介作用，母亲的焦虑症状对于教养方式和儿童焦虑症状之间的联系也不具有调节作用。这样，可以确定影响 ADHD 儿童焦虑症状有 3 个独立因素：母亲的焦虑症状、过度的袒护、缺乏有效教养。这个研究强调了在解释家庭教养因素与 ADHD 儿童症状联系的时候需要考虑到的调节因素和中介因素。不过在开普雷（2007）的一个研究中，仅仅发现了母亲的药物依赖和酗酒等行为问题与儿童的焦虑症状有联系，并没有发现父母的心理健康状况与 ADHD 儿童焦虑症状的联系。虽然在家庭凝聚力上并没有显著差异，但那些有焦虑症状的孩子所在的家庭，与只有 ADHD 症状的儿童所在的家庭相比，家庭气氛具有更强的约束性，家庭成员之间更加相互依赖，并且缺乏民主和自主性。这些不太一致的研究结果，启发我们还需要进行进一步的研究检验，以更好地探明家庭教养因素与 ADHD 儿童的焦虑症状之间的联系。今后的研究应该着重探讨社会心理因素对 ADHD 儿童并发症状的影响。

三、与伴 ADHD 功能障碍有关的家庭教养因素

常见的伴随 ADHD 出现的功能障碍主要有两个：学业成绩问题和社会功能问题。研究发现，学业成绩可能会受到家庭教养因素的影响，但主要还是受内在的学习资质的影响；而家庭教养方式以及亲子互动与 ADHD 儿童的社会功能问题有密切联系。

（一）学业成绩

一个纵向研究探究了早期的个人和家庭教养因素对于青少年行为和中学学业成绩的预测作用。研究者将学龄期表现出多动症状的儿童与对照组儿童进行对比，追踪了他们的学习资质、学业成绩、心理和行为问题，以及与父母教养方式和心理健康状况有关的信息。结果发现儿童的 ADHD 症状与青春期的学业成绩和行为问题有显著关系，孩子中学时的自尊和行为调控能力起中介作用。母亲的行为控制、较好的教养方式以及孩子较高的学习资质和学业成绩，都能预测青春期的积极表现。而早期的 ADHD 症状得分与中学以及青春期的情绪和行为问题都没有直接联系。这说明在儿童发展过程中出现的问题是受到多种风险和保健因素交互影响的。同时该研究也提示尽管家庭教养因素会对孩子的学业成绩造成影响，但影响学业成绩的核心因素还是孩子

的内在资质（Latimer，August，et al. 2003）。由于该研究并没有对家庭教养方式进行进一步的细分，因此研究结果还具有一定的局限性。另一些家庭教养因素也可能会影响到孩子的学业成绩，如父母对孩子学习的鼓励和对优秀成绩的追求，以及父母在家庭学习上给予的支持和帮助。

（二）社会功能

因为儿童通过亲子互动学习与他人进行互动的方法，所以父母必然会对儿童社会功能的发展造成影响。而 ADHD 儿童在与同伴的交往中更容易出现交往障碍和同伴拒绝问题，因此父母的影响就会更加凸显。赫特等（2007）的研究结果显示，父母的温暖和关怀与更好的同伴接纳有密切的联系，而与同伴拒绝和社会交往困难有显著的负相关。同时父亲的独断专权与儿童的同伴接纳有显著的负相关。但这些联系都依赖于家庭孤独的调节作用，只有那些在家庭里感到孤独的儿童才出现这种显著的关系。研究者认为那些在家庭里能感觉到父母温暖和对自己关心的孩子能够更多地参与家庭互动，进而有更多的机会学习有效的社交技能。而那些在家庭里感觉孤独的儿童则缺乏参与家庭互动的机会，使得许多重要的社交技能得不到有效的发展。有趣的是，只有父亲与孩子的互动因素会显著影响孩子的社会功能，而母亲与孩子的互动因素并没有显著的影响。这说明可能父亲的行为给孩子与同伴的交往提供了可供学习的典范。

虽然针对家庭教养因素与 ADHD 儿童社会功能之间联系的研究不是很多，但研究结果都显示家庭教养因素与 ADHD 儿童社会功能的发展有着密切联系。因此还需要对此进行更深入的研究，同时要对儿童的社会功能障碍进行更详细的界定。

第三节　多动症的认知机制

一、多动症患者的执行功能

（一）执行功能的内涵

ADHD 患者在认知方面的问题主要体现在执行功能的缺陷上。卡斯特拉诺（1999）指出：ADHD 不仅仅是注意缺陷、过度活动或两者简单的联合，最能概括 ADHD 所影响到的认知功能的机制就是执行功能。

执行功能（executive function，EF）是一种复杂的高级认知活动，是指为了达到未来某种目标而维持某种行为以达到预期目标的认知过程。执行功能包括觉醒、处理新异信息、抑制无关信息、计划和策略的实施、行为监控等。具体来说，当前研究者普遍认为执行功能主要包括以下几个方面：

（1）注意和抑制：注意与任务相关的信息及其加工过程，并且抑制那些无关信息的过程。

（2）任务管理：在加工复杂任务的同时，将注意在不同的工作任务中进行切换的过程。

（3）工作记忆：为了完成某种复杂的认知任务而进行短暂地储存和处理某种信息的过程。

（4）计划：个体为了解决某些问题、为了达到目标而使用和修改的一组决策或策略的过程。

（5）监控：更新和检查工作记忆的内容，以决定下一步加工序列的过程。

（6）组织：建立或维持一种活动的秩序的过程。

（7）自我监控：检查自己的行为或在完成任务或活动后，确保达到一定目标的过程。

（8）情绪控制：控制自己情绪反应的过程。

概括起来，执行功能主要完成两方面的工作：一是对于任务所需技能、策略、资源的唤醒；二是对于保证任务完成的自我控制机制的使用。执行功能受到轻微损伤时，其作用可用次级功能来调适，如果执行功能的损伤是严重的，那么将引起次级功能和认知系统中其他执行控制过程的损伤，会导致个体行为管理的混乱。

与执行功能含义接近的概念还有很多，如额叶功能、认知控制、元认知监控、中央执行功能等。脑成像研究表明，执行功能主要由额叶皮层负责，尤其是背外侧额叶皮层。除了额叶，执行功能也与其他一些脑区活动密切相关。如执行功能中的反应抑制和腹侧前额皮层有关，工作记忆与背侧前额区有关，抑制及集中注意与前额区有关。目前，大量脑成像研究表明，与正常对照组相比，ADHD 患者的前额叶较小，激活程度较低（Rubia et al.，1999）。

（二）ADHD 与执行功能关系的理论探讨

有关 ADHD 与执行功能关系的理论模型目前主要有两个。

一个是巴克利（1997）提出的执行功能的神经心理模型。巴克利的理论模型将行为抑制定义为ADHD的最根本缺陷。他在其理论模型中指出，ADHD的持续注意困难属于目标指向性的问题。它源于自我调节和执行功能的相互作用，特别是动机和努力的自我调节的失败，是行为抑制功能弱的结果。

另一个理论是色吉特等（1999）提出的认知—能量模型。该模型有三级水平构成：最低的一级包括编码、中央加工和反应结构；第二级有三个能量库，即唤醒库、激活库和作用力库；第三级是管理或执行，即功能系统。该模型认为ADHD患者在第一级水平的编码和中央加工过程中没有缺损，但在反应结构上有缺损表现。在第二级水平上，ADHD的主要缺损在激活库，在一定程度上也与作用力库有关。从本质上讲，这个模型认为ADHD最重要的缺损是能量因素。

巴克利把注意缺陷多动障碍患者主要归因于执行功能缺陷的观点影响力较大。可以说其理论是ADHD认知缺损理论中最为有影响力的观点。此后，研究者围绕ADHD的执行控制能力开展了大量研究。如三宅晶（2000）把执行控制概括为三个关键成分——抑制（inhibition）、转换（shifting）和更新（updating）。抑制能力通过参与工作记忆（working memory）、情感/动机/唤醒的自我调节，语言的内化和重构，从而实现行为控制。沙拉（2003）运用神经影像技术，研究了ADHD儿童的自我控制系统，在进行扫描时，让每个孩子对屏幕上某个卡通形象作出按键反应，而对其他的卡通形象不作反应。结果显示，ADHD儿童在作过一次按键反应后，很难抑制错误的按键反应。在完成此任务时，大脑扫描显示ADHD儿童表现出不成熟的脑激活方式，他们的大脑更近似与年龄较低的儿童。

大多数采用负启动的研究都得出了ADHD患者更容易受到无关信息的干扰，且抑制行为的能力比较弱的结论。如有研究利用负启动实验将患有ADHD的成人和儿童，与同龄的控制组作比较，结果发现ADHD患者的负启动效应更小（Gaultney，1999；Ossman，2003）。这样的结果使研究者认为ADHD患者确实在抑制上存在缺陷。

尼格（2002）等采用反向眼跳任务和负启动任务对从童年时就患有ADHD的成年人患者和控制组被试进行了研究。反向眼跳任务和负启动任务代表了不同的抑制系统，前者反映有意识的行为抑制，后者反映无意识的认知抑制。结果发现患有ADHD的成年人有效终止一个优势反应的能力比较显著减弱，但对无关信息的抑制能力还是正常的。这个结果表明ADHD的抑制缺陷主要与无法抑制优势反应有关。

随着时间的推移，也有研究者利用负启动实验得出了与前人相反的结果，对于 ADHD 症状的解释也逐渐出现了抗抑制理论。维瑞那等（2007）采用概念性负启动任务来检验 ADHD 患者对干扰子抑制的效率，结果发现 ADHD 患者很容易受到干扰，启动显示中反应时间一般会比较长，但 ADHD 患者在实验中的干扰效应和负启动效应与正常同龄人被试没有显著区别。

不过，近年来，抑制理论也遭到一些研究者的反对。他们认为，ADHD 的执行功能缺陷具有普遍性。各种执行功能缺陷的地位是平等的，多种执行功能的缺陷的联合诱发了 ADHD。如威尔卡特等（2005）在对 83 个关于 ADHD 执行功能的研究进行了元分析后发现，ADHD 个体在反应抑制、警觉性、工作记忆和计划上面均存在缺陷，在控制智力、学习障碍和其他伴随障碍后，这些执行缺陷的效应仍然明显，据此强调除反应抑制以外的执行功能有重要作用。卡斯特拉诺等（2002）总结了近年 ADHD 执行功能的研究后认为，诱发 ADHD 主要有 4 个原因：反应抑制、厌恶延迟、时间知觉和工作记忆缺损。其中，工作记忆尤为重要。他强调，虽然有少数研究者认为 ADHD 的工作记忆不存在缺损，但这样的结论往往是因为仅仅依靠行为数据来说明儿童听觉言语工作记忆不存在缺损。他尤其强调，ADHD 儿童视觉空间工作记忆缺损非常严重，即便是控制伴随性障碍后，ADHD 的视觉空间工作记忆也存在缺损。

（三）ADHD 患者执行功能的具体损害

1. 任务的激活和组织问题

许多人将冲动和多动行为与注意缺陷障碍联系在一起，认为患者的冲动和多动影响了他们与人的交流或行动。然而，启动任务困难才是许多注意缺陷综合征患者的一个基本问题。虽然他们可能在一些活动领域里表现冲动，但拖延才是主要的问题，特别是面对那些本身并不令人感兴趣的任务时。这些人经常悔恨自己总是拖延重要的任务。知道火烧眉毛，但只有当最后面临严峻后果时，他们才能够使自己充分调动起来，准备开始。他们知道任务必须完成，却不予理睬，直到最后时刻。他们在认知激活方面存在着显著、慢性的启动困难问题。

长期的启动困难说明 ADHD 患者在动机激发方面存在问题，而且这种问题不仅存在于儿童青少年患者，在成人 ADHD 患者中也普遍存在。许多注意缺陷障碍患者报告说，他们往往知道自己需要、想要和打算去做的任务，但不能让自己启动必要的行动。这些大多数是常规任务，如完成作业、洗熨衣物等；也可能是重要的、不一般的任务，如完成学位论文、申请提薪或升职、及时整理所得税申报表。还有一些任务无法预测最终结果，许多患者对这两种情况都不能启动必需的行为，总让自己处于“千钧一发”的境地。

他们在激活任务上的困难，通过药物治疗通常能得到改善。例如，一位学生提到，一经使用中枢兴奋药物治疗，他便可以用自己非常渴望、却极少尝试的那种方式来对待学习。这个学生报告说“药物治疗还使我感到更加喜欢做家庭作业了，现在掏出书本就可以开始”。相对而言，许多未经药物治疗的注意缺陷障碍患者往往报告说，自己知道需要做什么，但是“恰恰觉得不喜欢做”。这一例子说明，中枢兴奋剂治疗可以通过调整大脑的神经化学成分，改善患者启动任务的能力。不过当剂量过高时，患者会感到不适。他们会觉得自己必须不停地干这干那，即使并不需要做什么。那种感觉让人不得安宁，就像被迫休假的工作狂，无法感到放松和享受。就算没有任何工作，仍然感觉精神振奋。过量的中枢兴奋剂能够短暂引起想要工作的强迫性冲动。可见，虽然适量的中枢兴奋剂可以缓解兴趣减退和拖延等问题，但过高的剂量可导致过度的工作冲动，即使没有工作可做。

ADHD 患者也常会抱怨，他们在挑选和分派不同任务的优先次序时遇到的困难要比一般人多得多。患者常描述在审视一系列任务并对其加以区分的过程中出现的问题，以及权衡任务的轻重主次并安排优先顺序的过程中出现的问题。这些问题是：最先需要做什么，其次、再次需要做什么？其实，患者的问题主要在于不能将部分联系到全局，“只见树木，不见森林”。

日常生活中很多常规事务，需要运用包括根据工作的重要性、紧急程度和资源的可用性来进行组织优先级和排序。某些事必须尽快完成，某些则可以稍后完成。绝大多数人不可能想买什么就什么都买下来，也不可能一天 24 个小时保持清醒去做想做或需要做的事。因此，我们需要对所要做的事情进行评价，否则会面临一些潜在的不良后果。不同的人对如何组织和排列优先顺序的方法不尽相同。有些人对支配的预算格外注意，甚至使用“掌中宝日程表”来管理每一分钟；另外一些人在支配时间和金钱上则漫不经心。ADHD 患者每天乃至每刻都存在自我组织困难，无论费多大力气“尝试”，最后还是抱怨难以完成任务，不能遵照时间安排或维持收支平衡。在一些患者记录的“事件”清单中，经常能见到类似的忽视现实限制的倾向。尽管他们可能在其他事情上非常聪明，但对于自己一天或一周之类实际能够完成多少任务没有概念。很多患者为一天制定的清单列有 30 件或更多的工作项目，而其中一些工作耗时极多，实际上一个月也完成不了。他们似乎对判断任务耗时多少有极大困难：很难确定优先次序，将一些项目提前或推迟，或暂放一边。这也是 ADHD 患者在执行功能非常典型的损害。

2. 任务的集中、维持和注意转移问题

注意缺陷多动障碍最常见的主诉之一是无法将注意力集中于一项任务，以及在一定时间内维持注意在该项任务上。有时，这种情况与选择的任务有关，想要集中于某些特定刺激非常困难，如电话里的声音或书页上的词语。那种状态类似于开车时广播信号很差，很难维持良好的信号状态。患者为了保持对任务的关注，要经历比正常人辛苦得多的挣扎，甚至每时每刻都在与自我斗争。许多注意缺陷障碍患者长期因为不能集中注意力于阅读而感到困扰，尤其是面对指定的阅读材料而非自愿阅读时。

一位高中生 ADHD 患者这样描述他的困境：

“阅读总是花费我太长时间，因为我不能读一遍就理解段落的含义。我的眼睛可以扫过每个词汇，感觉已经理解了，但随后它们就不留在我的脑海里了。如果针对已读过的内容回答问题，或者和别人讨论，我总得翻回去再多读几遍才能真正理解它。记得有个老师曾经说过，我是个‘被动的读者’，我能调动充分的积极性去注意阅读内容。然而奇怪的是，读科幻小说或我自己挑选的读物时，就不会遇到这种问题。每当我不得不读那些并非自己挑选的阅读资料时，无论多么努力，都无法深入到所读的内容中去。”

患者常说自己不能集中并维持注意，除非任务本身可以吸引他们。前面所说的“被动阅读”的真正含义就是：阅读者的眼睛可以扫过每个句子，并感觉理解词汇，但实际上并没有领会句子或段落的意义。这是由于没有足够、积极的注意抓住词汇的内涵，并将其编入工作记忆。非注意缺陷障碍患者如果在十分劳累时进行阅读，也可以体验到这种被动阅读的状态：眼睛扫过段落中的每一个词语，但几页之后就意识到自己对刚刚读过的内容连最模糊的概念都没有。尽管每个单词可能已被充分读取，但并未传达出相应的信息，因为对句子或段落的理解是一个主动的过程，需要读者持久而积极地投入其中。

不能集中于特定任务问题的另一个侧面是注意过度分散。尽管已经集中于某一个任务，但无论是阅读、倾听或其他，ADHD 患者经常感到自己被能令自己分心的事吸引走了。任何人都会看到、听到周围的动静，会有许多想法经过脑海，但大多数人可以迅速制止分心。对于 ADHD 患者来说，他们在抑制分心刺激方面存在严重的困难，他们不能忽略掉形形色色的想法、背景和对周围环境的感知。这不是简单的不成熟的问题，并非儿童和青少年所独有，也不仅仅出现在枯坐在教室里的学生身上。许多患有 ADHD 综合征的成年人也报告了这类问题，并指出该问题导致工作、驾驶及社会关系面临困境。

另外一个注意缺陷障碍患者常见的问题是焦点转移困难。许多易于分心、游离于任务之外的患者反映：当需要注意转移时，他们不能停止对一件事的注意，使焦点转向另一件事。有人称之为“过度集中”。他们将其描述为将注意“锁定”于某个感兴趣的任务、景象或声音，而对其他任何事情完全忽视，包括一些必须注意的事，如开车时留意前方或交谈中答复对方的话。许多患者反映，他们玩电脑时就这样全神贯注。全神贯注于某一件事的问题不仅限于玩电脑，有时也会在谈话时出现。亲朋好友们经常会谈到，与 ADHD 患者交谈时，常常在话题已经转移之后，他们仍然在谈论自己感兴趣的事。这种情况在争论中尤其常见，患者提出某个独特的观点后，会强烈坚持以致不能接受其他的观点。

还有一些患者反映，在写作方面也存在相似的问题。当写信、作文考试、完成报告或其他一些文字方案时，他们发现自己常固着于一个短语或一个句子，反复斟酌，力求使其完美。与此同时，考试的时间流逝了，写信的兴致消散了，方案的最后期限也已经过了。维持有效的注意，需要有能力从无数的外源和内源性刺激中选择出主要刺激，并滤除闯入意识的无关刺激，同时要求在必要时转换注意焦点，去注意另外的词语、图像、声音、感觉、话题和事物。患者常常报告在这方面存在困难，即难以集中注意、维持注意焦点和转换注意焦点，以满足学习、工作、社会交往以及日常生活的繁多任务的要求。

3. 警觉水平、维持努力及处理速度问题

有些 ADHD 患者会在静坐时昏昏欲睡，几乎到了不能睁开眼睛的地步。有的患者将自己描述成处于“临界发作性睡病”的状态。在活动或积极交谈时通常不存在此问题，一旦讲座或开会，这就成了大问题。写文章或报告时，很多人也会面临类似的困难。还有人报告在高速路上长途驾驶时也会产生同样的倦怠感，以至于不能应付复杂的交通状况。

一名高中生 ADHD 患者描述：“当我站着、走路或是不停地说话时，感觉很好；但如果坐着并保持安静，我就开始变得昏昏欲睡。最糟的是听长时间的讲座、参加双课时研讨会和那些不许讲话也无话可讲的会议时，我的眼皮变得如此沉重，必须挣扎着使它们睁开。但坐在那儿明目张胆地打瞌睡着实也令人尴尬，尤其是坐在前排老师可以直接看到的位置的时候。有人认为这只是因为头天晚上我参加聚会耗得太晚了，但事实并非如此，宿舍里有些同学会熬到很晚，而我总是很早就上床睡觉了。”

上述患者的困倦问题不仅仅是过度疲劳问题，因为这种症状在 ADHD 患者休息良好的情况下也会发生。存在此问题的患者常常反映，一旦参加会议讨论，或阅读中出现某些特别感兴趣的内容时，他们会突然又变得精神起来。同样地，当演讲或会议结束后，开始其他活动时，困意就消失了。从这些临床描述中可以看出，安静就座时的困倦似乎与过度疲劳无关，而是与慢性的维持警觉困难有关。ADHD 综合征患者不能保持警觉，除非活跃地参与到能提供稳定的运动、社交或认知反馈的行为当中。他们需要看到自己在运动，听到自己的声音，感受到和阅读内容之间的内心对话。

需要注意的是，该问题的出现可能还存在另一个原因。患者报告说，自己在白天常常感到疲劳，是由于长期存在严重的入睡困难，即使在他们非常疲劳而渴望睡着的情况下也是如此。这反映了同一个问题的另一个侧面：警觉水平的自我调节存在困难。ADHD 患儿的父母常报告，他们的孩子存在长期的入睡困难，即使时间很晚，孩子已经明显精疲力竭了，还很难睡着。一些成年 ADHD 患者也面临类似的问题。

有一个患者陈述：“妈妈告诉我说，从我出生的头几个月起，让我平静下来睡觉就是件十分辛苦的事。我从来就不怎么会打盹，一直是一个夜猫子。好像我生怕错过什么有趣的事情，所以就不愿合上眼睛。我也不知道是什么原因，直到今天，自己在入睡上仍然有许多麻烦。我感到极其疲劳，眼睛模糊不清，几乎马上就合上眼了，但躺在床上后，却偏偏不能让自己的脑子宁静下来，以前想过的事都会不停地萦绕。通常我得听音乐或看电视，才能压制住其他念头而入睡。一旦睡着了，我会睡得像个死人一样，在卧室里扔个炸弹我都不会醒来。上中学时，这是个很大的麻烦，我总是赶不上公共汽车，上学经常迟到。父母每天大概要叫十多次我才能起床。他们制造噪声、把被子从我身上拽下来，而我仍是咕咕哝哝、骂骂咧咧并翻个身接着睡觉。这种情况甚至在我特别请求他们叫我按时起床时也是如此。上大学后，事情就更糟了，因为任何闹钟都不能把我叫醒，室友们也不想承担把我从床上叫起来的任务。唯一管用的办法是住进兄弟会的房子，让立誓入会的会员这么做。之后，我结了婚，我的妻子接管了这件事。”

上述例子说明 ADHD 患者警觉水平的调节问题表现在两大方面：一方面处于兴奋状态时，无法从清醒进入睡眠；另一方面入睡太深，以至于想要唤醒他们非常困难。

除了警觉和警戒水平的调节问题之外，许多 ADHD 患者也反映，他们在持续维持努力工作方面也存在很大的困难。尽管他们可能对感兴趣的任务有无穷的能量，但当从事需要意志力且不能带来即时奖励的任务时，往往很快就失去干劲。许多患者即使确实付出了巨大努力，但由于速度缓慢，他们仍然需要花很长时间来完成某些任务。他们常常抱怨读和写需要耗费太多的时间。有时阅读速度缓慢，总是反复重读，写作过于拖沓，总是停滞不前。当然，患者长期存在的处理速度缓慢的问题，也限制了他们书写速度。尽管ADHD患者经常对某些任务处理速度缓慢，但在其他一些情境中，许多患者却难以放慢速度以减少错误。他们对一些任务反应过慢，而在需要适当减慢速度以仔细完成一些高要求的任务时，也面临困难。他们不能根据变化的任务要求适当地调节处理速度。

4. 挫折和情感的管理问题

在DSM－IV中，注意缺陷多动障碍的诊断标准并不包括任何涉及情感的条目，然而，许多临床医生发现，ADHD患者在管理情感方面确实存在问题。保罗（1995）指出，ADHD个体存在“情感不稳定性”问题，他们频繁地表露出无聊或受挫、易激怒、勃然大怒或无法克制兴奋心情。他还注意到患者似乎对挫折的耐受性过低，难以经受日常生活中的诸多压力；他们容易体验到“被击败”或“不堪重负”的感觉。对儿童、青少年和成人的ADHD临床研究得到了类似的结论。有些针对不同年龄组的ADHD症状评定量表，包括了与管理挫折感和调节情感有关的一组症状。在分析ADHD患者报告的过程中，发现他们在情感方面的问题可以归结为两个类型：一是对挫折感的阈值低，二是调节主观情感体验和表情感达有困难。

一般的ADHD研究，比较强调执行功能的“冷”加工，如优势规则抑制任务、威斯康辛排列测试、停止信号任务、持续操作任务、传统工作记忆任务、Stroop任务、河内塔和伦敦塔问题解决任务等。这些属于执行功能中的纯认知加工。相关的研究数量庞大，涉及的执行功能有抑制、工作记忆、注意转换、计划等。而涉及情感与动机调节的执行功能属于“热”加工。这些方面近些年才受到重视。目前总体上对ADHD儿童“热”执行功能的发展情况了解尚少（Kerr，2004）。但研究表明，动机和情感因素在自我控制和执行功能发展中的确起到重要作用，这就是“热”启动对执行功能的调节作用。较早对ADHD的“热”执行进行研究的是道格拉斯（1999）。他曾认为ADHD核心问题之一是患者对奖励具有异常的敏感性。然而，考虑到在不同性质的“热”执行任务情境下，动机和情感调节对于ADHD儿童任务的执行效果作用不一致，该问题还需要深入研究。

5. 工作记忆储存和提取困难

临床实践表明，ADHD 患者还存在工作记忆受损的情况。工作记忆是指在信息加工的同时对信息进行暂时储存的认知机制。当问及记忆力时，许多患者反映了一些比较矛盾的记忆状况。他们善于回想长时记忆中的经验，比如能轻易回忆早年经历的细节，但绝大多数患者抱怨在做事情时同时记住想法或信息的能力很差。他们常常忘记刚要说的话，忘记走进房间的目的是什么，忘记最近一次把钥匙放在哪里。可见 ADHD 患者的长时记忆未受损，但工作记忆存在问题。工作记忆就像非常活跃的组件，不只是保持信息，也能处理当前信息及大量的长时记忆信息。换句话说，工作记忆相当于计算机的内存加上文件管理器和搜索引擎。工作记忆对于日常交流和对话十分重要，个体需要理解别人所说的话并对其进行反应。ADHD 患者通常在这些协调运作上存在困难。工作记忆的另一个方面是从长期记忆库中提取信息。ADHD 患者常常抱怨，在从长期记忆库中提取信息以完成当前工作方面存在困难。

6. 行为监控和自我调节

绝大多数关于 ADHD 研究都强调了多动和冲动的问题。许多患者往往不经过深思熟虑就采取行动，或长期地坐立不安和多动，想让他们放慢速度并完全控制行动非常困难。ADHD 儿童常常被看成是粗野、好动和冲动的，不能完全地控制自己的言语和身体，因此需要比同龄人更多地接受教师和家长的监管。事实上，绝大多数患者的具体困难体现在抑制行动、自我监控、语境监测以及适当采取行动等方面。这些功能的损害远非过度多动或冲动行为。这些问题妨碍人们各种各样的日常任务。

二、多动症的反应抑制研究

如前所述，反应抑制被很多研究者认为是 ADHD 儿童执行功能缺陷的核心原因。考虑其特殊重要性，这里我们专门针对这方面的研究作深入介绍。

1997 年巴克利提出的执行功能缺陷理论认为，ADHD 最主要的缺陷是行为抑制。执行功能与现实中的学业表现和行为调节显著相关，对患者的发展具有重要影响。他认为，ADHD 的核心缺陷就是反应抑制缺陷，即行为抑制能力的落后。ADHD 个体的三种核心症状，即注意缺陷、多动和冲动均与反应抑制缺陷有关。反应抑制主要是指三个相互联系的加工过程：①抑制对一个事件原先的优势反应，即克服反应冲突。反应冲突主要指当对某个刺激的反应存在两种或两种以上选择，而这些反应相互冲突时，大脑必须抑制原先的优势反应，比如在经典的 Stroop 任务中，颜色词对颜色命名的干扰冲突。②终止一个正在进行的反应，即反应停止。如在 go/no－go 任务和停止信号任务中，被试需要对某个刺激作反应而对另一个刺激不反应。③抑制与目标行为产生竞争的事件或反应，即干扰控制。抑制缺陷进一步导致了非言语工作记忆、情感、动机和唤醒的自我调节以及语言内化和行为重组等执行功能的二级损伤，使服务于自我控制和目标指向行为的执行功能不能有效发挥作用，并进一步影响服务于目标指向行为的运动系统。

对于 ADHD 反应抑制缺陷的证据，首先来自于巴克利（1983）对 ADHD 儿童的行为观察。他运用父母教师评定量表发现 ADHD 儿童易冲动、控制力低。他们经常在课堂上制造嘈杂声，上课随意讲话，活动过度。坎贝尔（1994）运用延迟满足任务发现，ADHD 儿童在抵制诱惑、延迟满足等需要进行反应抑制的活动中存在缺损。

巴克利对于 ADHD 反应抑制存在缺陷的探讨，得到了众多研究者的支持及印证。裴宁顿（1996）运用持续性作业任务及停止任务测验，发现 ADHD 被试表现出行为抑制方面的缺陷。索吉特等（1999）针对使用停止任务范式的研究进行元分析，也得出相似的结论：ADHD 的抑制能力受损。王勇慧等（2006）采用刺激—刺激和刺激—反应相容性任务范式，探讨注意缺陷多动障碍儿童在不同加工阶段的干扰控制，结果发现在反应阶段，ADHD 儿童的干扰控制能力明显弱于正常对照组儿童；在知觉阶段，ADHD 儿童没有明显的干扰抑制缺损。

近年来，研究者使用不同的抑制控制任务，发现 ADHD 患者多表现为反应时间延长、反应正确率下降等行为学数据的差异，尤其是对某些无关刺激的抑制上，ADHD 患者的表现更为低下。

此外，注意缺陷多动障碍中注意缺陷型、多动—冲动型和混合型这三种亚型间反应抑制表现的差别也引起了一些学者的兴趣。王勇慧等（2003）采用 Stroop 任务和 go/no－go 任务的结合，检验了注意缺陷型和混合型 ADHD 儿童在反应冲突和反应停止上的表现，结果显示在反应冲突控制能力上，没有发现 ADHD 儿童总体与正常对照组儿童有明显差别；在反应停止能力上，ADHD 儿童明显弱于正常对照组儿童，这种弱势主要来自混合型 ADHD 儿童。这暗示 ADHD 儿童在反应冲突和反应停止上的缺损程度不同，两类 ADHD 儿童的认知和神经机制方面的缺损也可能不同。

可见，反应抑制是注意缺陷多动障碍的一个重要层面，以下我们将围绕信号停止任务、返回抑制、注意偏向等具体研究范式展开对注意缺陷多动障碍反应抑制的认识。

（一）ADHD 患者在停止信号任务中的表现

1. 停止信号任务

停止信号任务（stop - signal task）是研究反应停止能力的一种常用的实验范式。反应停止是指试图中断正在进行的反应。停止信号任务要求被试在停止信号出现时，抑制对靶刺激的按键反应。它是一个迫选反应时任务，在这种任务中，我们可以测量出被试的反应速度，从而评估其抑制能力。经典的信号停止任务过程大致如下：在计算机呈现的特定实验情境中，呈现任务刺激字母（靶刺激）X 和 O。每个实验试次开始时，都有一个注视点呈现于计算机屏幕中央；注视点消失后，呈现字母 X 或 O；字母消失后，呈现灰屏。当字母出现在注视点左边时，被试按键盘上相应的左键；当字母出现在注视点右边时，被试按键盘上相应的右键。信号停止任务包括反应任务和停止任务两种。被试对出现的字母进行按键，是一个反应任务；被试听到蜂鸣声而停止按键，是一个停止任务。信号停止任务的几个重要变量是：反应任务的反应时（go signal reaction time，SSRT）和反应率（reaction probability，PR），停止任务的反应时（stop signal reaction time，GSRT）和抑制率（inhibition probability，IP），停止信号延迟（stop signal delay，SSD）。停止信号延迟是指靶刺激和停止信号间的时间距离。抑制率与停止信号延迟有关，如果停止信号延迟增加，会引起反应率增加，抑制率降低。

2. ADHD 患者在信号停止任务中的特点

罗根等（1995）发现，经由信号停止任务统计出来的 ADHD 儿童的抑制函数比正常儿童要更为平缓，表明 ADHD 儿童在反应停止能力方面有损伤。接着，他们对 ADHD 儿童进行了进一步研究，主要考察了包括正常、学习障碍、情绪障碍、注意缺陷多动障碍在内的 36 名二、四、六年级儿童在信号停止任务中的冲动和抑制控制能力。结果发现，抑制能力自二年级以后普遍发展缓慢，只有 ADHD 儿童表现出抑制控制的损伤。具有弥散性冲动（如在家里和学校里都表现冲动）的 ADHD 亚型相比于情境性冲动（如只在家里或学校里表现冲动）的亚型和正常组，抑制功能的损伤更为严重。他们认为，ADHD 反应抑制上的损伤，主要是执行抑制过程中反应的重新开始阶段出现了缺损。罗根还指出，虽然有时候有些儿童也表现出了 ADHD 症状，但并不表明他们在反应抑制上就有缺损，这只能说明有很多因素引起冲动行为。

卢比亚等（1998）的研究同样发现，ADHD 儿童的反应停止能力弱于正常儿童。在完成信号停止任务时，ADHD 儿童停止不恰当反应的正确率要低于正常儿童；停止“不需要反应”刺激的反应能力也明显弱于正常儿童。

罗根等（2000）比较了 7～12 岁 ADHD 儿童、行为障碍儿童、ADHD 与行为障碍共病儿童和正常儿童在信号停止任务中的表现，发现只有 ADHD 儿童在抑制控制中有显著损伤。因此，研究者认为，反应抑制能力缺损是 ADHD 儿童所特有的。

我国对于利用信号停止任务考察 ADHD 儿童反应抑制能力的研究较少，起步较晚。王勇慧等（2005）比较了注意缺陷型和混合型两种亚型 ADHD 儿童在不同抑制功能——反应冲突和反应停止上的表现，结果发现在停止信号任务中，ADHD 儿童相比于正常儿童，在两种反应抑制上都有不同程度的缺损，不仅冲突效应量更大，反应停止的正确率也更低；但在控制年龄因素后，未发现两种亚型 ADHD 儿童之间在反应冲突和反应停止能力上有明显差异，认为两种亚型 ADHD 儿童的反应抑制功能的缺损有类似之处。同时，他们探查了正常儿童和 ADHD 儿童在内源性注意（指在个体原有经验驱动下产生的注意，是一种自上而下的加工过程）和外源性注意（指由刺激本身引起的注意，是一种自下而上的加工过程）两种注意条件下反应抑制的表现。结果发现，儿童在这两种注意条件下反应抑制的表现模式类似，从而认为反应冲突和反应停止可能存在一些共同的神经机制，而注意缺陷型和混合型 ADHD 儿童在这些机制的功能缺损上存在某些相同的地方。

相对于行为实验，一些研究者结合脑成像技术，探讨了 ADHD 儿童在停止信号任务中的表现。如前述及，杜斯顿等运用功能性核磁共振（fMRI）技术结合停止信号任务和 go/no－go 任务，将 7 个 ADHD 儿童与 7 个正常儿童作比较，结果发现注意缺陷多动障碍儿童均表现出前扣带回激活程度降低，而正常儿童组激活程度则明显升高。

3. 对于停止信号任务的评价

反应抑制是人类信息加工及自我控制的执行功能之一，这种控制行为在生活中是非常重要的。在现实环境中，个体经常需要对正在发生的行为进行制止。停止信号任务则把这种现实情境引入实验室，运用信号停止任务去研究人类的反应抑制能力，能够更好地解释抑制的内部机制。

同时，停止信号任务被认为是临床和实验室中研究 ADHD 儿童行为抑制的主要测量手段。与其他测量反应抑制的方法如匹配熟悉图形测验相比，停止信号任务及其范式的优点在于，它能够使研究者对反应抑制的基本过程进行更精细的测量。该任务对控制行为的产生（如呈现停止信号）和执行行为的改变（如对反应的抑制）的各种条件都下了清楚的定义。停止信号任务反应时为研究者研究反应抑制的内部机制提供了线索。

4. 研究中存在的问题和今后的研究方向

停止信号任务被认为是一种能较好地测量 ADHD 儿童反应抑制能力的研究范式。实验也证明，该任务确实有助于我们区分 ADHD 儿童和正常儿童。然而，从现有的研究来看依然存在一些问题，例如：①对 ADHD 亚型的纳入不够充分，很多研究只研究了注意缺陷型和混合型 ADHD 的反应抑制功能，没有包含多动—冲动型 ADHD，这可能是由于多动—冲动型 ADHD 在临床上比较少见。②大多研究关注 ADHD 儿童或青少年，对成人 ADHD 反应抑制功能缺损还有待进一步研究。③停止信号任务反应时的计算方法有待改进，应该注重提高反应时的精确度。④运用脑成像技术研究注意缺陷多动障碍在停止信号任务的表现还有待研究人员关注，以更加深入地认识 ADHD 患者的认知缺陷。

（二）ADHD 患者在返回抑制任务中的表现

返回抑制（inhibition of return，IOR）是指对原先注意过的物体或位置进行反应时所表现出的反应时变慢的现象。Posner 和 Cohen 的实验被看作经典的 IOR 实验，他们给被试呈现水平排列的三个方框，要求被试眼睛始终盯住中间小框，然后两个外周方框之一变亮；最后在线索化外周小框内或非线索化外周小框内或中间小框内出现靶子，要求被试觉察到靶子时尽快作出按键反应。结果发现，如果线索和靶子呈现的时间间隔（stimulus onset asynchrony，SOA）大于 300ms，则易化作用会被抑制作用取代，即对线索化位置上靶刺激的反应慢于非线索化位置，这种抑制作用被称为返回抑制。

对于返回抑制现象，一些研究者提出了返回抑制的反应抑制说。如克雷文等（1994）认为，返回抑制体现了反应上的偏向，线索提示空间某一位置后被试首先会对该位置作出空间性反应，如果靶子没及时出现在线索提示之后，这一位置则会被打上抑制标签，随后对该位置的空间反应就会被抑制。波斯纳（1984）则认为，返回抑制现象是注意返回先前注意过的位置时受到了抑制，即注意被吸引到线索提示位置之后离开此位置，当靶子出现在线索提示位置时，注意再返回到该位置的过程中受到抑制，是一种注意抑制。陈彩琦等（2003）通过考察靶子可能出现的位置数对辨别任务中返回抑制的影响，探讨了注意抑制说和反应抑制说的问题。实验结果发现，随着靶子可能出现的位置数增多，返回抑制量减小，为返回抑制的注意抑制说提供了新依据。

IOR 反映了人的心理机制的灵活性和适应性，作为一种改善空间搜索效率的机制对于认知领域的研究也有着积极意义。关于注意缺陷多动障碍患者与返回抑制实验范式结合的研究相对较少。单强等（2003）对 11 名混合型 ADHD 儿童的返回抑制进行了研究。结果发现，ADHD 儿童在任务执行过程中错误率较高，但 ADHD 儿童同样表现出返回抑制，其返回抑制的量比正常儿童略少。脑成像研究发现皮质下丘网络（cortico – collicular network）负责调节返回抑制效应量，雷普希恩等（2002）用功能性核磁共振（fMRI）进行的研究也发现返回抑制激活了补充和额叶眼区、缘上回。因此，ADHD 的返回抑制研究表明注意缺陷多动障碍患者的这些脑区相对正常。

（三）ADHD 患者的注意偏向

注意偏向并不属于反应抑制的范畴。不过，当前国际上对注意偏向的研究比较多，而且认为很可能与 ADHD 存在密切的关系。出于对新研究方向的思考，我们对此问题作一概要介绍。

注意偏向（attentional bias）最初是由马修等（1955）通过情绪 Stroop 的研究范式发现的。他们把焦虑个体作为研究对象，结果发现焦虑个体对威胁性刺激存在一种注意优势效应，即相对于其他刺激而言，焦虑个体对威胁性信息格外敏感，并且对这些信息的感觉阈限非常低，对威胁性信息的反应也更容易。他们将注意偏向定义为个体对环境中的威胁性刺激高度敏感，并优先感知这些信息，主要表现在对威胁性刺激的反应相对于对中性刺激的反应更迅速。

对于注意偏向效应的机制，目前存在不同的解释。福克斯等（2002）认为，注意偏向的产生有两种可能性：第一种是在定向阶段，个体对威胁性的刺激更加敏感，注意被威胁刺激所吸引，因此表现出对威胁刺激的注意偏向。第二种是威胁刺激影响到注意维持的时间或注意解除的能力，使得注意在这些刺激所在区域停留的时间较长，从而产生了注意偏向。此外，抑制说理论认为个体之所以对负性情绪信息表现出注意偏向，不是由于个体特别是焦虑个体对威胁性刺激高度敏感，而是由于焦虑个体缺少一种把注意从这些刺激中摆脱出来的能力。也就是说，由于解除对威胁性刺激的注意需要占有更多的认知资源，从而抑制了个体对其他信息的加工，进而表现出对威胁性刺激的注意偏向。

特殊人群的注意偏向效应已经引起了许多研究者的兴趣，如对焦虑个体和抑郁个体注意偏向的研究。截至目前，对焦虑个体注意偏向的研究得出的结论最为一致，即无论是焦虑症患者还是非临床上的高焦虑个体都表现出对威胁性刺激的注意偏向，也就是说焦虑个体对威胁性刺激的反应相对于中性刺激更快、更迅速。而对抑郁个体是否存在对情绪信息的注意偏向还存在分歧。关于注意缺陷多动障碍患者是否对环境中的特定刺激有高度敏感性的研究目前还比较少。但是，我们知道，ADHD 患者主动注意较弱、被动注意相对较强。如一些可动性强、鲜明生动的，如电视动画片、玩具等可以引起 ADHD 儿童的兴趣。然而，这种注意偏向是否具有普遍性还有待研究者作进一步的研究。

第二章 多动症的评估与诊断

第一节　多动症的诊断标准

对于ADHD的诊断标准，目前我国采用较多的有3种，它们分别是：世界卫生组织《国际疾病分类》第十版（ICD－10）、美国精神病学会《精神障碍诊断与统计手册》第四版（DSM－Ⅳ）以及中华医学会精神科分会制定的《中国精神障碍分类方案与诊断标准》第三版（CCMD－3）。下面分别对这三种诊断标准进行介绍。

一、世界卫生组织《国际疾病分类》第十版（ICD－10）

1989年，世界卫生组织出版了《国际疾病分类》第十版（*International Classification of Diseases*，*10th edition*，简称ICD－10）。该标准把ADHD称作多动障碍（hyperkinetic disorders），其中关于该症状的诊断内容如下。

（一）诊断标准

1. 不注意

下列不注意的症状至少具备6条，持续时间至少6个月，达到适应不良的程度，并与患儿的发育水平不一致：

①常常不能仔细地注意细节，或在做功课和其他活动中犯漫不经心的错误；

②在完成任务或做游戏时常常无法保持注意；

③别人对他（她）讲话时，常常显得没在听；

④常常无法始终遵守指令，无法完成功课、日常杂物或工作中的义务（不是因为违抗行为或不理解指令）；

⑤组织任务或活动的能力常常受损；

⑥常常回避或极其厌恶需要保持精神努力的任务，如家庭作业；

⑦常常遗失某种活动的必需品，如学校的作业、铅笔、玩具或工具；

⑧常被外界刺激吸引过去；

⑨在日常活动过程中常常忘事。

2. 多动

下列多动症状至少具备 3 条，持续时间至少 6 个月，达到适应不良的程度，并与患儿的发育水平不一致：

①双手或双足常常不安稳，或坐着时常蠕动；

②在课堂上或其他要求保持坐姿的场合离开位子；

③常常在不适当的场合奔跑或登高爬梯（在少年或成年时期，可能只存在不安感）；

④游戏时常不适当地喧哗，或难以安静地参与集体活动；

⑤表现出持久的运动过分，社会环境或别人的要求都无法使其显著改观。

3. 冲动性

下列冲动症状至少具备 2 条，持续时间至少 6 个月，达到适应不良的程度，并与患儿的发育水平不一致：

①常在提问未完成时，答案即脱口而出；

②在游戏或有组织的场合常不能排队按顺序等候；

③经常打扰或干涉他人（如冲撞别人的交谈或游戏）；

④常说话过多，不能对社会规则作出恰当的反应。

（二）诊断说明

①基本条件：起病年龄早，小于 6 岁，症状持续超过半年。

②必须具备的临床表现：注意缺陷和活动过度这两大类必须同时存在，缺一不可。

③可协助诊断的常见症状有：易冲动，行为鲁莽，做事不顾场合，不顾后果，不重视学校和社会的规范，学习困难，运动协调性差。

④排除标准：排除其他行为障碍、情绪障碍或明显智力低下者；还应排除某些器质性障碍，如各种脑炎、脑病、脑肿瘤等。还应排除功能性精神病，如精神分裂症、焦虑症、躁狂症等。

二、美国精神病学会《精神障碍诊断与统计手册》第四版（DSM－Ⅳ）

1994年，美国精神病学会出版了《精神障碍诊断和统计手册》第四版（*Diagnostic and Statistical Manual of Mental Disorders*，*forth edition*，简称DSM－Ⅳ）。本手册除在美国比较通用以外，具有较大的国际影响力。其关于该症状的诊断内容如下。

（一）ADHD的诊断标准

1. 症状标准

（1）注意缺陷：下述注意缺陷症状中至少有6项，持续至少6个月，达到适应不良的程度，并与发育水平不相称：

①在学习、工作或其他活动中，常常不注意细节，容易出现粗心所致的错误；

②在学习或游戏活动时，常常难以保持注意力；

③与他说话时，常常心不在焉，似听非听；

④往往不能按照指示完成作业、日常家务或工作（不是由于对抗行为或未能理解所致）；

⑤常常难以完成有条理的任务或其他活动；

⑥不喜欢、不愿意从事那些需要精力持久的事情（如做作业或家务），常常设法逃避；

⑦常常丢失学习、活动所必需的东西（如玩具、课本、铅笔、书或工具等）；

⑧很容易受外界刺激而分心；

⑨在日常生活中常常丢三落四。

（2）多动或冲动：下述多动或冲动症状中至少有6项，持续至少6个月，达到适应不良的程度，并与发育水平不相称：

①常常手脚动个不停，或在座位上扭来扭去；

②在教室或其他要求坐好的场合，常常擅自离开座位；

③常常在不适当的场合过分地奔来奔去或爬上爬下（青少年或成人可能只有坐立不安的主观感受）；

④往往不能安静地游戏或参加业余活动；

⑤常常一刻不停地活动，好像有个机器在驱动他；
⑥常常话多、冲动；
⑦常常别人问话未完即抢着回答；
⑧在活动中常常不耐心地排队等待轮换上场；
⑨常常打断或干扰他人（如别人讲话时插嘴或干扰其他儿童游戏）。

2. 病程标准

某些造成损害的症状出现在 7 岁前。

3. 环境标准

某些症状造成的损害至少在两种环境（如学校和家里）出现。

4. 严重程度标准

在社交、学业或职业功能上具有临床意义损害的明显证据。

5. 排除标准

症状不是出现在广泛发育障碍、精神分裂症或其他精神病性障碍的病程中，亦不能用其他精神障碍，例如心境障碍、焦虑障碍、分离障碍或人格障碍来解释。

（二）ADHD 的亚型

DSM－Ⅳ还把 ADHD 分为 3 个亚型：注意障碍为主型、多动/冲动为主型以及混合型。各自的判定与症状如下：

1. 注意障碍为主型

在注意障碍的 9 条症状中，符合 6 条以上。该型以注意障碍为主而不伴有多动/冲动，主要表现为：懒散、困惑、迷惘、动力不足，伴有较多焦虑、抑郁，有较多的学习问题，而较少的品行问题。该类型的患者以女孩、青少年为主。

2. 多动/冲动为主型

在多动/冲动的 9 条症状中，符合 6 条以上，常见于学龄前和小学低年级儿童，以活动过度为主要表现，一般无学业问题，较多伴有品行障碍和对立违抗性障碍，临床上这一类型较少。

3. 混合型

注意障碍和多动/冲动的症状都符合 6 条以上。这一类型活动水平、抑制冲动能力、注意力、学业及认知功能损害严重，代表了最常见的 ADHD 概念，常伴有对立违抗障碍、品行障碍、焦虑抑郁障碍等，社会功能损害严重。

（三）ADHD 的分级

根据 DSM－Ⅳ，ADHD 的病情程度分为三级，分别为：轻度、中度和重度。

1. 轻度

症状少于或稍微超过诊断所需要的条目数，学校、家庭和社会功能没有或仅有轻微损害。

2. 中度

症状和损害介于轻度和重度之间。

3. 重度

症状明显超过诊断所需要的条目数，学校、家庭和社会功能等有明显且广泛的损害。

三、中华医学会《中国精神障碍分类方案与诊断标准》第三版（CCMD－3）

2001 年，中华医学会出版的《中国精神障碍分类方案与诊断标准》第三版（CCMD－3），在着眼于中国文化背景的基础上，吸取了 ICD－10 以及 DSM－Ⅳ的可取之处，使它非常适合中国本土的相关症状的诊断与鉴别。CCMD－3 将 ADHD 称为注意缺陷与多动障碍（简称多动症），将症状概要描述为：发生于儿童时期（多在 3 岁左右）；与同龄儿童相比，表现为同时有明显注意集中困难、注意持续时间短暂，及活动过度或冲动的一组综合征；症状发生在各种场合（如家里、学校和诊室），男童明显多于女童。

（一）症状标准

1. 注意障碍

至少有下列 4 项：

①学习时容易分心，听见任何外界声音都要去探望；

②上课很不专心听讲，常东张西望或发呆；

③做作业拖拉，边做边玩，作业又脏又乱，常漏做或做错；

④不注意细节，在做作业或其他活动中常常出现粗心大意的错误；

⑤丢失或特别不爱惜东西，如常把衣服、书本等弄得很脏很乱；

⑥难以始终遵守指令，完成家庭作业或家务劳动等；

⑦做事难于持久，常常一件事没做完，又去干别的事；

⑧与他说话时，常常心不在焉，似听非听；

⑨在日常活动中常常丢三落四。

2. 多动

至少有下列 4 项：

①需要静坐的场合难于静坐或在座位上扭来扭去；

②上课时常有小动作，或玩东西，或与同学讲悄悄话；

③话多，好插嘴，别人问话未完就抢着回答；

④十分喧闹，不能安静地玩耍；

⑤难以遵守集体活动的秩序和纪律，如游戏时抢着上场，不能等待；

⑥干扰他人的活动；

⑦好与小朋友打斗，易与同学发生纠纷，不受同伴欢迎；

⑧容易兴奋和冲动，有一些过火的行为；

⑨在不适当的场合奔跑或登高爬梯，好冒险，易出事故。

（二）严重标准

对社会功能，如学业成绩、人际关系等，产生不良影响。

（三）病程标准

起病于 7 岁前，多在 3 岁左右，符合症状标准和严重标准至少已 6 个月。

（四）排除标准

排除精神发育迟滞、广泛发育障碍、情绪障碍。

在我国，ICD－10、DSM－Ⅳ和 CCMD－3 是三种常用的诊断标准。它们之间存在很多共同点，例如，对发病年龄 7 岁前、病程要求均为 6 个月，鉴别诊断均排除精神发育迟缓、广泛发育障碍、情绪障碍。但它们也存在较大的差异，如亚型的分类不同。有研究表明，不同国家或地区因文化的不同而对多动性障碍的界定有显著差异。相对于 ICD－10 和 CCMD－3，DSM－Ⅳ的诊断标准更加严格。同时，正是由于 DSM－Ⅳ的诊断范围较广，使得它在诊断 ADHD 时，难以和其他心理行为障碍鉴别，特别是和单纯的多动症相鉴别。在临床上的应用研究证明，CCMD－3 对注意缺陷与多动障碍的描述更符合我国习惯，比 DSM－IV 和 ICD－10 更适合我国的文化背景。

第二节　多动症的评估方法

ADHD 的儿童在很多方面表现出适应不良，对于这些儿童需要进行特殊教育，如果学校将他们与正常儿童一样对待，会不利于这些儿童的发展。这就需要我们能够准确地鉴别出 ADHD 儿童，对他们进行特殊教育，以使其病情得到改善。因此，对于 ADHD 儿童的诊断就显得尤为重要。

在 ADHD 的诊断方面，我们应认识到，没有哪一种测试或检查是完全可靠的。因此，我们在进行 ADHD 的诊断时，要在多种情境下，运用多种方法，考虑来自各方面人员提供的信息。只有这样，才能作出一个较为客观准确的诊断。本节将从行为评定量表、访谈、心理测验、行为观察等各方面对 ADHD 评估方法进行较为详细的介绍。

ADHD 的病史采集主要包括对患者的出生史、发育史、健康史、家族史和行为史进行收集。主要看每个时期是否有相应的影响因素出现，如果有，则相应的影响因素很可能导致了 ADHD 的产生。相应的影响因素在此不再赘述，请参阅本书第二章。

ADHD 的诊断，需用直接评定和间接评定两种方法。间接评定主要指从疑似患者的看护人处获取资料，比如请家长和教师完成关于患者的行为评定量表，或与之进行访谈；直接评定主要是指通过直接观察疑似患者的方式来获取资料，比如心理测验和行为观察。

这两种方法各有优劣。间接评定的好处在于，能够得到大量的与儿童相处过程中观察到的行为表现。间接评定的不足之处在于，它具有一定的主观性，家长和教师有时会对学生存在偏见，因此不可避免地使得到的信息有失客观，从而影响诊断的进行。相反，直接评定相对来说比较客观，它很少受到看护人的偏见的影响。但是，直接评定结果的概括性却受到一定的质疑，因为儿童的行为从一种情境到另一种情境很容易发生变化。因此，在实际操作中，应该注意将直接评定和间接评定有机结合，这样才能得到准确的结论。

国内外比较常用的评估方法有间接评定和直接评定。间接评定的方法包括行为评定量表和访谈，直接评定方法包括实验室检查、心理测验以及行为观察。下面对这些方法分别进行介绍。

一、行为评定量表

行为评定量表由父母、教师或儿童自己按照指导语的要求逐项作答，通过结果与常模对比，来了解儿童行为是否有偏离。对于年龄较小的儿童，由于对量表的理解及配合程度较差，一般采用他评量表，由看护人（如父母或教师）填写；对于年龄稍大一些的儿童，则可兼用自评量表。

在布洛克等（2007）的一篇综述中，对最近15年有关ADHD诊断的文献进行了分析，发现所有的文献都认为行为评定量表是ADHD诊断过程中十分重要的环节，足见行为评定量表在ADHD诊断中的重要性。当然我们也要清楚，单靠行为评定量表一种方法并不足以得出是否患有ADHD的诊断，还应结合其他方法。

行为评定量表分为宽范围（broad－band）评定和窄范围（narrow－band）评定两种。宽范围评定不但能够测量出与ADHD有关的行为问题，而且能够测量其他的行为与情绪失调。利用宽范围评定可以得出某一症状是由ADHD引起的并发症还是由于某种非ADHD的症状引起。而窄范围评定则专门用来测量ADHD症状，能够提供关于ADHD症状的具有临床意义的更加精确的信息，而且在对ADHD的治疗过程中可以随时加以测量，从而起到监测疗效的作用。

常用的宽范围评定量表有：BASC－2（Behavior Assessment System for Children－Second Edition，儿童行为评定系统第二版）和CBCL（Achenbach Child Behavior Checklist，儿童行为量表）等。常用的窄范围评定量表有：CRS－R（Conners' Rating Scales－Revised，康奈尔评定量表修订版）、ADHD－IV（ADHD Rating Scale－IV，注意缺陷多动障碍第四版）以及ADDES－2（Attention Deficit Disorders Evaluation Scale－Second Edition，注意缺陷障碍评估量表第二版）。下面对这些量表进行概要介绍。

（一）宽范围评定量表

1. 儿童行为评定系统第二版（BASC－2）

BASC－2是由雷纳德等于2004年编制的。它具有较高的信度，而且经过了标准化，是一个综合性的评定量表。主要用于儿童行为问题的鉴别诊断，以及用于对各种情绪及行为失调的儿童进行教育分类。其中包括教师等级评定量表（Teacher Rating Scales，TRS）、家长等级评定量表（Parent Rating

Scales，PRS）、人格自我报告（Self－Report of Personality，SRP）、学生观察系统（Student Observation System，SOS）和结构性发展史（Structured Developmental History，SDH）。

其作用分别如下：

教师等级评定量表（TRS）包括100～139道题目，由教师填写，评价学生在学校环境中的行为。

家长等级评定量表（PRS）包括134～150道题目，由家长（亲生父母或养父母）或相关监护人填写，评价学生在家庭环境中的行为。

人格自我报告（SRP）包括64～185道题目，由被评估者自己填写，评价自己的想法和感受。

学生观察系统（SOS）由心理学工作者或教育专家用以记录学生在课堂上的行为。

结构性发展史（SDH）由临床医生或父母来完成，用以收集儿童的发展史和病史。

其中TRS与PRS适用的年龄范围是2～21岁，SRP适用的年龄范围是从6岁至大学阶段。他评量表都有5个分量表分数：适应技能（adaptive skills）、行为症状指标（behavioral symptoms Index）、外化的问题（externalizing problems）、内化的问题（internalizing problems）和学校问题（school problems）。

2. Achenbach儿童行为量表（CBCL）

阿肯巴赫（Achenbach）儿童行为量表（以下简称CBCL）是在众多儿童行为量表中用得较多、内容较全面的一种。由美国心理学家阿肯巴赫等编制，1970年首次在美国使用。1983年出版了使用手册，主要针对家长用表，即通常称为Achenbach儿童行为量表的CBCL。1986及1987年又分别出版了针对教师用表（Teacher Report Form，TRF）和儿童自评量表（Youth Self－Report，YSR）的使用手册，1988年又加入了适用于2～3岁儿童的行为量表和专业人员用的直接观察表（Direct Observation Form，DOF）。1991年，阿肯巴赫等又对CBCL、TRF与YSR进行了修订。该量表是目前国际上最常用的儿童行为评定量表之一，广泛用于临床评估、病例对照研究、追踪预后和流行病学调查。它不仅可以了解儿童ADHD的主要症状，而且可以评估其并发症及共病。我国在1980年初引进了适用于4～16岁儿童的家长用表，在上海及其他城市作了较广泛的应用，总结出我国常模的初步数据，因此家长用表使用经验最多。这里作简要介绍。

家长用表包括三部分内容，分别是：

（1）一般项目。这部分主要记录儿童及父母的基本信息，如姓名、性别、年龄、出生日期、父母职业、填表人等。这部分项目不计分，但有人认为，父母职业最能代表儿童家庭的社会经济状况，这部分主要注意父母职业。

（2）社交能力。这部分包括七大类社交能力，它们分别是：参加体育运动情况、业余爱好、参加集体（组织）情况、课余职业或劳动、交友情况、与家人或其他小孩相处情况、在校学习情况。

这七类又被归纳为三个因子：①活动情况。包括参加体育运动情况、业余爱好、课余职业或劳动。②社交情况。参加集体（组织）情况、交友情况、与家人或其他小孩相处情况。③学校情况。指在校学习情况。以这三个因子为横坐标，三个因子的得分（百分位数或T分数）为纵坐标作图，就可以得到儿童的“社会能力轮廓图”（social competence profile）。社会能力得分越高，说明儿童社交能力越强。绝大多数儿童得分处于2%～69%之间（即T分数30～50），低于这个范围则可能存在异常。

（3）行为问题。包括113条。填表时按照最近半年内的表现记分。这113条行为问题可归纳为8～9个因子，包括分裂样、抑郁、交往不良、强迫症、体诉、社交退缩、多动、攻击性、违纪等。各因子既可用罗马数字代表（如因子Ⅰ、因子Ⅱ……），也可用临床综合征的名称来代表（如分裂样因子、抑郁因子……），但这些名称并不意味着就是临床诊断。以各因子为横坐标、各因子的得分（百分位数或T分数）为纵坐标作图，就可以得到儿童的“行为问题轮廓图”（behavior problems profile），从而对儿童的行为问题有一个较为直观的把握。

到目前为止，家长用表一直是应用最广泛的。近年来，这一系列的其他量表也都开始使用。

下面是该量表的题目，供参考。

Achenbach 儿童行为量表（CBCL）
（家长用：适应4～16岁儿童及少年）

尊敬的家长：您好！

为了更深入地了解孩子的基本情况，更好地做好学校与家庭的配合，以共同促进学生的成长，我们开展了这次问卷调查，请积极配合。请您根据实际情况认真完成以下问卷。填空题需要填写有关内容，选择题只需在选项上打“√”。由于问卷比较长，您可以在中间休息一下。

第一部分：一般项目

孩子姓名：

性别：男□ 女□

年龄：　　，出生日期：　　年　　月　　日

年级：　　，民族：

父母职业（请填具体，例如的士司机、鞋店售货员等）

父亲职业：

母亲职业：

填表者：父□，母□，其他人 □

填表日期：　　年　　月　　日

第二部分：社会能力

Ⅰ

（1）请列出你孩子最爱好的体育运动项目（例如游泳，乒乓球等）：

无爱好□

爱好：a.

b.

c.

（2）与同龄儿童相比，他（她）在这些项目上花去的时间有多少？

不知道	较少	一般	较多
□	□	□	□

（3）与同龄儿童相比，他（她）的运动水平如何？

不知道	较低	一般	较高
□	□	□	□

Ⅱ

（1）请列出你孩子在体育运动以外的爱好（例如集邮、看书、画画等，不包括看电视）

无爱好□

爱好：a.

b.

c.

（2）与同龄儿童相比，他（她）花在这些爱好上的时间有多少？

不知道	较少	一般	较多
□	□	□	□

(3) 与同龄儿童相比，他（她）的爱好水平如何？

不知道 较低 一般 较高

□ □ □ □

Ⅲ

(1) 请列出你孩子参加的组织、俱乐部、团队或小组的名称：

未参加□

参加：a.

b.

c.

(2) 与同龄儿童相比，他（她）在这些组织中的活跃程度如何？

不知道 较差 一般 较高

□ □ □ □

Ⅳ

(1) 请列出你孩子有无干活或打零工的情况（例如帮人照顾小孩、帮人搞卫生等）：

没有□

有：a.

b.

c.

(2) 与同龄儿童相比，他（她）工作质量如何？

不知道 较差 一般 较好

□ □ □ □

Ⅴ

(1) 你孩子有几个要好的朋友？

无 1个 2~3个 4个及以上

□ □ □ □

(2) 你孩子与这些朋友每星期大概在一起几次？

不到1次 1~2次 3次及以上

□ □ □

Ⅵ. 与同龄孩子相比，你孩子在下列方面表现如何？

	较差	差不多	较好
a. 与兄弟姊妹相处	□	□	□
b. 与其他儿童相处	□	□	□

c. 对父母的行为 □ □ □
d. 自己工作和游戏 □ □ □

Ⅶ

(1) 当前学习成绩（对6岁以上儿童而言）：

未上学 □

	不及格	中等以下	中等	中等以上
a. 语文课	□	□	□	□
b. 数学课	□	□	□	□
c. 英语课	□	□	□	□
d. 科学课	□	□	□	□
其他课（如历史、地理、生物等）				
e. ______	□	□	□	□
f. ______	□	□	□	□
g. ______	□	□	□	□

(2) 你的孩子是否在特殊班级？

不是 □

是 □，什么性质？

(3) 你的孩子是否留级？

没有 □

留过 □，几年级留级？

留级理由：

(4) 你的孩子在学校里有无学习或其他问题（不包括上面三个问题）？

没有 □

有问题 □，问题内容：

问题何时开始：

问题是否已解决？

未解决 □

已解决 □，何时解决：

第三部分：行为问题

Ⅷ

以下是描述你的孩子的项目。只根据最近半年内的情况作描述。每一项目后面都有3个数字（0，1，2）。0表示没有这些表现；2表示孩子明显有或经常有此项表现；1表示在两者之间。请您根据孩子的实际表现，在相应的数字上打“√”。

1. 行为幼稚与其年龄不符	0　1　2
2. 过敏性症状（填具体表现）	0　1　2
3. 喜欢争论	0　1　2
4. 哮喘病	0　1　2
5. 举止像异性	0　1　2
6. 随地大便	0　1　2
7. 喜欢吹牛或自夸	0　1　2
8. 精神不能集中，注意力不能持久	0　1　2
9. 老是想某些事情，不能摆脱，强迫观念（说明内容）	0　1　2
10. 坐立不安，活动过多	0　1　2
11. 喜欢缠着大人或过分依赖	0　1　2
12. 常说感到寂寞	0　1　2
13. 糊里糊涂，如在云里雾中	0　1　2
14. 常常哭叫	0　1　2
15. 虐待动物	0　1　2
16. 虐待、欺侮别人或吝啬	0　1　2
17. 好做白日梦或呆想	0　1　2
18. 故意伤害自己或企图自杀	0　1　2
19. 需要别人经常注意自己	0　1　2
20. 破坏自己的东西	0　1　2
21. 破坏家里或其他儿童的东西	0　1　2
22. 在家不听话	0　1　2
23. 在学校不听话	0　1　2
24. 不肯好好吃饭	0　1　2
25. 不与其他儿童相处	0　1　2
26. 有不良行为后不感到内疚	0　1　2
27. 易嫉妒	0　1　2
28. 好吃不能作为食物的东西（说明内容）	0　1　2
29. 除怕上学外，还害怕某些动物、处境或地方（说明内容）	0　1　2

30. 怕上学	0	1	2
31. 怕自己想坏念头或做坏事	0	1	2
32. 觉得自己必须十全十美	0	1	2
33. 觉得或抱怨没有人喜欢自己	0	1	2
34. 觉得别人存心捉弄自己	0	1	2
35. 觉得自己无用或有自卑感	0	1	2
36. 身体经常弄伤，容易出事故	0	1	2
37. 经常打架	0	1	2
38. 常被人戏弄	0	1	2
39. 爱和惹麻烦的儿童在一起	0	1	2
40. 听到某些实际上没有的声音（说明内容）	0	1	2
41. 冲动或行为粗鲁	0	1	2
42. 喜欢孤独	0	1	2
43. 撒谎或欺骗	0	1	2
44. 咬指甲	0	1	2
45. 神经过敏，容易激动或紧张	0	1	2
46. 动作紧张或带有抽动性（说明内容）	0	1	2
47. 做噩梦	0	1	2
48. 不被其他儿童喜欢	0	1	2
49. 便秘	0	1	2
50. 过度恐惧或担心	0	1	2
51. 感到头昏	0	1	2
52. 过分内疚	0	1	2
53. 吃得过多	0	1	2
54. 过分疲劳	0	1	2
55. 身体过重	0	1	2
56. 找不到原因的躯体症状：	0	1	2
a. 疼痛	0	1	2
b. 头痛	0	1	2
c. 恶心想吐	0	1	2
d. 眼睛有问题（说明内容。注：不包括近视及器质性眼病）	0	1	2
e. 发疹或其他皮肤病	0	1	2
f. 腹部疼痛或绞痛	0	1	2

g. 呕吐	0 1 2
h. 其他（说明内容）	0 1 2
57. 对他人身体进行攻击	0 1 2
58. 挖鼻孔、皮肤或身体其他部分（说明内容）	0 1 2
59. 公开玩弄自己的生殖器	0 1 2
60. 过多地玩弄自己的生殖器	0 1 2
61. 功课差	0 1 2
62. 动作不灵活	0 1 2
63. 喜欢和年龄较大的儿童在一起	0 1 2
64. 喜欢和年龄较小的儿童在一起	0 1 2
65. 不肯说话	0 1 2
66. 不断重复某些动作，强迫行为（说明内容）	0 1 2
67. 离家出走	0 1 2
68. 经常尖叫	0 1 2
69. 守口如瓶，有事不说出来	0 1 2
70. 看到某些实际上没有的东西（说明内容）	0 1 2
71. 感到不自然或容易发窘	0 1 2
72. 玩火（注：包括玩火柴或打火机）	0 1 2
73. 性方面的问题（说明内容）	0 1 2
74. 夸耀自己或胡闹	0 1 2
75. 害羞或胆小	0 1 2
76. 比大多数孩子睡得少	0 1 2
77. 比大多数孩子睡得多（说明多多少。注：不包括赖床）	0 1 2
78. 玩弄粪便	0 1 2
79. 言语问题（说明内容。注：例如口齿不清）	0 1 2
80. 茫然凝视	0 1 2
81. 在家偷东西	0 1 2
82. 在外偷东西	0 1 2
83. 收藏自己不需要的东西（说明内容。注：不包括集邮等爱好）	0 1 2
84. 怪异行为（说明内容。注：不包括其他条已提及者）	0 1 2
85. 怪异想法（说明内容。注：不包括其他条已提及者）	0 1 2
86. 固执、绷着脸或容易激怒	0 1 2
87. 情绪突然变化	0 1 2

88. 常常生气	0	1	2
89. 多疑	0	1	2
90. 咒骂或讲粗话	0	1	2
91. 声言要自杀	0	1	2
92. 说梦话或有梦游（说明内容）	0	1	2
93. 话太多	0	1	2
94. 常戏弄他人	0	1	2
95. 乱发脾气或脾气暴躁	0	1	2
96. 对性的问题想得太多	0	1	2
97. 威胁他人	0	1	2
98. 吮吸大拇指	0	1	2
99. 过分要求整齐清洁	0	1	2
100. 睡眠不好（说明内容）	0	1	2
101. 逃学	0	1	2
102. 不够活跃，动作迟钝或精力不足	0	1	2
103. 闷闷不乐，悲伤或抑郁	0	1	2
104. 说话声音特别大	0	1	2
105. 喝酒或使用成瘾药（说明内容）	0	1	2
106. 损坏公物	0	1	2
107. 白天遗尿	0	1	2
108. 夜间遗尿	0	1	2
109. 爱哭诉	0	1	2
110. 希望成为异性	0	1	2
111. 孤独、不合群	0	1	2
112. 忧虑重重	0	1	2
113. 请写出你孩子存在的但上面未提及的其他问题：	0	1	2
______________________________	0	1	2
______________________________	0	1	2

请检查一下是否每条都已填好；请在你最关心的条目下画线。

（二）窄范围评定量表

1. 康奈尔评定量表（CRS－R）

该量表于 1969 年由康奈尔（Conners）创制并于 1997 年基于 DSM－Ⅳ诊

断标准进行修订，沿用至今已有四十多年的历史，是筛查儿童行为问题，特别是多动症，用得最广泛的量表。由父母用表和教师用表组成，也有父母与教师的合用表，适用于3～17岁儿童。下面分别对父母用表和教师用表进行介绍。

（1）Conners 父母症状问卷（Parent Symptom Questionaire，PSQ）。

1970年的Conners父母症状问卷有93个条目，1978年简化为48个条目，采用4级评分法（0，1，2，3），共可归纳出6个因子，它们分别是品行问题、学习问题、心身问题、冲动—多动、焦虑和多动症指数。该量表基本上概括了儿童常见的行为问题，其信度、效度都经过了广泛的检验，能满足一般需要，适用于筛查儿童多动症及追踪治疗。其内容参见表3－1：

表3－1　康奈尔父母症状问卷

项　目	发生频度			
	无	稍有	相当多	很多
1. 某种小动作（如咬指甲、吮手指、拉衣服上的布毛）				
2. 对大人粗鲁无礼				
3. 在交朋友或保持友谊上存在问题				
4. 易兴奋，易冲动				
5. 爱指手画脚				
6. 吸吮或咬嚼（拇指、衣服、毯子）				
7. 容易或经常哭叫				
8. 脾气很大				
9. 白日梦				
10. 学习困难				
11. 扭动不停				
12. 惧怕（新环境、陌生人、陌生地方、上学）				
13. 坐立不安，经常“忙碌”				
14. 破坏性				
15. 撒谎或捏造情节				
16. 怕羞				
17. 造成的麻烦比同龄孩子多				
18. 说话与同龄儿童不同（像婴儿说话、口吃、别人不易听懂）				
19. 抵赖错误或归罪他人				

（续上表）

项　目	发生频度			
	无	稍有	相当多	很多
20. 好争吵				
21. 撅嘴和生气				
22. 偷窃				
23. 不服从或勉强服从				
24. 忧虑比别人多（忧虑、孤独、疾病、死亡）				
25. 做事有始无终				
26. 感情易受损害				
27. 欺凌别人				
28. 不能停止重复性活动				
29. 残忍				
30. 稚气或不成熟（自己会的事要人帮忙，依赖别人，常需别人鼓励、支持）				
31. 容易分心或注意不集中				
32. 头痛				
33. 情绪化迅速剧烈				
34. 不喜欢或不遵从纪律或约束				
35. 经常打架				
36. 与兄弟姐妹不能很好相处				
37. 在努力中容易泄气				
38. 妨害其他儿童				
39. 基本上是一个不愉快的小孩				
40. 有饮食问题（食欲不佳、进食中常跑开）				
41. 胃疼				
42. 有睡眠问题（不能入睡、早睡、夜间起床）				
43. 其他疼痛				
44. 呕吐或恶心				
45. 感到在家庭圈子中被欺骗				
46. 自夸和吹牛				
47. 让自己受别人欺负				
48. 有大便问题（腹泻、排便不规则、便秘）				

该量表评分方法为：无——0 分，稍有——1 分，相当多——2 分，很多——3 分。各

因子对应项目分别如下：

品行问题：2、8、14、19、20、21、22、23、27、33、34、39，共12道题；

学习问题：10、25、31、37，共4道题；

心身问题：32、41、43、44、48，共5道题；

冲动—多动：4、5、11、13，共4道题；

焦虑：12、16、24、47，共4道题；

多动指数：4、7、11、13、14、25、31、33、37、38，共10道题。

其计分方式比较简单，将各因子对应项目得分相加，除以项目数，即为每个因子的Z分数。得出分数，即可对照常模进行诊断。

（2）Conners教师评定量表（Teacher Rating Scale，TRS）。

Conners教师评定量表是使用更广泛的一个量表。1969年的原表有39个条目，1978年修订为28个。采用4级评分法（0，1，2，3），共可归纳出4个因子，它们分别是：品行问题、多动、注意不集中—冲动和多动（症）指数。该量表基本上概括了儿童在学校中常见的行为问题，其信度、效度都经过了广泛的检验。主要用于儿童多动症状的评估、临床追踪疗效以及流行病学调查。其内容参见表3-2：

表3-2 康奈尔教师评定量表

项目	发生频度			
	无	稍有	相当多	很多
1. 扭动不停				
2. 在不应出声的场合制造噪音				
3. 提出要求必须立即得到满足				
4. 动作粗鲁（唐突无礼）				
5. 暴怒及不可预见的行为				
6. 对批评过分敏感				
7. 容易分心或注意不集中				
8. 妨害其他儿童				
9. 白日梦				
10. 撅嘴和生气				
11. 情绪变化迅速和激烈				

（续上表）

项　目	发生频度			
	无	稍有	相当多	很多
12. 好争吵				
13. 能顺从权威				
14. 坐立不安，经常“忙碌”				
15. 易兴奋，易冲动				
16. 过分要求教师的注意				
17. 好像不为集体所接受				
18. 好像容易被其他小孩领导				
19. 缺少公平合理竞争的意识				
20. 好像缺乏领导能力				
21. 做事有始无终				
22. 稚气和不成熟				
23. 抵赖错误或归罪他人				
24. 不能与其他儿童相处				
25. 与同学不合作				
26. 在努力中容易泄气（灰心丧气）				
27. 与教师不合作				
28. 学习困难				

该量表评分方法为：无——0 分，稍有——1 分，相当多——2 分，很多——3 分。各因子对应项目分别如下：

品行问题：4、5、6、10、11、12、23、27，共 8 道题；

多动：1、2、3、8、14、15、16，共 7 道题；

注意不集中—冲动：7、9、18、20、21、22、26、28，共 8 道题；

多动指数：1、5、7、8、10、11、14、15、21、26，共 10 道题。

其积分方式与父母用表相同，将各因子对应项目得分相加，除以项目数，即为每个因子的 Z 分数。得出分数，即可对照常模进行诊断。

2. ADHD 评定量表第四版（ADHD – Ⅳ）

ADHD 评定量表由美国心理学者度保罗（Du Paul）根据 DSM – Ⅳ诊断标准编制而成。1998 年，作者又对其作了修订，形成现在用的第四版。该量表广泛应用于儿童多动障碍的心理评估及追踪疗效。有研究指出，ADHD 评定量表第四版是用于追踪疗效的最好的量表。有家庭版和学校版两个版本。

ADHD – Ⅳ有 18 道题目，这 18 道题目分别对应 DSM – Ⅳ诊断标准中关于

ADHD 的 18 种症状，可归为两个因子：注意不良（inattention，IA）因子和多动/冲动（hyperactivity/impulsivity，HI）因子。根据学生最近 6 个月的表现作出评定。每道题目按照 0～3 四级评分，奇数题目得分相加为 IA 因子的得分，偶数题目得分相加为 HI 因子的得分，两个因子得分相加为总分，将这三个原始分数在常模中进行查找，得到相应的百分位数，从而可以判断相应症状。ADHD－Ⅳ家庭版如表 3－3 所示：

表 3－3　ADHD－Ⅳ家庭版

项目	发生频度			
	从不或很少	有时	经常	很经常
1. 无法在细节上集中注意，或在学校布置的作业中犯粗心的错误				
2. 手脚乱动坐立不安或在座位上扭动				
3. 在任务或活动中维持注意有困难				
4. 在教室或其他应该保持坐好的情境中离开座位				
5. 与他说话时，常常心不在焉，似听非听				
6. 在不适当的场合过分地奔来奔去或爬上爬下				
7. 不能按照指示完成作业				
8. 不能安静地游戏或参加业余活动				
9. 难以完成有条理的任务或其他活动				
10. 一刻不停地活动，好像有个机器在驱动他				
11. 设法逃避那些需要精力持久的事情（如做作业或家务）				
12. 过多说话				
13. 丢失学习、活动所必需的东西				
14. 别人问话未完即抢着回答				
15. 容易受外界刺激而分心				
16. 不耐心排队				
17. 在日常生活中丢三落四				
18. 打断或干扰他人				

3. 注意缺陷障碍评定量表第二版（ADDES－2）

ADDES－2 是美国心理学家麦卡尼（Mc Carney）于 1995 年在原有版本的基础上进行修订出版的。该量表用于测量儿童在 ADHD 两个主要特征（注意缺陷、多动—冲动）上所达到的水平，并且指导干预措施的制定。适合于4~9岁儿童，由教师填写。整个量表完成需要15~20分钟。

该量表包括两个分量表：注意缺陷（inattentive）和多动—冲动（hyperactive - impulsive）。具有较好的信度和效度。该量表采用5级评分（0~4），得分越高代表行为的频率越大。最后将分数相加得到原始分，再按照常模转换成标准分和百分位数，原始分越高，标准分和百分位数越低。标准分和百分位数过低，则说明该学生需要干预。

（三）行为评定量表的优缺点

1. 优点

利用行为评定量表进行诊断，有着不可替代的优点：

（1）行为评定量表可以在短时间内收集到大量的数据，省时、高效。由于行为评定量表是根据一定的诊断标准进行编制的，因此量表的行为取样基本涵盖了该症状的主要特征。由于一般的行为评定量表题量都较少，可以在较短的时间内做完，因此行为评定量表可以在短时间内收集到大量数据，省时高效。

（2）行为评定量表是一种客观量化的评价方式。行为评定量表把一些行为用数量化的方式进行描述，可以在一定程度上客观地对行为进行评价，从而方便统计分析和研究交流。

（3）行为评定量表还可以进行追踪治疗，对疗效进行评估，从而对干预策略进行正确的指导和调整。

2. 缺点

当然，行为评定量表也有其不足之处：

（1）行为评定量表的客观性有所欠缺。由于施测时填表人状态不同，往往会使测得的结果掺入一些主观因素。另外，由于评定量表的描述是单一的，对某种行为没有进行深入、多方面的阐释，往往会使填表人因为理解偏差而出现误差。这些是评定量表无法避免的。

（2）行为评定量表获得的数据比较表面化，对于诊断者想要了解的某些症状不能细致、深入地加以描述。

（3）至今为止没有哪一份量表具有特别高的信度和效度。由于测量中不可避免地会存在一些随机误差或系统误差，使得测量结果的信度和效度不是很高。

因此，只有将行为评定量表与其他方法同时使用，才能得到准确的结论。

二、访谈法

对教师、家长和学生进行访谈是 ADHD 诊断过程中非常重要的一个环节。它可以作为行为评定量表的补充。

访谈主要询问以下几方面的内容：

（1）ADHD 症状是否为当前出现的以及在什么情况下会表现出来；

（2）ADHD 的相关症状是什么时候开始的以及持续了多长时间；

（3）环境对 ADHD 的发生是否起到了作用；

（4）有无 ADHD 家族史；

（5）儿童的发展史中有无表现出 ADHD 的倾向；

（6）有无学校适应困难或学习困难；

（7）有无人际关系困难或情绪困难。

访谈的形式有三种：结构性访谈、半结构性访谈和非结构性访谈。

结构性访谈：为了获取某一症状的相关资料，要制定详细的检查内容，要求严格按照制定的内容进行访谈，访问过程是高度标准化的。结构性访谈的优点在于标准化的结果之间可以进行相互比对，这样，在 ADHD 的检测方面就更加准确。但是，结构性访谈的高度结构化，使得它不能灵活地对一些问题进行深入的挖掘。

非结构性访谈：事先没有明确的研究问题，也没与相应的访谈程序，访谈者按照需要灵活地转换话题，从而收集丰富的资料。非结构性访谈具有灵活性的特点，它可以对访谈者感兴趣的问题进行具体深入的提问。但是，由于没有一定的标准，非结构性访谈在 ADHD 的诊断上就显得不是很可靠。

半结构性访谈：事先有一个要研究的问题，围绕这个问题也预设好了一些步骤，但访谈的时候不一定严格按照次序进行，只是围绕与所研究问题密切相关的方面提问。半结构性访谈介于结构性访谈和非结构性访谈之间，可以兼顾两者的长处，同时尽量避免它们的不足。

针对父母和教师的访谈在 ADHD 的诊断中具有相当重要的地位。由于父母和教师分别对儿童在家中和学校的表现非常熟悉，因此对父母和教师的访谈可以了解到比较全面的关于儿童多动症的情况。比如，与家长访谈可以了解儿童出现相关症状的时间、有无家族史等内容；与教师访谈可以了解儿童相关症状的性质以及儿童的学业水平等。

另外，与儿童进行访谈也有助于诊断。但是，儿童访谈结果的可靠性不是很好，特别是与年龄较小的儿童进行访谈时更是如此。有研究指出，与儿童进行访谈得到的关于儿童外部行为问题的信息，没有从父母或教师那里得来的多，但与儿童访谈可以对儿童的内部问题，如压抑和焦虑等，进行了解。此外，对儿童进行访谈还可以使儿童比较容易接受对 ADHD 的诊断，并配合治疗。

三、心理测验

心理测验是指通过观察人的少数有代表性的行为，对于贯穿在人的全部行为活动中的心理特点作出推论和数量化分析的一种科学手段。心理测验具有间接性、相对性和客观性的特点。间接性是指心理测验无法直接测量人的心理活动，而只能通过测量人的外在行为（对测验项目的反应）来推论人的心理特征。相对性是指心理测验的结果都是与所在团体的大多数人或某种人为确定的标准相比较而言的，没有绝对的标准。客观性是指测验的实施、评分以及解释都是按照严格的标准进行的，要控制很多无关变量，只有这样才能保证测验结果的准确可信。

心理测验按照不同的标准来分有不同的种类。从测验功能来看，心理测验可以分为能力测验、成就测验和人格测验；从测验的目的来看，心理测验可以分为描述性测验、诊断性测验和预示性测验；从测验的用途来看，心理测验可以分为教育测验、职业测验、临床测验。

虽然到目前为止，还没有哪一种测验或成套测验能够非常准确地诊断 ADHD，但心理测验仍然是 ADHD 诊断过程中一个非常重要的环节。它可以：①测量儿童的现有发展水平；②测出其他的心理障碍，可能是这种障碍引起了 ADHD 的症状而并非真正的 ADHD，或这种障碍是 ADHD 的共病；③提供 ADHD 诊断的佐证。用于 ADHD 诊断的心理测验主要包括智力测验和神经心理测验两类，下面分别加以介绍。

（一）智力测验

由于 ADHD 的行为特征必须与儿童的发展水平不一致，而患有 ADHD 的儿童智力一般都在正常范围内，因此儿童表现出 ADHD 的症状，可能并非真的是 ADHD，而是由于儿童智力过低或过高所致。如果儿童智力发育过缓导致智力过低，就会因为学校课程太快而跟不上进度，从而表现出注意缺陷及多动的症状；如果儿童的智力发育太快而导致智力过高，则会因为学校课程进展太慢而表现出不注意的症状。这些都是与儿童的发展水平相一致的，因此不能认为是ADHD。要排除以上情况，用智力测验来测量儿童的智力发展水平显得十分必要。

目前国内使用较多而且诊断较为全面的智力测验当属1993年由龚耀先修订的韦氏儿童智力测验。该量表是在韦氏学龄前和学龄初期儿童智力量表（Wechsler Preschool and Primary Scale of Intelligence，WPPSI）的基础上进行修订的中国修订韦氏儿童智力量表（C－WISC）。该测验共有11个分测验，分别是：知识测验、领悟测验、算术测验、分类测验、数字广度测验、词汇测验、译码测验、填图测验、木块图测验、图片排列测验和图形拼凑测验。这些测验共分为两个分量表：言语量表（包括前6项分测验）和操作量表（后5项分测验），结果相应地为言语智商、操作智商和总智商。有研究指出，患有ADHD的儿童，在测量执行功能（如工作记忆和加工速度）的测验上的分数与同龄的正常儿童相比要低。因此本测验中与之相关的注意/记忆因子（算术、背数、译码）在诊断评估方面具有较高的参考价值。

（二）神经心理测验

神经心理测验主要指评估儿童的注意力、多动以及执行功能的测验。目前比较常用的有持续性操作测验（Continuous Performance Task，CPT）、划销测验、Stroop测验、go/no－go任务、延迟反应任务（delayed－response task）、威斯康星卡片分类测验（Wisconsin Card Sort Test，WCST）、相同图形选择测验（Matching Familiar Figures Test，MFFT）等。由于这些测验大部分还没有标准化，因此只能用作儿童问题性质及严重程度的判断。下面对这些测验进行简单介绍。

1. 持续性操作测验（CPT）

持续性操作测验最初是由Rosvold等于1956年发展起来的，到目前为止已有多个版本，如Conners持续性操作测验第二版（Conners CPT II；Conners，2000）、Gordon诊断系统（The Gordon Diagnostic System，GDS；Gordon，1983）、注意力变量测验（Test of Variables of Attention，TOVA；Greenberg & Kindschi，1996）以及听觉持续性操作测验（Auditory CPT；Keith，1994）等。这种类型的测验要求儿童首先记住目标刺激，然后电脑屏幕上会快速呈现一系列单个刺激或成对刺激，要求儿童在目标刺激出现时进行反应。根据感觉通道的不同，分为视觉持续性操作测验和听觉持续性操作测验。测验结果用虚报数来反映儿童的持续性注意及冲动情况，用漏报数来反映儿童持续性注意情况。

CPT 的测验结果对 ADHD 的诊断有较大的预测能力，但是，它的报错率也是较高的，还缺乏一定的效度。因此，CPT 的测验结果不能据以作出儿童是否患有 ADHD 的诊断，而只能作为验证诊断结果的一种方法。另外，有研究指出，CPT 可以作为区分 ADHD 儿童与正常儿童的一种测验，但不可以区分 ADHD（没有阅读障碍）儿童与阅读障碍的儿童，具有阅读障碍的儿童在某些 CPT 测验（如 Conners CPT）上也会得到与 ADHD 儿童相同甚至更高的分数。

2. 划销测验

划销测验操作十分简单，要求被测者在一定时间内快速准确地划掉数字表上符合要求的数字（如 9 后面的 3 和 5 后面的 7 等），最后算出错误率作为指标，可以评估儿童的持续性注意能力。

3. Stroop 测验

Stroop 测验所依据的原理是 Stroop 效应。Stroop 效应是由 Stroop 于 1935 年发现的，在他的研究中，要求被试说出所呈现的词的颜色而忽略词的意义。当颜色词与词的颜色相矛盾时，比如用蓝色墨水写的“红”字，被试的反应时要明显变长，错误率也会升高。在这个过程中，对于墨迹颜色的命名受到了色词语义的干扰。因此，本测验不仅测试了儿童的选择性注意的水平，而且还测量了儿童对于无关信息的抑制能力、冲动的控制能力以及信息加工的速度等方面。在这个测试上，ADHD 儿童的成绩比正常儿童要差。

4. go/no - go 任务

go/no - go 任务是心理学研究中测量人的反应停止能力的一种常用范式，操作也很简单。在 go/no - go 任务中，要求儿童对某种特定的刺激作出反应，而当另一种刺激出现时，则不作反应。这种测验检测了儿童的执行功能。ADHD 的儿童往往在停止反应上出现较多的错误，说明他们对行为的抑制方面存在缺陷。

5. 延迟反应任务（delayed - response task）

最早的延迟反应任务（delayed - response task）是由亨特（Hunter）设计的。雅各布森（1936）曾证实前额叶皮层损伤的猴子在这个任务中存在困难。一种用于儿童的版本是将一个物体放在两个或多个相同的刺激物（如茶杯）中的一个下面。然后用一个不透明的幕布将刺激物遮挡一段时间，称为延迟期。延迟期后，升起幕布让婴儿或儿童在刺激物下找出物体。由于看到物体所在地点与寻找物体之间有一个时间上的延迟，因此这个任务既需要在延迟期间记住最后所藏刺激物的位置，又需要对前一次试验所造成的任何干扰性的记忆或反应倾向进行控制，可以测量儿童的注意及对干扰的抑制能力。

6. 威斯康星卡片分类测验（WCST）

威斯康星卡片分类测验首先由伯格（1948）用于检测正常人的抽象思维能力，后来发现它是为数不多的能够较敏感地检测有无额叶局部脑损害的神经心理测验之一，尤其是对额叶背外侧部病变较为敏感。它所测查的是根据已往的经验进行分类、概括、工作记忆和认知转移的能力，被认为是“神经心理学中典型的执行功能任务”。

测验材料包括4张在多种维度（形状、数目、颜色）上不同的刺激卡片（分别为1个红三角形、2个绿五角星、3个黄十字形和4个蓝圆形）和128张在相同维度上不同的测试卡片。测试时，先给儿童呈现4张刺激卡片，然后让儿童根据一定的规则对测试卡片分类。儿童不知道分类规则，必须依据反馈确定用什么维度对测试卡片分类。在一定次数的连续正确反应之后，目标维度改变，儿童必须重新发现新的分类规则。

这个任务被广泛地用于研究6岁以上正常儿童执行功能的发展和孤独症、ADHD等患者的执行功能缺陷。结果有以下指标：分类次数、概括力水平百分比、持续性错误数、持续性反应数、非持续性错误数、全部错误数以及完成作业时间。WCST还可以测试儿童的抑制/去抑制及对冲动的控制能力。ADHD儿童与正常儿童相比，在WCST上的表现要差。虽然如此，WCST不能作为ADHD的特异性诊断工具，因为孤独症患者在这个测验上的表现也较差。

7. 相同图形选择测验（MFFT）

MFFT是测量ADHD儿童的冲动控制能力和信息加工方式的一种测验。该测验给儿童呈现1个标准图形和6个备选图形，6个备选图形之间存在些许差异。要求儿童从这6个图形中选出与该图形完全相同的一个，反应时间不限，记录儿童的反应时和错误率。反应时和错误率存在着负相关关系，也就是说，儿童从看到图形到作出反应所需时间越长，说明儿童能够充分地对图形进行思考和评价，则他所犯的错误也就越少。反之亦然。ADHD儿童在MFFT上反应时很短，错误率很高，从而说明儿童对冲动的抑制能力差，认知加工方式存在考虑问题不全面的特点。

以上是一些常用的神经心理测验。需要注意的是，在测验进行过程中，对儿童行为的观察也相当重要。在测验进行过程中，儿童常常因为冲动和粗心而出错。另外，他们还经常表现出难以安静地坐较长时间、持续集中注意困难以及容易受到打扰等，他们在测验中也经常表现出对题目的遗漏、多做以及误解等。这些都对作出 ADHD 的诊断具有十分重要的意义。

四、行为观察

行为观察是指诊断人员为了得到准确的诊断结果，在真实场景中对儿童进行的观察，是 ADHD 诊断过程中的一个重要组成部分。相对于评定量表和访谈法，行为观察较少受到偏见的影响，因此比较客观。它可以校正评定量表和访谈法中的一些错误资料。在评价儿童的人际关系和社会技能方面，行为观察也具有相当重要的作用。但是，由于在临床应用上，行为观察要花费较多的时间和精力，观察者要经过大量的训练，有些时候也不被采用。另外，运用某种特定的行为观察的技能有可能会忽略某种出现频率较低的行为。

ADHD 的症状经常会因为时间和场合的不同而发生变化，因此，观察时应选择在儿童最容易表现出某种行为的场合，而不应该在办公室里进行观察，因为在新环境中，儿童的症状大部分都不会表现出来。教室是最为常见的观察场所。行为观察的策略一般包括轶事观察法和系统观察法。在应用上两者要相互结合。系统观察可以采用频率取样、持续时间取样和间隔取样。

频率取样主要记录一些离散行为的次数。如果与 ADHD 相关的行为有明显的开端和结束，并且该行为只能在一个特定的时间段（比如上课时间）进行测量，那么适合选用这种方法。比如记录打闹、大呼小叫、跑出教室、举手、提问以及正确回答问题的行为等。这种方法的优点是容易记录。

持续时间取样记录的是一种行为从开始到结束，所持续时间的长度。如果与 ADHD 有关的行为会持续几分钟或出现频率不是很高，则适合选用这种方法。比如记录发脾气、完成任务、离开座位以及遵守教师指示的时间等。这种方法对一种行为严重程度的变化很敏感。

间隔取样记录的是发生某种行为的时间间隔的次数。在使用这种方法时，总的观察时间被分为等长的一小段一小段的时间间隔，观察者要记录的是某种行为在某个观察的时间间隔内是否发生。如果与 ADHD 相关的行为发生得非常频繁（至少每 15 分钟发生一次），则适合采用这种方法。比如记录儿童是否正在做功课等。采用这种方法比较适合记录开始和结束划分不是很清楚的行为。

五、其他方法

除了以上介绍的在 ADHD 诊断过程中被广泛采用的方法以外，还有一些其他不是很常用的诊断方法，比如体格检查和实验室检查等。由于这些检查的结果大多数都没有发现 ADHD 的特异性，因此较少采用，多作为辅助的排除方法。下面仅对这些方法做简单介绍。

（一）身体检查和神经病学检查

身体检查主要包括对头围、身高、体重、视力、听力、心音、血压、胎记以及先天异常和先天畸形等方面的检查。神经病学检查包括检查细微的神经异常或其软标志，如轮替运动障碍、持续运动不能、皮肤书写觉丧失、书写问题、手指认识不能、算术障碍、阅读障碍、言语延迟等。这些检查有助于对 ADHD 的诊断以及制订合适的治疗方案。

（二）脑电图（EEG）检查

在脑电图方面，ADHD 患儿的异常脑电图主要为慢波的增加、调幅不佳、不规则、基线不稳、β 波地频度及波幅较低，而 α 波地频度增高。

以下情况适合脑电图检查：①有过经常的“白日梦”或短暂的意识缺失史；②有癫痫个人史或家族史；③ADHD 伴有语言障碍。在脑电图上，ADHD 患儿与正常儿童相比并无特异性，因此脑电图检查只能作为诊断和鉴别诊断的参考。

（三）核磁共振成像（MRI）和 CT 扫描

有如下情况的可以考虑进行核磁共振成像和 CT 扫描：①有以颅内压升高为特征的头痛或结构性的大脑损伤迹象；②癫痫或有癫痫样 EEG；③ADHD 伴有言语障碍或癫痫；④因某些神经皮肤综合征（如多发性神经纤维瘤、面脑血管瘤）引起的具有学习不能的 ADHD 患儿。由于核磁共振成像与 CT 扫描的结果均无特异性，因此也只作为诊断和鉴别诊断的参考。

（四）诱发电位（Evoked Potentials）

诱发电位是指给予神经系统特定的刺激，或使大脑对刺激（正性或负性）的信息进行加工，在该系统和脑的相应部位产生的可以检出的、与刺激有相对固定时间间隔和特定位相的生物电反应。诱发电位可分为早、中、晚三个成分，其中早、中成分比较稳定不易受精神状态及外界刺激的影响而变化，而晚成分则不是很稳定，容易受到精神状态和外界刺激的影响而发生变化。当注意处于高度集中时，晚期成分的波幅会很高；而注意不集中时，该成分的波幅则大大降低。对于注意来讲，个体用意志努力来使自己的注意集中属于主动注意，因此波幅会比较高；而个体受外界刺激的干扰而发生的注意力不集中则属于被动注意，因此波幅会比较低。ADHD 患儿由于注意集中困难，因此在主动注意时，晚期成分的波幅升高不是很大，而被动注意时，晚期成分的波幅降低也不是很大，表现出两种注意情况下电位变化率很小，这与正常儿童表现出一定的差异，可作为诊断的参考。

以上是国内外较常使用的 ADHD 评估和诊断方法。对于儿童的注意缺陷多动障碍，应该本着早发现早治疗的原则，越及早进行治疗，症状就会越少地影响儿童。这就要求家长和教师平时多注意观察儿童的行为，对儿童的异常行为具有一定的敏感性，只有这样才能帮助儿童尽早地进行治疗，恢复健康。

第三节　鉴别诊断

ADHD 的临床表现是一些非特异性症状，在很多其他身心障碍中也有可能会出现，因此，做好 ADHD 的鉴别诊断对 ADHD 的诊断具有很重要的意义。临床较常见的鉴别诊断如下。

一、ADHD 与学龄前期正常儿童的好动相鉴别

活泼好动是儿童的天性，特别是学龄前儿童，活动水平更高。如果不进行各方面的仔细观察和对比，比较容易混淆正常学龄前儿童与患有 ADHD 的学龄前儿童。对两者的鉴别可从以下角度进行：

①正常学龄前儿童虽然也好动，但患有 ADHD 的儿童尤为显著，患有 ADHD 的儿童很难控制，需要一直照看以免他们由于好动而受伤。这很容易使得监护人没有精力和耐心来容忍这种行为。

②在任务的坚持上，学龄前正常儿童能够在一项任务上集中注意至少 10 分钟，而患有 ADHD 的学龄前儿童每隔两三分钟或更短就会把注意力转移到别处，无法长时间集中注意做一件事情。

③正常的学龄前儿童在有些场合（比如要求安静的集体场合）会约束自己的行为，表现出安静，而患有 ADHD 的儿童不管在任何场合下都不会安静下来，表现出持续的多动。

二、ADHD 与精神发育迟滞相鉴别

精神发育迟滞主要表现为智力低下与社会适应不良，也可以伴有多动不宁的症状，而 ADHD 也常伴有学习障碍，给人智力低下的假象。可从以下方面进行鉴别：

①精神发育迟滞儿童发育过程中有明显的语言、运动发育延迟，而 ADHD 儿童则没有。

②通过智力测验可以鉴别精神发育迟滞儿童与 ADHD 儿童，一般智力 70 以下可判定为精神发育迟滞，ADHD 儿童智力发育正常。

③ADHD 儿童虽有学习困难，但这是由注意缺陷和多动所致，随着治疗的进行、症状的改善，学习成绩会明显提高，而精神发育迟滞儿童的学习困难主要是由认知障碍引起的，学习能力低下，即使在加强教育帮助的情况下，成绩也不会有太多改善。

④精神发育迟滞儿童的社会适应不良是广泛性的，而 ADHD 儿童则只在某些方面存在适应问题，在某些方面适应还是很好的。

三、ADHD 与孤独症相鉴别

孤独症的临床表现包括孤僻离群、兴趣狭窄、言语障碍、行为刻板、智力落后等，但同时也可表现出注意缺陷和多动不安的症状。ADHD 与孤独症的鉴别诊断如下：

①孤独症儿童虽然有时也有多动的症状，但基本上是一个人在活动，与周围的人缺乏联系，而且活动内容单调刻板，具有重复性，ADHD 儿童则不具有这些特征。

②孤独症儿童兴趣狭窄，只做自己感兴趣的事情，而 ADHD 儿童则表现得好像对什么都感兴趣。

③孤独症儿童大多都伴有言语障碍，而 ADHD 儿童则很少有言语障碍。

④一般孤独症儿童的智力都偏低，而 ADHD 儿童的智力则趋于正常，可以通过智力测验的得分来区别。

四、ADHD 与儿童抑郁—躁狂相鉴别

儿童抑郁—躁狂和单相躁狂在躁狂期也会表现出多动不宁、注意涣散、学习成绩下降等症状，与 ADHD 症状颇为相似。在鉴别诊断上应从以下方面进行：

①从起病年龄来看，儿童躁狂的起病时间多在 12 岁以后，病前社会功能良好，而 ADHD 多起病于 7 岁以前。

②如果是抑郁—躁狂症，儿童会交替表现出情绪的高涨和低落，与 ADHD 一直动个不停很容易区分。

③躁狂发作时儿童的多动和不注意的症状要比 ADHD 严重得多，有明显的主观体验，易怒。

④躁狂症儿童一般会有情感性障碍家族史。

五、ADHD 与儿童精神分裂症相鉴别

儿童精神分裂症也会有注意不集中、多动不宁、情绪不稳等表现，与 ADHD 症状相似。可从以下方面进行鉴别诊断：

①从起病年龄来看，儿童精神分裂症一般起病于 10 岁以后，病前社会功能良好，而 ADHD 起病时间在 7 岁以前。

②对儿童精神分裂症深入询问病史和精神状况检查，可发现情感淡漠、对外界事物缺乏相应的情感反应、孤僻离群、行为怪异、思维脱离现实等症状。

③儿童精神分裂症比较严重的会出现幻觉、妄想等症状，与 ADHD 很容易区分。

六、ADHD 与儿童焦虑障碍相鉴别

儿童焦虑障碍是一组以恐惧与不安为主的情绪体验，主要表现为发作性紧张和不安行为，并伴有自主神经系统功能异常。很多表现与儿童 ADHD 很相似，如坐立不安、注意不集中、易激惹、睡眠问题等。鉴别诊断应从以下方面进行：

①儿童焦虑障碍存在明显的恐惧与不安的主观体验，而 ADHD 则没有。

②有些创伤性应激障碍与急性适应性障碍有明显的应激性生活事件，而ADHD则没有。

③儿童焦虑症多伴有自主神经系统紊乱，表现为血压和心率增强、出汗、面色苍白、口干、呼吸加深或加快、肌肉僵硬、消化和睡眠受到影响等。

④有些儿童焦虑障碍以ADHD共患病的形式存在。

此外，还要将ADHD与很多躯体疾病相鉴别。甲状腺功能亢进、脑外伤、癫痫、各种药物引起的副作用等也会引起儿童注意不集中和多动的症状。对这些疾病的鉴别，主要通过了解病史和体格检查来进行，通过异常的躯体表现来进行鉴别。

第四章

多动症的干预和矫正

第一节　多动症儿童的认知训练

心理学研究表明 ADHD 儿童具有认知障碍，这种认知障碍会导致儿童行为上的改变，如注意不集中、学习成绩不佳等。多伦多大学的精神病学教授坦诺克（Tannock）说："这些研究使我们对这种疾病的认识从生物学水平转变到行为学水平，仅药物治疗是不够的。"这些研究为 ADHD 的治疗提出了新的方向，其中认知训练是一种重要的方法。

布法罗大学 ADHD 首席研究员威廉（William）指出，"多模式治疗研究"对 ADHD 疗效的长期研究数据表明，仅接受认知疗法的儿童，两年后其功能与接受大剂量药物治疗的儿童相同。而且，到第二年年底，认知疗法组的儿童仅有 8% 又接受了药物治疗，这说明本组儿童的父母对认知疗法的效果是满意的。

本章着重介绍注意力训练、工作记忆训练和感觉统合训练三种认知疗法的使用情况。

在进行治疗以前，治疗目标选择要恰当，一般选择核心症状或严重行为问题作为治疗目标，如果选择目标不恰当会使治疗无的放矢或适得其反。在确立目标时要根据儿童特点进行，并安排不同的进度，先从简单、容易的开始，一步步慢慢进行，不可操之过急。

一、注意力训练

注意是心理活动对一定对象的指向和集中，其基本特征是指向性与集中性。高品质的注意应该是注意的集中能力、持久能力、广度、转移和分配的有机结合。但是，ADHD 儿童的注意基本处于涣散状态：首先，注意的选择性差。他们在家做作业时，总会听大人的谈话，窗外的吵闹声；上学路上会被商店的玩具吸引，忘记上学。他们的注意力是不自觉的、无目的的，见到什么就去看、去做，不知道去辨别到底应不应该做。其次，注意难以维持，不能高度集中，保持时间短暂。ADHD 儿童的学习主动性和自觉性很差，上课小动作不断，作业需要父母督促。最后，注意的转移性差，注意范围比较狭窄，掌握的数量明显少于一般儿童，而且注意稳定性差，难以保持注意力，他们不能掌握和理解课文的全部内容，学习成绩波动也很大，不善于分配注意力，极易分心。完成某项任务需要眼、耳、脑、手分别控制并相互配合，如上课时眼要看书、黑板，耳要听讲，又要动脑思考，动手做笔记，这时他们会显得手忙脚乱、无所适从。

视觉和听觉是与外界信息进行交流最重要的两种感官，因而对视觉注意力和听觉注意力的训练意义重大。而两者犹以视觉为重，所以目前也主要集中于视觉的训练。下面着重介绍听觉和视觉注意力训练的方法。

（一）听觉注意力训练

听觉注意力训练每天 10 分钟，由家长监督训练情况，必须每天坚持训练，效果明显。训练的主要方法如下：

1. 数字传真

训练目的：提高儿童注意的快速性和准确性。

训练方法：根据儿童的特点和不同阶段变换任务难度。家长将下列每个数字读一遍，儿童听完后立即报出来。例如，家长读“68715”，儿童听完之后说“68715”。

5 位数：56821，88245，35628，25436，87543，37691，89021，45802，63498

6 位数：452389，756436，267522，423791，498761，257422，578431，987321

7 位数：2984348，6845971，2875634，8925674，4792582，2896422，6831368

8 位数：38462175，52768429，29851673，48926871，28589313，48905244

2. 倒报数字

训练方法：家长读数字，要求儿童听完后立即倒背出来。可以从 3 位数开始，根据儿童特点逐渐提高任务难度。例如，家长说“301”，儿童说“103”。

452，389，756，436，267，522，423，791，3846，2175，5276，8429，

2985，1673，4892，6871，29843，48684，59712，87563，48925，67429，85347，24683

3. 听报词语训练

训练方法：家长读词语，要求儿童听完后立即报出来。

碧绿的草地，快乐和悲哀，暗淡和明亮，爱慕和嫌弃，宁静致远，认真地挥舞，漂亮的鹿，富饶的西沙群岛，凛冽的寒风，粗壮的枝干，飘扬的国旗，庞大的海龟，骆驼和羊，汩汩流淌

4. 倒报词语

训练方法：家长读词语，要求儿童倒报出来。

愉快，照顾，吝啬鬼，取经人，凤辣子，执法者，巾帼英雄，勇于探索，津津有味，沟通心灵，训练注意，阳光心语室，夏天的昆虫，生活的太阳，先下手为强，雄伟，吆喝，明珠璀璨

5. 听字训练

训练方法：家长读下列短文，儿童认真听，当听到一个“一”字就用笔在纸上打一个“√”，家长读完后统计“一”字的个数，直到儿童记录的个数与短文中“一”的个数相同为止。

一个下雪的冬天，母鸡罗丝出门去散步。她挺着胸，抬着头，大摇大摆地走出家门。不料，一只干瘦、饥饿的狐狸躲在罗丝家门口，只见他瞪着铜铃似的大眼睛，耳朵翘得半天高，像两座小山似的，还吐着长长的舌头，馋涎欲滴，心想：好一只肥鸡，今天可以饱餐一顿了。

危险就在眼前，可罗丝一点都没察觉，她神气十足地走过院子，狐狸见时机已到，猛扑过去，哪知，一不小心踩到了路旁的钉耙上，被翘起的钉耙杆重重地打在脸上，痛得他眼冒金星，眼泪都快掉下来了。怕罗丝发现，他连忙捂住了嘴，忍住痛不敢出声。

6. 词语思维

训练方法1：家长每念一个词语，儿童认真听，当听到电器就马上举起右手。

凳子　课桌　洗衣机　篮球　电视机　自行车　书包　电冰箱　作业本　葡萄　空调　电风扇　电话机　被子　杯子　钢笔　手机　篮球　羽毛球　打火机　飞机　刀剑　箱子　台灯　电脑　喇叭　洗衣液　铅笔

训练方法2：家长每念一个词语，儿童认真听，当听到植物就马上举起右手。

火车　羽毛球　草莓　电视机　葡萄　书包　电冰箱　柳树　大海　太

平洋 长江 电话机 工厂 杯子 钢笔 松树 篮球 羽毛球 小草 飞机 菊花 玫瑰花 木棉 操场 蔷薇花 小麦 香蕉 蚂蚁

7. 听觉译码

训练方法：给儿童一段材料，要求看见“的”读 a，看见“一”读 b。

墙壁上，一只蚂蚁艰难地向上爬着。爬到一大半，忽然滚落下来，这已经是第六次失败了。然而，过了一会儿，他又从墙根开始爬。一个人看到这种情况，禁不住称赞：“多可敬的小蚂蚁啊！”另一个人看到这种情况，禁不住说：“多愚笨的小蚂蚁啊！”

8. 听课排序

训练方法：家长读完一组词语和英语后，儿童把听到的英语复述出来。例如：诚实 – name – 上海 – good – 果实 – new。英语按顺序依次为：name good new。

第一组：孔雀 – chair – 医药 – book – 水牛 – wall

第二组：ball – 绸缎 – 伦敦 – come – 节奏 – study

第三组：浪费 – zoo – 音乐 – park – 舞蹈 – china

以上各组训练材料可以作为借鉴，在实际应用中，我们可以根据上述原理自行编写和丰富训练材料。

（二）视觉注意力训练

ADHD 儿童对字母形状的识别、对目标注意力的保持等方面存在问题，此训练旨在延长儿童对目标任务的注意力保持的时间，以及促进儿童对形状易混淆字母进行有针对性的视觉训练。

1. 划销训练

训练方法：①用铅笔以最快的速度把表中的“7”圈出来。②用黑色笔以最快的速度把“2”左边第三个数字圈出来。③用蓝色笔以最快的速度把“5”右边第二个位置中的偶数圈出来。

659872315478932871326238940236478965234835795168458035803135893256540212154897575621567887577522165132116412577456824754216097531235889042854569877545457846991633015670980461767892140115216513217098046845621

在下列英语单词中找出字母 o，并用圆圈圈出来。

Home when work good enjoy polite reading everyone oil boy dog fog nose god Bob Born after long hard swimming short wear glasses Hobby badminton volleyball football field swimming lose class example orange organize obey object oblige

训练方法：在下面字母行中找出字母“u”，并用圆圈圈起来。

w r t y u t y h t u e x v l y g s x I u m o r e u j r k j e q v w m I n c e x d

c v t r s a l u r t u c w y y t u e c s x n w d t x v l y g s x I u m n x e w

t e y t w c b n x y u e t c v u n m I t I o w y y t u e c s x n w e m u d l f

训练方法：请从下面的数字行中把所有的“1177”找出来。

1771 7117 1177 7711 1177 1771 1177 7711 1177 7171 1177 1717 1177 1177 7171 1771 7711 7711 1177 7171 1771 7171 1771 7117 1177 1717 7171 1177 1717 1771 7711 7117 1177 1177 7171 1177 1177 1717 7171 1177 7171 7711 1717 1771 1717

2. 注意分辨训练

训练方法：从下面的字符行中找出与例子相同的字，并统计个数，填写在后面的括号内。

5555655556556555565555655656555556555565555655565555655　6 共（　）个

3338333833383338388333383333833338333383338333383333833　8 共（　）个

7777177771777177771777177771777717777177771777717771777　1 共（　）个

4444744444744447444744447444474444744447444474444744444　7 共（　）个

9999899989998999899998999998999989999899989999899989999　8 共（　）个

PPPPPPBPPBPPPBPPPPPBPPPPBPPPPPPBPPPPPBPPPPPBPP　B 共（　）个

BBBBDBBDBDBBBBBBBBBBBBBBBBBBBBBBBBBBBBBB　D 共（　）个

YYVYVYVYVYYYYYYYYYYYYYYYYYYYVYYYYYYYYYYY　V 共（　）个

亏弓亏亏亏亏亏亏亏亏亏亏亏弓亏亏亏亏亏亏亏亏亏弓亏亏　弓共（　）个

正五正正正正正正正正五正正正正正正正正五正正正正正正　五共（　）个

3. 注意力广度训练——舒尔特方格法

训练方法：按数字的顺序快速数完，把有缺漏的数字填写到空格里。

7	14	10	
12	2	6	8
13	16	3	9
4	1	11	5

4. 注意追踪训练——走迷宫

训练方法：给儿童一张迷宫图片，让其从起始点开始走出去，并记录所用时间。

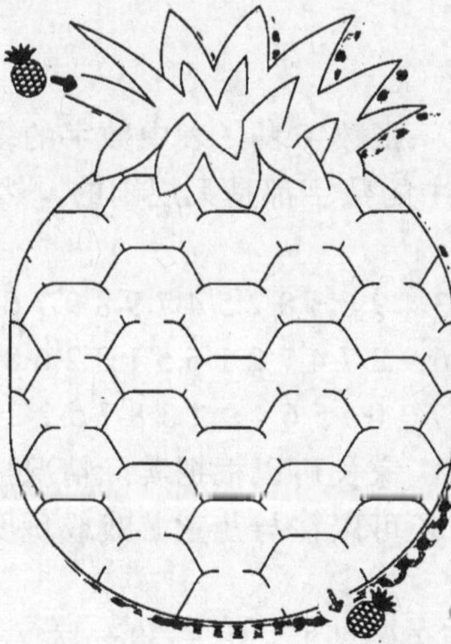

5. 注意转移训练

注意转移是指根据任务变换主动地把注意从一个对象转到另一个对象。注意的转移与分配是彼此紧密联系着的。每一次注意转移的时候，注意的分配也必然发生变化。注意一经转移，原来注意中心的对象便移到注意中心以外，而另外的新对象进入注意中心，整个注意范围的图景便发生变化。因此，每当注意中心的对象转换了以后，必然呈现出新的注意分配的情况。例如，在学校上课时，往往已经上数学课了，而儿童还在想着上一节语文课的内容。

训练方法：按以下规则给儿童出两道题。

第一题，写两个数，一个在上，一个在下。例如4和2，然后相加，把和的个位数写在右边的上方，而把左边上面的那个数移到下面，连续这样做……

4 6 0 6 6 2 8 0
2 4 6 0 6 6 2 8

第二题，起始的两个数与上题相同，然后把两个数的和的个位数写在右边的下面，把左边下面的数移到上面，连续这样做……

4 2 6 8 4 2 6 8
2 6 8 4 2 6 8 4

稍加训练后，每隔半分钟向儿童发出命令“第一”“第二”“第一”“第二”等，要求他们听到命令后，画一竖线，立即改做另一题，尽可能准确而迅速地完成。检查后就会发现，错误主要发生在两题转换之间。通过多次训练，儿童的自我控制能力会得到提高，做题的错误率会减少，转换的速度也会加快。

6. 注意广度的训练

训练方法：给儿童列一张数字表（表中数字的多少和排列顺序可根据儿童的实际情况确定），表中的数字都是无规则的，然后划去“1”和“7”之间的偶数。

1 5 3 4 9 6 3 8 2 5 4 7 9 8 9 7 6 0 8
4 2 6 9 8 7 4 7 2 1 6 5 1 3 2 6 8 9 0
4 2 7 3 0 1 5 6 4 9 2 3 8 7 5 2 2 1 1

以上介绍的训练方法，家长可以根据实际情况进行拓展。生活中到处存在训练注意力的道具，家长可以在与儿童游戏或玩要的过程中有意识地训练其注意力。例如：

（1）剪一块方形的黑色硬纸板，边长 38cm 左右，再剪一个白色正方形，边长 5cm 左右，贴在黑色正方形中间。

①将图钉在浅色墙壁上，图的中心高度与眼睛持平，注意光线充足。②端坐椅上，距图 1.5m 左右。③全身放松，大脑入静，闭眼两分钟。想象前面是一块温暖、柔软的黑色的屏幕。④睁开眼，注视图中心白方块 2～3 分钟，不要太用力，也尽量不眨眼睛。⑤视线慢慢移到旁边空白的墙上。墙上清晰地出现一个衬着白色大方块的黑色小方块，一直注意到它渐渐消失。继续消失。继续想象它们的存在，又出现，再注视。⑥图像全消失后，闭上眼，在大脑中想象图像，尽量保持稳定。两分钟后重复前面的过程。

在室外或室内也可用自己的影子来做练习。在阳光或灯光下，使自身产生影子，盯着人影的脖子看两分钟，然后看天空或浅色墙，出现清晰的虚像，注视虚像，消失后，闭上眼睛，在脑海中重现。

（2）让儿童站立或平坐，顶一个纸杯在头上，然后放音乐对儿童进行干扰，让其保持平衡，将注意力集中在头顶的纸杯上。家长可以一起做，比赛谁注意力集中、控制自己意识的时间长。

（3）让儿童在放置衣架的衣柜中数出有几个衣服架。

（4）无规则地说出人体器官的名称，让儿童快速指出来。然后调换方式，让儿童说出人体器官名称，成人指出相应的器官。

（5）让儿童把一个乒乓球向上抛出，然后接住，反复20次。

（6）把一些雪糕棒胡乱地堆放在一起，要求每根雪糕棒至少与另外一根相接触，然后让儿童把雪糕棒一根根地拿起来。要求在拿起雪糕棒时越轻越好，尽可能不要使其他的雪糕棒被触动。

（7）给儿童各种形状的积木若干块，让儿童把这些积木叠加起来，叠加得越高越好。在儿童进行叠加时，要指导儿童尽可能地慢慢叠，这样会叠得高些，并提醒儿童注意平衡。

（8）把家里使用过的纸巾盒留下，往里面放进一些玩具、糖果、水果等，让儿童摸一摸，请他在拿出来之前说出名称；或给他指令，请他按指令拿出东西来。也可以增加难度，给他否定的指令，如“请你把不可以吃的东西拿出来”、“请你把不是圆的东西拿出来”等。

二、工作记忆训练

工作记忆是一个容量有限的系统，用来暂时保持和存储信息，是知觉、长时记忆和动作之间的接口（Baddeley，2003）。神经科学家克林伯格（Klingberg）解释说：“无论你在日常生活中做什么事情，工作记忆都是执行功能的瓶颈。”克格梅德（Cogmed）公司是一家生物技术公司，它在克林伯格研究的基础上开发了一种训练工作记忆的软件程序。在最近一篇发表在《美国儿童及青少年精神病学学会杂志》（*Journal of the American Academy of Child and Adolescent Psychiatry*）上的文章中，克林伯格报道了20名未经药物治疗的ADHD儿童经5周训练后，其中60%不再符合ADHD的临床诊断标准。这家公司已将其训练方法在瑞典和德国普及，2011年下半年与纽约大学合作开展了一项ADHD的临床试验。

ADHD儿童的认知训练主要包括执行功能尤其是反应抑制的训练、视听工作记忆能力的训练、视觉辨别、听觉辨别、视听唤醒、空间时间感训练及触觉感训练等。反应抑制的训练格外重要，反应抑制分为视觉反应抑制和听觉反应抑制，训练中要求ADHD儿童尽量减少冲动反应和遗漏反应，提高反应的准确率和效率，目的是提高ADHD儿童冲动反应和延迟满足能力。

（一）视觉反应抑制的训练方法

1. 色彩查找练习

在1分钟内找出下面水果中红色的水果共有多少个，用红色铅笔圈出来。
在1分钟内找出下面水果中黄色的水果共有多少个，用黄色铅笔圈出来。
在1分钟内找出下面水果中绿色的水果共有多少个，用黑色铅笔圈出来。

香蕉　苹果　荔枝　火龙果　葡萄
杏子　梨子　西瓜　哈密瓜　草莓
柠檬　杨桃　石榴　柿子　樱桃
椰子　橙子　青枣　橘子　柚子

2. 图形方位辨别练习（上中下、左右）

训练ADHD儿童在1分钟内辨别出“○”所在方位。
训练ADHD儿童在1分钟内辨别出“□”所在方位。
训练ADHD儿童在1分钟内辨别出“△”所在方位。

（二）听觉反应抑制训练

听觉抑制训练与视觉抑制训练方案有相似之处，只不过将视觉训练材料换成听觉材料而已，听觉工作记忆训练方案如下。

1. 听觉辨别训练

（1）辨别不同的人的声音。
（2）辨别不同的演唱形式。
（3）辨别不同乐器的音色。
（4）辨别音高的练习。

2. 旋律记忆训练

（1）简易旋律训练。
（2）歌曲咏唱训练。
（3）歌曲表演训练。
（4）歌唱拍打训练。

3. 配乐朗诵训练

（1）节奏配乐朗诵训练。

(2) 乐曲配乐朗诵训练。

(3) 配乐交流朗诵训练。

(三) 空间—时间训练

(1) 制定训练计划表，让 ADHD 儿童知道每个时间段该做什么，同时根据一年四季寒暑交替，在平常训练游戏中告诉他们季节、气候的变换对人们生产生活的影响，比如天热时该穿什么衣服，结冰的时候是什么季节，天冷了该穿什么衣服等，将时空变换与生活自理相关的知识，贯穿于日常生活教育中，让他们建立良好的时空概念。

(2) 在生活中贯穿教育与培养，如利用儿童好动的特点，在儿童上下楼梯时，教给他们“上”“下”“高”“低”等概念。

三、感觉统合训练

1972 年，阿瑞斯（Ayres）在她的“感觉统合和学习障碍”研究中首次提出了感觉统合理论（sensory integration theory，SIT），认为感觉统合就是个体利用感官将人体和环境的感觉信息在大脑中进行整合、加工处理，从而使个体可以适应环境的神经过程。感觉统合发生在中枢神经系统，中枢系统的主要任务就是整合感觉信息。

我们周围的信息进入大脑后，经过处理加工，最终与其他信息建立联系。当大脑有效整合感觉信息时，我们就会作出合适的、自觉的反应；否则，就会出现感统失常。感统失常出现在前庭觉、本体感觉和触觉方面。感觉统合往往依赖于大脑的发展、成熟情况。除了视觉、听觉、味觉、触觉和嗅觉这五种感觉之外，还有两种很少有人可以感觉到的感觉：动觉和本体感觉。动觉又称前庭觉，主要向大脑传递身体运动方面的信息，前庭觉损伤会影响身体的协调能力，引起姿势扭曲和序列活动困难。本体感传递的是肌肉和关节的信息，它的损伤会使动作僵硬、缺乏灵活性，如重复摆手。触觉损伤往往是对感觉刺激的过敏感或不敏感。感统失常可能导致一些不合适的行为，如儿童可能在很冷的天气不穿鞋子，或很热的时候也不脱掉厚外套。如果一个儿童有听觉方面的问题，那么他很有可能将会出现听觉注意分散，这样就会导致多动或其他行为问题。当出现与当前目的不一致的外界刺激时，我们的感觉系统就会产生一种防御机制，从而阻止这些信息干扰我们当前的任务。但感统失常的儿童往往不能很好地屏蔽这些无关干扰，就会出现分心、多动行为。大多数 ADHD 患者存在感统失常问题，因此很多治疗师在诊治 ADHD 患者时常将感统训练作为一种行为干预手段来使用。早在 1991 年费希尔（Fisher）等就使用感统训练来治疗一些行为失常的患者，并获得了一定的效果。

感统失常儿童存在多方面的问题。中枢神经系统在整合感觉信息时存在的问题可能会导致儿童的日常生活障碍，他们很可能拥有超常的智力，也有可能智力低下，还可能有敌对、反抗行为。感觉统合困难会影响儿童的学习、运动和人际交往。人们很难分辨儿童的感觉统合障碍，往往会将儿童的某些不良行为（如低自尊、不能完成正常儿童可以完成的任务）错误地认为是学习困难或情绪问题。感统失常的儿童往往会存在以下几方面的行为问题：①高活跃水平。他们可能总是在漫无目的地动，并且这些行为很容易唤醒。②冲动性。儿童可能缺乏自我控制能力，很难停止正在进行的行为，如一直将胶水瓶挤空。③注意力分散。即使是喜欢的活动，注意时间也较短，容易分心和健忘。④社会问题。很难与人交朋友、一起玩耍和交流，占有欲和控制欲较强。⑤情绪问题。往往对变化和压力比较敏感，可能还会有一些不合理的行为，如认为自己是个笨蛋、失败者。这些类似 ADHD 症状的行为往往会出现在感统失常患者身上，但也并不是绝对的。感觉统合训练就是通过提高个体这几方面的感觉能力来修复受损的神经过程。

临床上常用的感统治疗方法是“感觉餐”（sensory diet），通过制定个性化的活动方案来改善个体的感觉能力。常用的训练方法很多，也是因人而异的，如通过重量背心、口头练习和身体按摩改善觉醒状态（Wilbarger，1995）。

我国学者对感统训练治疗 ADHD 进行了许多研究。感统训练的内容主要有形体训练（滑板、滑梯、平衡木、平衡台、独脚椅、秋千、跳跳床、跳绳、击球等）、精细动作训练（串珠、插棍等）、记忆力和注意力训练（目标追踪、数字划销等），一般每次训练的时间是 90～120 分钟，每周 3～6 次，一个疗程 40 次或 20 次，具体训练方法的选择要根据患者自身的情况来进行。还有学者将药物治疗与感统训练的效果进行了对比研究，发现感统训练和药物治疗对改善 ADHD 儿童的注意力和多动症状不存在显著差异，因此认为感觉统合训练可以纠正 ADHD 患儿的感统能力低下等症状，其疗效与利他林等药物相似，而感统治疗不存在副作用，对儿童的身体健康影响较小。

举例说明：剥橘子时，视觉使我们知道它是黄色的，圆形的；触觉让我们知道它有粗糙的外皮和多汁的果肉；嗅觉告诉我们它有芬芳的气味；味觉让我们知道它是酸酸甜甜的；用手掂它时的动觉让我们知道它是沉甸甸的。综合这些客观的感觉，才形成对橘子整体的知觉。透过这样的认识，儿童知道橘子可当球玩，因为它是圆的；可以用来掷人，因为它是沉甸甸的；可以解渴，因为它是多汁可口的。因此，儿童以后看到电视或图书上的橘子，就会垂涎三尺，要求妈妈买给他，但是，当他们看到同样是圆形、黄色的球时，却不会有同样的反应，这就是感觉统合的功劳。

大脑的学习有赖于身体感觉的输入，学习后的大脑则发挥其指挥身体及感官的能力。由于大脑、身体及感觉器官的神经体系是非常复杂的，所以需要统合，如果这一能力不足，就会造成大脑、身体及感觉器官的学习混乱，产生感觉统合失常的现象。ADHD 儿童大多数伴有感觉统合失调，感统失调会影响人体相应的功能，如视觉统合失调会造成阅读困难、计算错误、写字大小不一、写反字（“b”写成“d”、“p”写成“q”）等。感统训练可以有效改善 ADHD 儿童的注意力、运动协调能力。

对具有感觉统合障碍的 ADHD 儿童，治疗的最终目的是改善其大脑神经系统的统合功能，根据每一个 ADHD 儿童所存在的问题，进行有目的、有计划的感觉统合训练，有选择性地针对前庭系统、本体感觉和触觉系统进行训练。

在设计运动感觉的活动时，应注意以下几个原则：①运动不只是平面性的，还要有立体性的。②不但要注意“动”，而且要注意“静”。③要注意“动”、“静”运动配合时对身体的协调作用。每一种训练方法有时可以同时训练多种感觉系统，为此我们将 ADHD 儿童的感统训练方法概括为动态训练和静态训练两种。

（一）动态训练

动态训练包括回转、上下、左右的摇晃，有助于前庭系统的发展，训练对安定姿势和控制平衡的能力。

蹦蹦床游戏：家长握住儿童的双手，让儿童在蹦蹦床上跳跃起来，跳的同时配合着口令。音乐可以增加儿童跳跃的兴趣。根据儿童的具体情况，可以在跳跃的基础上变换花样，比如跳跃 + 接球、跳跃 + 投球入网。家长应当配合表情或形体奖励，以激发儿童的信心和兴趣，调整前庭感、本体感觉、手眼协调机能。

插棍：俯卧在网缆中，头部抬高向前，指导者协助前后摆动，让儿童在摆动中用双手从左至右，从上往下按次序插棍。强化前庭刺激及作全身肌肉的伸展和活性化。

袋鼠跳：儿童站在袋中，双手提起袋边，双脚同时向前跳。在跳跃动作中，强化前庭刺激，抑制过敏的信息。

吊缆游戏：让儿童俯卧于吊缆上，家长将其前后、左右晃动。儿童对这种游戏适应后进行旋转运动，其强度和时间应根据儿童的具体反应而定。可调整前庭机能、视觉协调等。

独脚椅：坐在独脚椅上，手平伸，双脚交叉踢高或单脚连续踢，身体保持平衡。练习伸展和保持平衡，协调身体，控制重力感，建立前庭感觉机能。

滑板爬：趴在滑板上，双手用力把地，头部抬起，双腿并拢。

滑梯：俯卧在滑板上，双手抓住滑梯两侧用力向下滑，滑下时双臂朝前伸展，挺胸抬头，并拢双脚。

晃动平衡木：站在平衡木上面，身体两边有护栏，单手扶持或双手平伸，抬头挺胸，双脚交替前走。可建立本体感觉和加强身体平衡能力。

脚步器：走动时自然放松，身体正直，全身协调，注意力集中。可促进和提高儿童的平衡力，帮助儿童建立前庭固有平衡，发展协调性，提高儿童注意力和观察力。

趴地推球：趴在地上，球摆放在面前，离墙壁 30 ~ 50 厘米，手臂抬起，然后推球。可加强颈部肌肉的锻炼以及身体协调能力。

S 形平衡木：将平衡木呈高低走向或左右走向安置，儿童站在平衡木上，双手平伸抬头挺胸，双脚交替前走。

四角晃动平衡板：让儿童站或坐在平衡板上，双手抓紧吊缆，做前后左右晃动，同时保持身体平衡。可调节固有前庭感觉，发展平衡力。

跳跳床：让儿童站在跳跳床上，双脚并拢蹦跳，跳起来时膝盖弯曲，脚后跟踢至臀部。可强化前庭刺激，抑制过敏信息，矫治重力不稳和运动企划不足。

跳羊角球：让儿童坐在球上，双手紧抓球上的两个羊角，坐在球上借助弹力向前跳动。可以强化身体双侧配合、平衡反应及视觉运动协调，对空间知觉、重力感觉和运动企划的养成帮助很大。

阳光隧道：让儿童俯卧着身体，从隧道中爬行通过。可加强肌肤的各项接触刺激，并调节前庭感觉。

圆木马吊缆：让儿童俯卧在圆木马上，双手紧握吊缆，前后左右摆动。可促进固有前庭感觉统合功能。

圆筒吊缆：儿童屈曲身体，用手紧抱圆筒并保持身体平衡，做前后左右大回转。可促进身体协调以及固有前庭感觉统合。

站平衡台：双脚或单脚站立在平衡台上左右摇动、做动作或拍皮球等，并保持身体的平衡。可以强化前庭刺激，加强身体平衡能力。

走线游戏：在地上划一条直线或波浪形曲线，让儿童踩着行走，足尖对着足跟，双臂向两侧伸直，抬头看前方。可调整平衡觉、本体感觉等。

（二）静态训练

静态训练主要是加强儿童对自己身体各部分位置的认知。“静”态训练的游戏有拼图接龙、连点线成图、平衡台接投球、立定投篮等项目。

泥土游戏：将泥土或沙土放置在大盆子或大塑胶布上面，让儿童能整个身体进入其中，并且全身各部分能接触泥土和沙土，特别是手。可以用手做泥球和各种东西。通过玩沙、玩泥土的活动，加强脑干前庭网膜的过滤及选择的觉醒能力，使不重要的信息能得到有效的抑制，对触觉过于敏感或迟钝儿童的情绪安定会有很大帮助。可以改用其他接触物，如纸、树叶、涂料、米、豆等，强化儿童触觉识别力，以促进其感觉。

触觉游戏：可以用小石头或细石袋，或各种软硬东西做接触游戏，让儿童练习在承受碰触时的正常适应能力。强化儿童对温度、软硬等的触觉反应，这种游戏刺激力颇强，可唤醒儿童的脑干触觉系统，提高儿童在肌肤感觉上的适应性。

抓痒游戏：让儿童躺在软垫上，指导者在他的腋下、胸口搔痒，依儿童的反应来控制用力的大小及刺激的强度。抓痒时，同时也可以告诉儿童身体各部位的名字，增加他对词汇的兴趣。

第二节　多动症的行为治疗

行为疗法也称行为矫正法。“行为疗法”最早是由美国心理学家斯金纳等在 1954 年提出的，20 世纪五六十年代该疗法得到了进一步的发展和广泛的应用。近些年，由于认知心理学和认知神经科学的发展，行为治疗也逐步吸收了一些认知心理学的理论和技术。在临床上应用较多的是行为与认知相结合的治疗方法，被称为行为治疗疗法或认知行为疗法。行为认知治疗的治疗对象主要是针对有自我管理、自我控制能力的成人。由于儿童患者的年龄、心理以及自我发展还未成熟，所以临床上治疗儿童 ADHD 患者还是多采用行为疗法。这里主要讨论的是儿童 ADHD 患者的行为治疗方法，关于成人的行为认知治疗后面将会进行介绍。

一、行为疗法的基本原理

（一）经典性条件反射理论

俄国生理学家巴甫洛夫是最早提出经典性条件反射的人，其理论主要来源于著名的狗分泌唾液实验。在这个实验中，食物是可以引起狗分泌唾液的非条件刺激物，而伴随食物一起出现的铃声则是不会引起唾液分泌的中性刺激物，但是，当中性刺激物（铃声）与非条件刺激物（食物）结合出现数次之后，单独的中性刺激物（铃声）也可以引起狗的唾液分泌。依据这个实验，巴甫洛夫认为，一个原本不能引起反应的中性刺激与一个可以引起反应的非条件刺激结合出现数次后，这个中性刺激就会引起原来非条件刺激可以引起的反应，这样中性刺激就变成了条件刺激，条件反射也就形成了。

行为主义的先驱——华生在巴甫洛夫的经典条件反射基础上，研究了人的恐惧情绪，也就是著名的小艾尔伯特（Albort）实验。华生为了使小艾尔伯特对白鼠产生恐惧的条件反射，他通过操纵中性刺激的白鼠（小艾尔伯特原来不害怕）和非条件刺激的敲击声（小艾尔伯特害怕敲击声）同时出现，重复数次之后，发现单独出现白鼠也会引起小艾尔伯特的恐惧感，也就是白鼠变成了条件刺激。在此之后华生又进行了一系列泛化实验，在小艾尔伯特面前呈现小白兔、小白狗和白色裘皮大衣等，发现诸如此类的东西都可以产生类似的反应。此后，华生还对小艾尔伯特形成的恐惧反应进行了消退实验，除条件刺激白鼠外，其他刺激单独使用时都不使用敲击声来引起恐惧体验，重复了一定数次之后，小艾尔伯特对除了白鼠之外的刺激不会产生恐惧感，也就是扩散消失，即消退。

经典条件反射理论认为，在条件刺激和非条件刺激之间建立连接的过程就是条件反应的习得过程。依据条件刺激和非条件刺激出现时间的关系可以分成为同时性条件作用、延迟性条件作用和痕迹条件作用。同时性条件作用就是条件刺激和非条件刺激同时呈现；延迟性条件作用就是先呈现条件刺激，在条件刺激还没有消失之前，呈现非条件刺激，最后两者同时消失；痕迹条件作用是指条件刺激消失一段时间后，非条件刺激才出现。这三种条件作用中，延迟性条件作用最容易形成条件反射，然后分别是同时性条件作用和痕迹条件作用。在条件反射形成之后，如果得不到强化，条件反应就会慢慢减弱，直至消失，这个过程被称为消退。例如，狗对铃声形成条件反射之后，获得食物强化，这有利于条件反射的进一步巩固；但如果只出现铃声，而不进行食物强化，那么，已经形成的条件反射就会逐渐消退。

（二）操作性条件反射理论

美国心理学家桑代克是研究操作性条件反射的第一人。他做了猫走迷宫的实验，发现第一次猫花了很长时间才走出来。有了经验之后，猫成功走出的时间越来越短。桑代克基于这个实验提出了行为学习的效果律，即成功的反应会产生令人满意的结果，因而出现的频率就会增加；失败的反应会产生使人讨厌的结果，其发生频率就会逐渐降低。20 世纪 30 年代后期，美国学者斯金纳在桑代克观点的基础上提出了更为详细的操作条件反射理论。

操作条件反射的基本观点是：人的行为都是习得的，并且受到行为结果的强化。斯金纳设计的实验装置称为“斯金纳箱”，在一个木箱内装有一个按压用的杠杆和一个提供食物强化的食盒。动物一旦按压杠杆，食物盒就会出现一粒食物，对动物的按压行为进行强化，从而促使动物按压杠杆的频率增加。斯金纳认为，这种先作出一种操作反应，然后再受到强化，从而使受到强化的反应概率增加的现象是一种操作性条件反射，它与巴甫洛夫的经典性条件反射是不同的。经典性条件反射是由条件刺激引起反应的过程，写成公式就是“刺激→反应”；而操作性条件反射是先作某种反应，然后才得到强化的过程，公式是“反应→刺激”。斯金纳还认为，个体有两种习得性行为：一种是应答性行为，由刺激情景引发的反应，通过建立经典条件反射的方式习得；另一种是操作性行为，是有机体的自发行为，通过操作条件反射获得。

操作性条件反射的理论认为，人的所有行为几乎都是操作性强化的结果，个体必须先出现所希望的反应，然后就可以得到“报酬”，即强化物，从而使这种反应可以得到增加或持续。强化物就是使反应概率增加或维持某种反应水平的任何刺激物。强化物是因人而异的，一般选择的是个体期望或喜欢的事物。强化可以分为正强化和负强化。当环境中某种刺激增加而行为反应出现的概率也相应地增加时，这种刺激就是正强化物，如饥饿的动物按压杠杆而得到食物，这时食物就是正强化物；当环境中某种刺激减少而行为反应出现的概率反而增加时，这种刺激就是负强化物，如动物如果处于电击中，一旦其按压杠杆，电击就会消失，这时停止电击就是负强化物。负强化物与正强化物一样，也可以增加行为出现的频率，促进行为的形成。

（三）社会学习理论

社会学习理论来源于托尔曼的早期研究，但最具有代表性的则是班杜拉的观察学习理论。

托尔曼是新行为主义的代表，他强调行为的目的性。在他的经典实验中，将白鼠分为3组练习走迷宫。第一组白鼠在跑到尽头时总会获得食物；第二组白鼠始终没有食物；第三组白鼠在开始前10天没有食物，到了第11天才得到食物。实验结果显示，第一组白鼠的错误次数逐渐减少；第二组的成绩没有显著变化；而第三组白鼠在前10天的成绩与第二组一样差，但是到了第11天，错误次数突然减少，变得和第一组白鼠一样好。托尔曼将第三组白鼠的这种学习称为“潜伏学习”。他认为强化虽然有助于行为的形成，但并非必要条件，反应行为也可以在没有强化的条件下进行，只不过其结果不甚明显，是处于“潜伏”状态的。一旦受到强化，这种结果可通过操作明显地表现出来。

班杜拉提出了替代性强化的概念，替代性强化就是指观察者看到榜样或他人受到强化，从而使自己也倾向于做出榜样的行为。也就是说，对榜样的强化也间接地强化了观察者对榜样行为的观察和学习。学习者观察到的榜样的行为结果就是替代性强化物。这种观察到的结果既可促进某种行为反应，也可以抑制某种行为。为了验证榜样的作用，班杜拉进行了一系列的实验。让两组4~6岁的儿童观看攻击性行为的电影，电影里的行为结果分别得到了表扬和惩罚，然后让儿童进入一个放有充气娃娃和刚刚电影里使用过的其他物体。结果发现，儿童模仿电影里的攻击性行为的决定因素是榜样的攻击性行为所产生的结果（奖励或惩罚）。

行为的习得是一种社会行为，是个体与环境相互作用的结果，这种学习对于积极的学习者比消极的学习者更有效。间接学习和直接学习一样可以建立新的反应，抑制已有的不适合的行为，促进良好行为的产生。

二、行为治疗技术

（一）行为治疗的原则

与个体化的药物治疗一样，行为治疗也会因人而异。人们往往将行为治疗简单地认为“儿童表现好时，奖励一个五星”，其实这是不够的。作为一种成熟的治疗方法，行为治疗有其自成体系的使用原则。

(1) 仔细评估问题行为，明确需要矫正的行为，确定治疗目标。也就是要确定对儿童的某种行为进行强化。虽然父母希望儿童改善的行为很多，但在确定目标行为时应选择从易到难逐个进行，而不能把所有的行为症状纳入目标行为。例如，“积极态度”就是一个非常笼统的目标，而“使用礼貌用语”则是一个较为具体的目标。此外，一个行为治疗疗程最多包含5个需要改变的目标行为。

(2) 监督执行。对所定的目标行为有了监督之后，更容易引起儿童的重视，也更易产生行为的改善。不能在设定目标行为之后，就把责任完全交给儿童负担，监督执行良好行为是给儿童的一种帮助和支持。针对不同的目标，监督次数也会有所不同。例如，“起床后整理床铺”的治疗目标，每天可能就只会监督一次；而“对家人讲话礼貌”则需要每天监督4~5次。这样，如果期望的行为在一段时间内没有出现，那么儿童就还有机会进行改善。

(3) 确定家长对儿童达成目标行为的反应结果是否合适。期望儿童讲话礼貌的家长要在儿童出现期望的行为之后给予奖励，从而促进该期望行为的维持。“奖励”一般不具有金钱价值，家长的口头表扬、拥抱、微笑等可以使很多儿童更加努力，还有某些特权（玩耍某个玩具、睡前家长陪伴阅读）对一些儿童的强化效果也比较好。行为改变除了需要奖励强化之外，还需要对某些不良行为的惩罚。例如，打人的儿童如果一段时间没有动手，就应该得到奖励；但如果动手打人了，就要受到惩罚（如罚坐、关禁闭）。惩罚时间不宜过长，年龄较小的儿童一般5分钟，大一点的可以延长。惩罚的目的是阻止不良行为的发生，促使其向期望的方向发展。另外，无论在什么场合应用何种行为治疗方法，都需要把应答或反应及时反馈给儿童。尽管有奖惩，但应以奖励为多，惩罚为少，先奖后罚。为了让ADHD儿童获得奖赏，开始的目标行为一定要定得合理、简单易行。

(4) 监测行为干预效果，及时调整治疗方案。监测行为治疗的过程就是要评估哪种方法有效，哪种方法无效。执行监测需要及时、因人而异。例如，当一个孩子因为发脾气而受到关禁闭惩罚时，使用计时器计时，当禁闭时间结束时，计时器停止；但当儿童在禁闭时间内又发脾气的话，则清零计时器，重新开始。

（二）行为治疗技术

1. 阳性强化法

阳性强化法是以操作性条件反射为理论依据的，认为行为会根据该行为的后果而改变。该方法的目的在于矫正不良行为，形成某种良好行为。当儿童出现所期望或符合要求的行为之后，立刻采取奖励等进行强化，以增强此种行为出现的频率，故又称奖励强化法。

在治疗之前，首先要了解患者的症状，然后再确认需要矫正的目标行为。选出的目标行为应是患者当前最需要解决的行为问题，并且可以观察与评价其程度，还可以进行反复强化。如大多数 ADHD 患者都有注意力不能维持的问题，往往影响到生活的各个方面，如学习成绩下降、丢三落四。此时的治疗目标就不应是生活中某方面具体的问题，而应从根本问题入手，将治疗目标定为训练注意力维持。

行为理论强调强化的作用。在治疗中应根据患者的具体情况，选择合适的强化物，以达到有效的强化与矫正目的。强化物可以简单地分为物质性强化物、社会性强化物和活动性强化物三种。物质性强化物有糖果、点心、书、金钱等；社会性强化物主要有口头表扬、拥抱、鼓掌等；活动性强化物主要包括郊游、去公园、逛街、看电影、聚会等。所选择的强化物对患者要具有一定的价值或是其喜欢的东西。对于儿童 ADHD 患者，常用的强化物有糖果、看电视、玩耍、穿自己喜欢的衣服等；而对于成人患者，则多采用行为认可、精神奖励或金钱等。

确定了治疗目标并选择了合适的强化物之后，治疗师要和患者协商拟订行为矫正方案，努力取得患者的积极配合。矫正方案不但包括被矫正或塑造的行为，还包括采用的治疗形式和方法，以及使用的强化物等。根据治疗过程中的具体情况，还可以依需要进行调整矫正方案。在治疗过程中，每当目标行为出现时，应立即给予强化，不能拖延时间。并在给予强化物的同时向患者讲清楚被强化的具体行为，使患者知道什么样的行为是允许的，是可以获得强化物的。如果目标行为按期望发生时就应当逐渐消除强化物，或者以社会性强化物（口头奖励）或间歇性强化的方法对患者的合适行为继续予以强化，最终目的是使其行为能够长期维持。在治疗程序结束之后，应该对患者进行周期性回访，确保其行为改变稳固、长久。

如果患者具有自我管理能力，可以将阳性强化疗法与自我强化、自我监督等方法结合使用。日记卡是自我管理常用的方法，要求患者每天将自己的行为记录下来，一段时间后（一般为一周），比较不良行为出现的次数，如果进步则给予强化或奖励。

实施阳性强化疗法应注意与患者进行沟通，使患者能够积极配合治疗。在给予强化物时，一定要告诉患者被强化的具体行为是什么，这样才能做到有的放矢，如表扬时应说“你今天上课做到了认真听讲”而不是“你学习很努力”。在实施强化时还应注意避免患者出现饱厌现象，要适当控制强化物的分配数量，或更换所用的强化物，保证强化物在整个治疗中都具有最大的有效性。

2. 负强化

在实施强化的过程中，如果呈现某事物，就叫做“正”，如果某事物消失，就叫做“负”。因此，简单而言，负强化就是去掉一个坏刺激，去掉的某事物可以引起个体的愉快体验并使个体的特定行为增加。例如，ADHD 患者往往会表现出冲动而受到斥责，负强化就是在他出现思考行为之后不斥责他。也就是对于符合目标的行为，撤销或减弱原来存在的消极刺激或条件以使这些行为发生的频率提高。负强化的最终目的也是为了培养合适的良好行为。负强化和惩罚同样是具有积极意义的，不仅可以使个体为了避免厌恶的刺激而表现出良好行为，而且还可以使个体改过自新，形成良好行为。跟正强化一样，负强化也强调及时性。要想收到预期效果，负强化就必须建立在客观、公平、公正的条件下。也就是说，无论任何时候、任何情况，对不良行为的批评和取消批评的行为都是一样的。

3. 惩罚疗法

惩罚疗法与阳性强化疗法的实施方法有些相似，只是惩罚疗法提供的反馈不是正性强化物而是处罚措施。惩罚和强化的区别在于强化是为了促进良好行为增加，惩罚则有助于不良行为迅速减少。惩罚疗法认为患者为了避免不良行为带来的惩罚或惩罚带来的痛苦感，会逐渐减少不良行为的发生频率，直至最后消失。该疗法中使用的惩罚和日常生活中的惩罚不是一个概念。生活中的惩罚，如罚钱、坐牢等，带有伤害性和报复性；惩罚疗法中的惩罚，只针对具体的行为，只是针对这一个行为而言，保护患者的身体和心理安全。

常用的惩罚方法是暂时隔离法。暂时隔离有 3 个原则：10 个字，10 秒钟，1 岁 1 分钟。其含义是：在儿童患者出现不良行为之后，家长用不超过 10 个字的语言在 10 秒钟之内让孩子进入隔离室，隔离的时间标准是 1 岁隔离 1 分钟。这种方法多用于 2 ~ 12 岁的儿童患者。对于儿童患者来说，惩罚方式应尽量温和，如不可以吃零食、不可以和小朋友玩耍等，不宜采取打骂、恐吓、罚站等粗暴方式，以免对儿童造成伤害或产生逃避行为。一般而言，惩罚只能部分地减少或暂时抑制患者的不良行为，并不能使之完全消除。全面彻底地消除患者的不良行为，往往还需要辅助其他行为治疗的方法。

4. 消退法

根据条件反射的原理，受到强化的行为有利于保持，而未受到强化的行为则易于消退。所以消退疗法就是停止对某种行为的强化，从而使该行为逐渐消失。该治疗方法的前提假设是任何行为都是强化产生的结果，如果对该行为不进行强化就会消退。强化不一定都是奖励，有时过多的批评、注意本身也是一种强化。许多不良行为就是由于受到了来自父母、师长或社会的注意而产生并加强的。所以要消除不良行为，就要在该不良行为发生时不给予注意或其他强化，不良行为就会逐渐减弱直至消失。例如，ADHD 患者的多动行为往往会引起人们的注意，倘若这时对其不理睬或不给予过多的注意，患者可能就会逐渐减少多动行为。

应用消退疗法矫正不良行为时，进行消退的行为必须是具体的，每次应只选择一个行为进行消退治疗，不能一下子矫正所有的不良行为。消退疗法常与阳性强化疗法结合起来使用，对患者出现的不良行为不予关注，而对其表现良好的行为则进行强化或奖励。在家长、教师或治疗师实施消退疗法时，患者周围所有可能接触到的人，都应尽可能地积极配合治疗，大家一起对患者出现的不良行为予以漠视，减少对患者不良行为的关注，如同其未发生一样。但是应阻止患者的危害性行为，如殴打、攻击他人或自己。在实施消退疗法初期，不良行为出现的频率可能会有所增加，这是由患者想寻求以往的关注而造成，此时不必惊慌，也不要因为这样就对其加以关注，坚持一段时间就会有效果。

5. 生物反馈技术

生物反馈技术（biofeedback therapy）是基于操作性条件反射理论建立起来的一种新型的心理治疗方法和技术。操作性条件反射理论认为，任何行为，不论复杂行为还是简单行为，都可以通过一定的训练增加该行为的发生率。根据这个理论建立起来的生物反馈疗法往往通过现代的生理电子仪器，将个体在正常情况下意识不到的体内生理功能及其变化予以描记，并将这些信息转换成数据、图形或声音等反馈信号，让患者根据反馈信号的变化了解并学习调节自己体内的内脏机能及其他躯体机能，进而达到优化生理心理状态或防治疾病的目的。

20 世纪 60 年代，美国心理学家米勒在白鼠身上进行了主观意志可以控制植物性神经的研究发现，白鼠为了得到奖励，可以随意地改变心率。最先将生物反馈技术应用于临床的是夏皮诺（Shapiro），他使用该技术使得参加实验的人都学会了控制自己的血压。

临床上常使用的生物反馈治疗设备有肌电反馈仪、皮电反馈仪、脑电反馈仪、皮肤温度反馈仪和脉搏反馈仪等。但在治疗ADHD患者时多采用脑电生物反馈仪，下面主要介绍脑电生物反馈仪。

正常人脑电活动的波形、振幅、频率和相位等都具有一定的规律性。根据脑电波的频率将其分为δ波（小于4Hz）、θ波（4～7Hz）、α波（8～13Hz）和β波（14～30Hz）。人在静思时的脑电波以α波为主；人在兴奋或是思考时则以β波为主。在对动物脑电进行的研究中发现，当猫学习对运动进行抑制时，在它的感觉运动区皮层可以记录到一种12～15Hz的正弦节律波，因为这种活动发生在大脑皮层的感觉运动区，就被称为感觉运动节律（SMR）。感觉运动节律被认为是运动知觉程度的衡量标准，运动知觉程度高，SMR的水平就高；反之，SMR水平较低。ADHD患者的脑电SMR水平较低。

研究者早在1972年就已经发现ADHD患者的θ波存在异常，具体表现为θ波活动增强。1976年，卢拔（Lubar）使用条件反射技术使特定的脑电活动增加，从而开启了生物反馈技术治疗在ADHD治疗方面的应用。之后的三十多年，许多学者投身于此，其中克拉克（Clarke）的研究较为系统。2001年，克拉克对ADHD混合型儿童进行的聚类分析研究发现：①θ波和θ波/β波的比率之间的关系最近，δ波和β波的关系较弱，这说明了ADHD儿童皮层的低度唤醒状态。②慢波活动增高和快波活动不足，这说明ADHD儿童的中枢神经系统成熟滞后。③β波活动增强，暂时认为是过度唤醒的结果。在接下来的对ADHD注意不能型男孩进行的聚类分析发现，患者存在皮层唤醒度较低和中枢神经系统成熟滞后，但没有发现β波活动增强，因此认为β波活动增强则主要发现在ADHD混合型患者身上。克拉克在2011年进行的研究与以前的研究相似。

为了比较生物反馈疗法与药物治疗的效果，1995年罗西特等（Rossieter）让46名被试自愿选择使用兴奋药（利他林）和神经反馈治疗，其中20个选择了神经反馈治疗的被试接受了3个月的治疗。所有被试分别在治疗前后均完成了行为评定量表和注意力变量检查（TOVA）。研究结果显示：两组被试均有明显改善，但两组被试之间没有显著差异；并且，这个结果还可以推广到实验室以外的日常生活情境中，也就是说，被试在日常生活中ADHD症状也有所减轻。莫纳斯特等（2002）研究发现，与使用药物治疗（利他林）的

ADHD 被试相比，家长报告显示神经反馈治疗的 ADHD 被试均表现出注意增强和多动/冲动减少。教师报告的结果也是一致的。那些药物治疗失败后就停药的个体在接受神经反馈治疗后，其在家和在校均表现出持久的行为改善，但那些药物治疗失败后仍继续用药的个体则没有得到改善。

近几年国内才将生物反馈疗法应用于临床。在治疗过程中，主要以抑制 4～8Hz 的 θ 波和强化 12～16Hz 的感觉运动节律为治疗方案。姜荣环等在 2009 年对 20 例 ADHD 患者进行了脑电生物反馈治疗，每次治疗时间为 20～30 分钟，包括 5 段，其中第 1 段为基础状态检测及训练目标制定阶段，共 2 分钟；其余 4 段为反馈治疗阶段，设为 5～7 分钟，治疗频率为 2～6 次/周。结果显示，治疗 20 次后 ADHD 患儿的临床症状无明显改善，短时记忆，数字划销第一、二段净分，Stroop 测验，颜色干扰时达到正常对照组水平（$P<0.05$）。治疗 40 次后，Conners 躯体因子和焦虑因子、瞬时记忆、Stroop 词测验时间、数字划销第三段净分继续改善，达到正常对照组水平（$P<0.05$）；但长时记忆、Stroop 词义干扰时、Conners 行为因子、学习因子、多动因子和多动指数与正常对照组比较，差异有统计学意义（$P<0.05$）。因此，延长治疗时间，ADHD 患儿的临床症状和认知功能进一步改善，治疗 40 次后，部分临床症状和认知功能可达到正常水平。

事物都具有两面性，神经反馈疗法也存在不足：①持续时间长。这种方法需要 60 次或 6 个月的治疗才能获得持久的改善。②费用高。短期的神经反馈治疗的费用比药物治疗少，但药物治疗的费用仅为长期神经反馈治疗（20 次）的费用的 30%。神经反馈治疗能够使 ADHD 症状持久减轻并不再复发，而 60～70% 药物治疗则达不到这样的效果，从这点来看，神经反馈治疗还是划算的治疗方法（Rossieter & LaVaque，1995）。

第三节　ADHD 的学校干预

多动症儿童大部分时间是在学校里度过的，在学校里生活、学习、活动、游戏，天天与老师接触，时时与同学为伴，因此如果把多动症的干预渗透到日常的教学和生活中，那么多动症问题的治疗就能得到长期的保障。甚至可以说，学校干预对多动症的治疗能起到无法替代的作用。有研究指出，ADHD 儿童中有 70% 存在不同程度的学习问题，他们被学校开除、休学或留级的几率是正常儿童的 3～7 倍。而且，由于 ADHD 儿童有抑制缺陷，导致其在学校环境中易出现同伴关系问题、课堂纪律问题和安全问题等。因此，需要家长和教师的共同参与，针对儿童的学校行为问题进行干预。

虽然药物治疗在控制儿童的破坏性行为方面显示了很好的效果，但药物治疗并不是万能的，而且在某些情况下，药物治疗施行起来比较困难。并不是所有的 ADHD 儿童都对兴奋剂有很好的反应。大约 20% 的 ADHD 儿童的兴奋剂治疗是无效的或有不能耐受副作用。还有一些 ADHD 儿童的父母对兴奋剂治疗有顾虑，更愿意采用心理治疗。此外，尽管兴奋剂能显著减少 ADHD 症状，但对学习问题和社交问题的效果就差多了。研究发现，基于行为学原理的学校干预能显著减少儿童对立违抗行为和提高儿童的学习成绩。学校干预的效果可以匹配药物治疗。需要说明的是，学校干预中的一些具体方法属于前一节的行为疗法的范畴。我们可以把前一节理解为行为疗法的主要原理，而这一节中涉及的行为干预则属于具体的应用。

学校干预措施主要包括：课堂行为管理，学习技能辅导，同伴互助和每日学校行为报告卡制。在实施学校干预之前，前期的准备工作也很重要。准备工作主要包括：教师的教育和培训，学校与家庭之间的沟通和合作，儿童行为的功能评估。我们先简要介绍准备工作。

一、学校干预之前的准备工作

（一）教师的教育和培训

1. ADHD 知识培训

ADHD 儿童的学校干预不仅需要完备的行为技术，也需要教师的积极参与。因为学校干预的实施环境主要是课堂，教师对 ADHD 的知识和态度决定了课堂管理的效果。有研究发现教师对 ADHD 和行为技术知之甚少，所以对教师进行 ADHD 和行为技术的教育和培训就显得尤其重要。另外，教师对 ADHD 的了解有助于改善与 ADHD 学生之间的师生关系，进而提高 ADHD 学生的学习和社会功能。具体来说，教师应该了解下面的知识。

ADHD 的学习障碍主要是由生物学因素导致的，是可以治疗的。学校干预能显著改善 ADHD 的学习障碍，因为操作环境因素能降低 ADHD 症状和共患病的严重程度。但这也只能一定程度上缓解症状和改善学习和社会功能，无法使 ADHD 儿童恢复到正常人水平。所以学校干预的目标是管理 ADHD 症状，进而减少因症状导致的继发损伤。

ADHD 不是缺乏技能和知识，而是因为维持注意、努力、动机和行为抑制的困难，尤其是当行为的结果较弱或被延迟呈现的时候。因此，ADHD 是执行功能障碍而非知识缺乏。ADHD 学生普遍存在某种技能的缺陷（如学习、社会和组织能力），这可能部分由于 ADHD 患者高伴发的学习障碍，还有可能由于 ADHD 的执行功能减弱和 ADHD 症状干扰了儿童的知识获得过程。

ADHD 学生的社会技能和组织能力普遍比正常学生至少落后 30%，因此要求 ADHD 学生表现出和正常人一样的社会行为和学习成绩就比较困难。

学校干预必须具有一致性，这样才能提高 ADHD 学生的学习成绩。家庭治疗和父母培训对 ADHD 学生的学习成绩和在校行为表现帮助不大。

学校干预要包括预防策略和反应策略。预防策略指通过改变先行事件来防止某些行为的出现，反应策略指操作目标行为之后的结果来改变行为。

教师应该考虑联合 ADHD 儿童的同伴、父母和使用计算机实施学校干预。

2. 行为治疗培训

一般教师缺乏行为治疗方面的知识，并且很少在课堂上针对儿童的问题进行行为干预。即使有一些教师懂得一些行为干预，效果也很有限。因此培训者应使用文字和视频材料讲述 ADHD 信息和行为治疗的程序，然后行为治疗师和教师合作，对儿童进行功能评估。

评估内容包括观察儿童在课堂上的行为表现，向教师了解儿童有哪些问题行为及问题行为的先行事件和结果。根据儿童的具体情况制订个性化的行为治疗计划，并协助教师施行该计划。行为治疗师要定期和教师讨论并修改行为治疗计划。行为治疗师还可以从学校里选出一批在管理儿童课堂行为方面有经验的教师，对他们进行培训，然后由他们代替治疗师的角色，对其他教师进行培训。

教师对行为干预的态度及可接受程度也会影响行为干预的效果。不同的教师会选择不同的行为干预技术。而且有的教师可能对行为治疗持否定态度，如认为过于机械化或缺乏人性。学生的性别和年纪也影响教师使用何种行为干预技术。现在的班级一般有 40 ~ 50 个学生，这对教师使用行为干预提出了挑战。教师不但要记录和注意每个儿童的行为表现，还要根据学生的表现给予一系列奖励和惩罚。这时可以给教师配个助手，以帮助教师管理课堂上学生的行为。当然，一个助手可以为多个教师服务。

（二）家庭和学校的合作

学校干预需要家庭的配合和支持。只有当学校和家庭都对 ADHD 有正确的认识，对 ADHD 的治疗有现实的目标，愿意为解决 ADHD 的问题做出努力时，家庭和学校才容易形成一种有效的合作关系。如果学校和家庭有冲突，将会导致 ADHD 儿童的学校干预效果大打折扣。父母可能会认为儿童的问题是由于学校的管理差，而教师却认为儿童的症状主要是由家庭问题导致的。这些冲突可能来自父母和教师对 ADHD 的错误认识。

这时可以由 ADHD 和行为治疗方面的专家来澄清。通过向父母和教师介绍 ADHD 的临床表现和病因以及行为干预来消除他们之间的冲突。父母和教师应该明白在一种环境下的行为治疗并不会泛化到另外一种环境。例如，父母已经通过家庭代币制很好地控制了儿童在家里的行为问题，但 ADHD 儿童在学校依然可能存在不良行为。所以学校的干预需要家长的配合。家长和教师的积极合作能扩大行为干预的效果。

行为治疗师应该定期和家长或父母见面，对他们进行行为管理的指导和培训，并监督和评估行为计划。年龄较大的儿童也应该参与这种讨论，帮助建立行为目标和选择强化物。这样也会让儿童更容易配合学校干预。例如，可以达成一个关于每日报告卡制度的合约，对教师、父母和儿童在学校干预中的角色做出分工。如教师负责监督儿童行为，父母负责发放奖励，儿童主要是表现出适当的目标行为。这种具体的行为治疗计划能保证行为治疗的连续性。父母应该明白教师在课堂上实行行为干预并不是一件容易的事，因此父母要多给教师以鼓励和赞赏。就像行为治疗师要多对父母和教师给予积极的强化一样。

（三）功能评估

诊断 ADHD 只是让我们对儿童有了一些定性方面的了解。功能评估就是考察与问题行为的发生有关的前提条件和后果的过程。这些前提和后果与问题行为的发生有着密切的关系。通过对 ADHD 儿童的功能评估，使我们能更有针对性地制订适合 ADHD 儿童的个性化治疗方案。

功能评估应该包括以下内容：

（1）仔细地定义目标问题行为，这样教师才能监控这些行为。

（2）通过与教师、父母和学生的访谈和直接的观察来识别 ADHD 儿童问题行为的先行事件和维持此行为的强化结果。

（3）对先行事件和结果在问题行为产生中的作用提出假设。先行事件包括困难或有挑战性的任务、教师的指令或不好的后果、其他孩子的干扰。结果事件包括教师或同伴的关注、不需要做作业或按照教师的要求做。这里需要注意的是，儿童的问题行为并不一定完全由即时的先行事件所导致。问题行为发生之前数分钟或数小时的先行事件也有可能提高问题行为发生的概率。例如，在家时和父母吵架可能改变儿童的情绪状态（生气），使儿童在学校更容易表现出攻击性行为。

（4）系统操作先行事件和结果，以检验先行事件和结果与问题行为之间的功能关系。ADHD 问题行为的功能意义都是为了得到某种强化物。如逃避做作业、获得教师或同伴的注意、参加某种有趣的活动等。

二、学校干预的实施

（一）课堂行为管理

课堂行为管理主要包括：改变课堂环境，调整作业要求，改变课堂行为结果和每日学校行为报告卡制度。

本章第四节将介绍巴克利的父母培训一般行为原则也适用于教师的课堂行为管理。如教师的指令或要求必须简单清楚；目标行为发生后要立即给予奖励或惩罚；强化物要经常对学生施加；用于改变 ADHD 问题行为的强化物要更加显著；奖励要先于惩罚；要经常变化强化物内容；教师要预期儿童可能会出现什么样的行为；行为治疗计划需要不断修改。

1. 改变课堂环境

最常用的课堂干预方法之一就是把 ADHD 儿童安排到靠近教师的座位。这不但减少了同伴对儿童破坏性行为的强化，而且更便于教师监控学生的行为。让 ADHD 儿童单独坐一个座位也能减少儿童的问题行为，因为与同伴的互动容易让儿童分心，不能认真听课。调整 ADHD 儿童的座位有时候能和强化程序一样显著提高 ADHD 儿童的适应性行为。封闭的教室（四面墙和一扇门）相对于开放教室对减少儿童的分心行为更有帮助。因为在开放的教室环境中，儿童会经常看到或听到隔壁班学生活动，而有研究发现嘈杂的环境更容易导致 ADHD 儿童分心。所以，开放的教室不适合管理 ADHD 儿童。

教室的布置应该有条理和结构化，墙壁上张贴日程表和课堂守则。手势和颜色鲜艳的展板能减少教师频繁口头重复的规则。规章制度必须简明扼要，并尽可能以图表、墙报等看得见的形式展现出来，以提醒学生遵从。

2. 调整作业要求

关于调整作业要求有以下建议：

（1）作业要求应该符合每个儿童的能力。对于ADHD儿童，增加作业的新颖性和趣味性能降低儿童的活动水平，增强注意力和提高学习成绩。

（2）经常变化教学方式也能增加儿童的学习动机和提升学习兴趣。在完成兴趣较低或被动性的任务时，应穿插一些兴趣较高或主动性较强的任务来充分吸引他们的注意力。

（3）学习任务应该尽量简短，不要一次给ADHD儿童布置许多作业。布置的作业量应该比同龄儿童少，并规定完成的时间。完成以后立即批改作业并给予反馈。

（4）小组授课时，采用以任务为中心的方式上课，保持上课内容简明并鼓励学生积极参与，这可以提高他们的注意力。

（5）将课堂授课与短时间的体育运动相结合，可以减少ADHD儿童因长时间学习而产生的疲乏感和单调感。

（6）尽量把文化科目安排在上午，而把非文化科目安排在午后。这是考虑到ADHD儿童在一天中活动水平和注意分心症状逐渐恶化的情况。

（7）提供多个作业让儿童选择，这样能提高儿童的任务相关行为和学习效率。例如，如果儿童在独立完成数学作业时有困难，可以让儿童选择替代数学作业。通过这种选择能提高儿童学习的自主性和独立性。

3. 改变课堂行为结果

正性强化和适度惩罚也是ADHD儿童课堂行为管理的最好策略。这些策略的巧妙组合可以促使学生改善行为习惯并使学习成绩提高。

（1）教师的积极关注。积极关注学生不仅有利于建立良好的师生关系，而且有助于增加儿童的良好行为。教师的积极关注有多种形式，如口头表扬、微笑、点头，或拍拍学生的肩膀、摸摸学生的头等。积极的关注会使学生感受到教师的接纳，从而帮助其建立良好的行为习惯。

教师的表扬必须要及时，即在行为发生后立即给予表扬。表扬必须是真诚的，虚假的表扬只会适得其反。此外，教师应该多给予儿童表扬，即表扬要经常化。如当他们上课认真听讲、大胆回答问题时，教师应及时给予表扬和掌声鼓励。尽管这些方法看起来很简单，但系统、高效地使用积极关注需要教师具有极高的技巧。

教师必须把握好表扬的时机，即只有在儿童在出现适应性行为时才给予表扬。表扬的方式也很重要，要注意策略，讲究表扬的分寸。由于ADHD儿童的自制力很差，过度的表扬可能会让他们产生骄傲自满的情绪，反而不利于ADHD儿童不良行为的控制。因此，教师应该有意识地避免过度表扬

ADHD 儿童。

为了帮助教师关注和强化儿童的良好行为，可以有一些提示程序：

①在教师经常看的地方贴一个大的笑脸图案，以提示教师要积极关注并表扬儿童的良好行为。

②用录音带录下一些柔和的声音，这些声音出现的时间是随机的。教师在上课的时候戴着耳机。每当录音带里播放出柔和的声音的时候，教师立即关注儿童，并对儿童的行为提供强化。在开始的 1 ~ 2 周时间里，声音的频率应该快些，以给儿童多提供强化物，以后可以慢慢减少强化的频率。

③教师还可以在腰上系一个振动器，按照一定时间间隔振动。每次振动都提示教师关注和强化儿童的行为。

（2）有形的奖励和代币制。强化物的一致性和强度会影响行为的维持。当强化物一直跟随着反应出现时，行为才会得到加强。一个强度较大的强化物要比一个与它完全相同但强度较小的强化物，更能加强行为。所以为了加强 ADHD 儿童的良好行为，强化物的呈现要一致，强度也需要更大。为了使奖赏更有吸引力，可以设置给学生某些“特权”（如做教师的助手）。

奖励的形式要多样化，给儿童多种选择，避免儿童产生厌倦。奖励的频率也很重要，对 ADHD 儿童要多给予奖励。代币制对于塑造儿童的积极行为也很有益。对于年龄较小的儿童则可以使用卡片或五角星等作为代币。对年龄大些的儿童可以采用积分制。当儿童表现出良好行为时即给予相应分数的奖励。儿童每天赚取的分数通常在当天要使用一部分，如把当天赚取的分数的 2/3 用于换取奖励（如某种“特权”或活动），余下的 1/3 可积累起来换取大的奖励。在建立代币制的第一个星期内，教师切记不要因为儿童的不良行为而扣除积分。后期可以引入反应代价，即在儿童出现破坏性行为、上课不认真听讲、没有按时完成作业等行为时，从儿童已经赚取的积分里扣除一部分。

成功实行代币制的关键是后备强化物的选择。应该让儿童参与强化物的选择。教师还可以观察儿童经常参加的活动，然后把允许儿童参加这些活动当作强化物。例如，明明会花大部分的活动时间在搭积木上，那么搭积木就可以成为塑造明明良好行为的强化物。

奖励的种类一定要丰富。如果同一个奖励被重复地长时间使用，就会失去动机价值。只有当奖励是新的并且不断变换，才能更有效地强化儿童的行为。因此，教师应该建立一个“奖励菜单”，菜单的内容应该丰富多样，让学生选择他需要的奖励。

通常有效的强化物有家庭作业过关、玩具、自由时间、玩电脑或视频游戏、帮助教师、玩特别的游戏等。

代币也可以用于整个班级成员的教育。当ADHD儿童表现出良好行为，班级中的每个成员都会因此获得奖励；而当一些学生对ADHD学生的不良行为进行强化时，可以对整个班级进行惩罚。这样可以在一定程度上激励全体同学一起来帮助多动症儿童，也能减少同伴对ADHD学生破坏性行为的嘲笑或模仿。

教师还可以尝试使用“好行为游戏”。在这个游戏中，教师把学生分成两个组。如果学生违反班级的规则，那么该学生所在的组就会获得一定的分数。一段时间以后，两个组可能都会因为成员违反班规而得到一定的分数。获得较少分数的组就赢得了胜利。这个游戏能有效地改善学生的行为，也得到教师的广泛认可。

（3）家庭奖励计划。当教师的积极关注和奖励不足以改变儿童的不良行为时，可以考虑使用家庭奖励计划。家庭奖励计划将每日学校行为报告卡和家庭代币制相结合，来强化儿童在校期间的良好行为，即基于儿童当日在学校的行为表现，给儿童加奖励分/扑克牌或减奖励分/扑克牌。行为报告卡实行起来比较简单，在卡的左侧竖行中列出有关的行为项目，横行中列出课程安排。教师把儿童每节课的各项表现情况填写在相应的空格中，还可以在卡的背面简要说明儿童取得了哪些进步。教师在制定每日学校行为报告卡时需要考虑以下几点：

①选择重要的目标行为。教师可以首先考虑把下述行为列为目标行为：课堂行为，如上课认真听讲，遵守班级的规定；学业表现，如按时完成作业；家庭作业；社交行为，如和同学的友好相处。以上行为是ADHD儿童经常遇到的问题。ADHD儿童经常忘记把家庭作业带回家，忘记做作业，或忘记第二天把家庭作业带到学校。

②目标行为的数目可以从一个到七八个不等。在出现下述情况时，目标行为的数目尽量少些：刚实行家庭奖励计划时；儿童需要改变的行为较少时；教师对监控儿童的行为感到困难时。

③儿童的目标行为应该是可以量化的。如三个等级评定（差、一般、好），每一级都有明确的界定，如“差＝违反了三个以上的规则或某一不良行为出现次数超过三次”。

④要时时监控儿童的行为并给予及时的反馈。刚开始时，只要评定一堂课，慢慢增加到几节课，直到把该方法扩展到一整天。这样的话，儿童的困

难能得到及时的解决。因为儿童一天要上几节课，这时需要每个教师在每日报告卡上评价并签字。

⑤ 家庭奖励计划必须明确、一致，即严格按照教师的评定来决定奖惩。儿童可以每天把新的卡片带到学校，或提前把很多张卡片放在学校，然后教师每天早上给学生。每天放学后父母要尽快和儿童一起检查报告卡。首先要讨论儿童的正性评价，再冷静客观地分析儿童得到负面评价的原因，并且要求儿童制订改正的方案，并在第二天上学时提醒其不要忘了这个方案，然后根据教师的评价给予儿童代币或扣除代币。最后，儿童根据今天累积的代币换取奖励，如参加喜欢的活动或得到某种特殊待遇。

⑥ 父母要确保儿童理解和配合这个计划。父母应该让年龄稍大的儿童或青少年参与制订家庭奖励计划。此外，家庭奖励计划的目标和程序要根据儿童的进步不断进行修改。随着儿童的进步，奖励计划的目标要鼓励儿童的进一步成长。

每日课堂行为报考卡

学生姓名：　　　　　　　　　　　　　　日期：

老师：您好！

请您为学生今天的下列行为表现打分。

2＝优秀　　　　　　　　　　　　　　　1＝良好

0＝需要改进　　　　　　　　　　　　　课时/科目

目标行为	1	2	3	4	5	6
课堂参与积极性						
课堂作业						
家庭作业						
与同伴的互动						
老师签名						

总分：

需要完成的家庭作业：

评价：

课间休息及午饭时间行为报告卡

学生姓名：　　　　　　　　　　　　　　　　　　日期：

老师：您好！

请您为学生的下列行为打分。

1＝优秀　　　　　　　　　　　　　　　　　　　2＝良好

3＝一般　　　　　　　　　　　　　　　　　　　4＝差

行为表现	1	2	3	4
管住自己，不推推搡搡				
不取笑、辱骂他人或让人难堪				
遵守课间/自由活动时间的纪律				
与别的孩子相处融洽				
不打架，不骂人				
老师签名				

总分：

评价：

总之，基于家庭的奖励计划和课堂的计划一样能有效改善儿童的行为。

（4）惩罚措施。尽管我们强调要对 ADHD 儿童多使用正面的激励和强化，但有时候适当的惩罚也是必要的。而且，有研究发现，小的惩罚可能比表扬能更有效地维持儿童的良好行为。但对 ADHD 儿童使用惩罚要充分考虑到他们的特点。

①警告。合理地使用警告能有效地控制儿童的不良行为。警告要直接、简洁，有一致性，并且教师不要表现出愤怒的情绪。警告要以剥夺某种特殊待遇或暂时停课等惩罚手段为依托。一旦警告不起作用，即马上实施惩罚，要让学生知道你是说到做到的。教师在发出警告时要跟学生有目光的接触。距离也会影响警告的效果。在儿童出现不良行为时，教师应该来到儿童身边，通过语言或手势等给他发出警告。一开始就使用强有力的警告比逐渐升级的警告效果更好。

以下是某位教师所使用的课堂管理规定，即在儿童出现不良行为时：a. 口头警告；b. 二次警告；c. 暂时停课处罚，教室设有专门的“暂时停课”课桌，学生需要接受 5～10 分钟的暂时停课处罚；d. 在隔壁班级接受暂时停课处罚，那里也会有一个“暂时停课”课桌；e. 校内停课。

②反应代价。反应代价指儿童因为不良行为而失去强化物。反应代价因其方便、易实行、有效等优点而经常被用于管理 ADHD 儿童的破坏性行为。拉博得（1980）比较了兴奋剂和反应代价对两个多动儿童的行为和学业成绩的治疗效果。在实验中，每当教师发现儿童没有认真听课，就从他的代币系统中减去一个积分，一个积分代表了儿童有一分钟的自由活动时间。记录积分的方法有两种：一是在儿童的课桌上贴一张积分卡，教师的讲桌上也有一张儿童的积分卡。每当儿童出现不良行为时，教师就让学生在自己的积分卡上减去一分。同时，教师也在积分卡减去一分。下课时，让学生检查学生积分卡上的积分和教师积分卡上的积分是否相同。另外一种方法是在学生的手臂上系一个电子接收器，教师那有一个电子发射器。每当学生出现不良行为时，教师就按一下电子发射器上的减分按钮。这时学生的接收器就会显示出学生的积分少了一分。研究结果显示两种代币法都能显著地提高儿童的任务行为和学业成绩。

还有的教师会使用彩色卡片来表示处罚的严厉程度，并为每个学生准备一个袋子用来装颜色卡片，每个袋子上会写一个学生的姓名。学生每天都可以从自己的袋子里的各种颜色卡片中选择一个。例如，红色代表儿童的行为表现状况良好。教师每三十分钟评价一次儿童的行为。当儿童因为不良行为受到一次警告后，该学生的卡片就会被换成另外一种颜色并标有“一号处罚”说明的卡片。然后教师会奖励那些一天都没有换过卡片或一周之内换卡不超过一定次数的学生。

与其他惩罚手段一样，教师在实施反应代价时需要及时，不带情绪，持续一致，这样就能获得和代币制一样的疗效。而且，教师还要持续监控和奖励儿童的良好行为。另外，儿童获得代币的机会应该大于失去代币的机会，以强化儿童的良好行为。教师制定的行为标准要符合儿童的实际，是儿童通过一定的努力可以做到的。不要让儿童失去太多的代币，否则儿童会自暴自弃，甚至对教师产生敌对情绪。当儿童出现严重的攻击行为时，有的教师会选择延迟惩罚，以避免问题升级。但因为反应代价只有即时、一贯地使用才能有效地控制儿童的不良行为，所以这个时候教师可以减少罚币的数量而不是延迟惩罚。

③暂时隔离。把儿童暂时带离有正强化物的环境能有效地控制 ADHD 儿童的攻击行为。上课时使用暂时隔离有以下多种形式：a. 把儿童从教室带到一个空的小房间里待一小会儿（2 ~ 10 分钟）。这被称为社会隔离。该法因可能存在的道德问题和较难实施而广受争议。b. 暂时让儿童坐到教室的角落里，

从而失去成人或同伴的关注，也能起到惩罚的作用。c. 暂时让儿童把作业收起来，这样儿童就失去了因学业成绩而获得强化物的机会，并让他低下头，不允许和其他同学交流。d. 当儿童出现不良行为时，把儿童带到教室的角落并让他坐下，然后要求他做一些简单的作业，完成作业后才能回到自己的座位上。

暂时隔离法成功的关键是只要儿童出现不良行为时，要立即执行暂时隔离。延迟隔离会减弱惩罚的效果。在实施暂时隔离前，教师需要制定出停止暂时隔离的标准，即在什么情况下学生可以从暂时隔离中“释放”出来。典型的标准是儿童安静下来或愿意配合教师的要求。有些儿童可能会不配合执行暂时隔离，如拒绝暂时隔离或提前离开暂时隔离的地方。为了减少上述情况的发生，教师可以：a. 告诉学生如果他愿意执行暂时隔离，可以减少隔离时间。b. 增加暂时隔离的时间，直到学生妥协。c. 把学生安排到隔壁教室或校长办公室执行暂时隔离。d. 针对暂时隔离期间的不合作行为可以使用反应代价进行惩罚。e. 如果儿童不遵守暂时隔离的规定，就让儿童做一些简单的任务。f. 放学后执行暂时隔离。这可能需要教师放学后留下来监督学生执行暂时隔离。

总之，暂时隔离法能显著地减少儿童的攻击或破坏性行为，尤其是当同伴或教师的关注会强化儿童的不良行为时。当儿童在暂时隔离期间问题行为升级，可能会伤人或自伤行为时，教师就要考虑停止暂时隔离。如果儿童的不良行为是为了逃避作业或想独自待着，就不适合使用暂时隔离了，因为这时候的暂时隔离变成了儿童不良行为的强化物。

④停学。当学生的违纪行为非常严重，以至于教师用尽所有的管理方法都无济于事的时候，教师可以考虑对学生进行停学处理。停学可能对解决ADHD儿童的问题行为没有效果，但校内停课可能是一个有效的处罚措施。学校为违纪学生提供一个场所，让他可以在成人的监督下学习。在校内停课期间，教师要给学生布置一些他能够独立完成的学习任务。此外，校内停课的时间不宜过长，通常不超过一两天。家长也可以陪着孩子接受处罚。校内停课之前需要和家长交流，听取家长的意见，并征得家长的同意和配合。教师和家长之间的互相体谅很重要，切忌互相指责，要以合作的态度来共同解决学生的行为问题和学习问题。

⑤降低惩罚的负面影响。尽管惩罚能有效地控制儿童的不良行为，但我们也应该看到它可能会被误用，从而产生一些副作用。为了尽量减少惩罚的负面影响，教师应该注意以下问题：

a. 尽量少用惩罚。经常使用惩罚而不去奖励儿童，会显著地减弱惩罚的效果。这是由于惩罚本身的作用减弱或学生已经适应了惩罚。过分的批评或惩罚会让学生对课堂产生厌恶情绪，进而学生可能会厌学、逃课或逃学。经常性的严厉惩罚还可能会恶化学生的对立行为，而且教师使用惩罚还为学生树立了攻击性的榜样。

b. 在教师使用惩罚的同时，要教会并强化学生的替代性行为。否则，学生可能只是用另外一种不良行为代替原来的不良行为。

c. 惩罚的手段应该以移除正强化为主，呈现厌恶刺激为辅。因为后者可能存在伦理道德问题。另外，在任何情况下都不能体罚或变相体罚学生。

（5）干预效果的维持。ADHD 行为干预停止后，想要维持最初的干预效果是很困难的。而且 ADHD 干预效果的泛化也非常有限。最有效的方法就是在所有环境和时间里都连续地使用行为干预。

研究发现，逐渐停止干预程序能提高 ADHD 儿童的行为干预效果，突然停止使用惩罚等手段可能会导致儿童行为的恶化，逐渐地撤销代币制可以采用慢慢地减少对儿童行为的反馈和奖励等方法。撤销治疗要根据儿童所处的环境和儿童本身的特点而定，并尽量做到让儿童觉察不到教师行为的改变。儿童的自我管理技能如自我监控和自我强化，也能一定程度上影响行为治疗效果的维持，因此可以通过训练儿童的自我管理技能来维持治疗的效果。

（二）同伴干预

随着儿童的成长，同伴对儿童的影响逐渐扩大，尤其是当儿童进入学校后，同伴逐渐替代父母成为儿童行为和人格的主要影响因素，因此教师可以利用同伴对 ADHD 儿童的巨大影响来减少儿童的破坏行为，并提高他们的服从行为和学习成绩。教师可以找 ADHD 儿童的同伴谈话，提出让他担任儿童的“行为改造者”。如果他同意帮助教师管理儿童的行为，接下来教师要告诉他应该怎么做，如忽视 ADHD 儿童的破坏行为或其他的不适当行为，表扬和奖励 ADHD 儿童的积极行为。为了促使 ADHD 儿童的同伴愿意帮助 ADHD 儿童，教师也应该对他们的努力加以表扬和奖励。研究发现，同伴干预能显著提高 ADHD 儿童的适当行为和学习成绩。而且同伴也是 ADHD 儿童学习的榜样，能促进儿童的社交技能。这正是 ADHD 儿童极度缺乏的，因为 ADHD 儿童特别容易出现同伴关系问题。

同伴干预之所以有效，主要基于以下几个原因：第一，教师不可能时刻监控儿童的行为，而同伴却能做到，并能及时、准确、一致地对儿童的行为给予强化。第二，训练儿童去改变与同伴之间的互动方式，不仅改善了ADHD儿童的行为，而且也改变了执行干预的儿童的行为。而ADHD儿童容易出现同伴问题，因此我们可以认为同伴干预对ADHD儿童是极其有益的。第三，同伴干预的效果易于泛化。因为同伴担任了儿童在许多环境下行为的榜样，而且同伴干预比教师的干预更节省时间。

但是，我们也需要注意同伴干预可能存在的问题。只有当同伴愿意并有能力执行该计划时，同伴干预才能有效地控制ADHD儿童的行为。执行干预的儿童可能会迫于同伴的压力，随意地发放奖励。同伴也可能利用这个机会惩罚儿童。而且，最近有研究发现让同伴纠正ADHD儿童的消极行为，可能会使ADHD儿童的问题更加严重。因此，教师必须认真地训练和监督执行同伴干预的儿童。

同伴辅导主要集中于提高ADHD儿童的学业技能。教师可以让ADHD儿童和一个学习成绩好的学生达成"帮扶对象"。教师训练儿童辅导的原则和程序，然后把他们安排坐在一起。通过学习成绩好的同学对ADHD儿童学习上的帮助和学习行为的监控，能有效地提高ADHD儿童的学习成绩，并让ADHD儿童养成良好的学习习惯。

（三）自我调节

自我调节是保证ADHD干预效果的长效机制。许多ADHD儿童具有完成某种期待行为的能力，但由于缺乏自我调节的技能而无法稳定地执行这些行为。对这些儿童进行自我调节的训练，包括自我监督或自我管理，能有效改善他们的行为表现和学习成绩。

自我调节训练的程序比较简单，对有注意问题的儿童训练效果明显。自我管理还有一个优势就是可大大减少教师管理ADHD学生的时间。在幼儿园或小学低年级阶段，教师可以通过某些行为干预方法来解决ADHD儿童所存在的注意问题和行为问题。进入初中或高中以后，学习任务加重，需要ADHD青少年更多的智力投入和时间投入，这个时候教师也没有充足的时间去管理每一个学生。

1. 自我监督

自我监督要求学生自己评估自己有没有完成某些目标行为，并记录结果。执行自我监督的步骤详见表4-1。自我监督经常用于ADHD学生监督自己的注意力。研究显示，自我监督能显著提高学生在学习任务上的时间和学习成绩，还能减少不适当行为。在自我监督过程中，学生的身边放置一个录音机，这个录音机会随机地播放某些声音，声音的间隔时间在10~90秒。当学生听到声音的时候，他需要问自己“我刚才有集中注意吗”，或把是否集中注意力记录在一个本子上。这里需要注意的是，学生必须经常地作自我评估和自我记录。如果间隔时间太长，学生的表现可能会变差。

在执行自我监督的时候，教师可能会遇到两个问题。首先，当提示声音出现的时候，学生可能会忘记进行自我监督。这时候，教师可以告诉学生如果他记录次数和声音出现的次数相同的话，他会得到一些奖励。当然，教师还可以用肢体动作提示学生自我监督。其次，学生可能无法准确地评估自己的行为。教师可以用录像机记录学生的行为，教会学生如何评估自己的行为。

表4-1　ADHD儿童执行自我监督的步骤

第一步：选择目标行为。在选择目标行为时，需要考虑四个注意事项： 1. 目标行为必须是具体的，学生能准确理解的。 2. 目标行为必须是学生容易观察到的。 3. 该行为必须是与环境和任务相适应的。 4. 该行为必须是学生能做到的。
第二步：收集基线数据。确定目标行为以后，开始收集和记录基线数据，基线数据主要用于评估自我监督的效果。
第三步：获得学生的合作。自我监督的主体是学生，而不是教师。教师可以通过与学生真诚地沟通来取得学生的合作，告诉学生这个训练能给学生带来哪些益处。
第四步：指导学生自我监督。首先向学生解释这个训练的程序。其次，教师示范并讲解这个程序。然后，教师示范训练程序，并要求学生讲解。最后，学生自己示范并讲解这个程序。
第五步：让学生独立地练习。在自我监督练习的初期，教师需要观察学生有没有坚持练习和评估学生自我监督的准备性。有时候适当地提醒学生自我监督是必要的。

2. 自我管理

自我管理需要学生监督和评价自己的行为，并同外在的标准相比较。自我管理类似于自我监督，因为自我管理也要求学生作自我评估和记录自己的行为。但是，自我管理还需要评估学生自我评价的准确性，即学生的自我评价要与学生行为的外在评价相比较。如果学生的自我评价与外在评价基本相符，则学生会得到奖励。表4-2列出了自我管理的基本步骤。在训练自我管理的过程中，学生需要明白评价和行为的关系。评价采用李克特式5点量表。

5＝表现优秀：在评价期间遵循所有的课堂规则。

4＝非常好：只轻微违反了一条课堂规则，其余的都遵守了。

3＝一般：遵守了大部分课堂规则，没有严重的违规行为。

2＝较差：破坏了一条或更多的课堂规则，该行为是不能接受的，如上课的时候和同学聊天。

1＝很差：几乎总是破坏一条或几条课堂规则，该行为是不能接受的。

0＝极差：在评估期间总是破坏一条或几条规则，该行为是不能接受的。

自我评估的时间通常较短，一般为5～15分钟。如果学生的自评和教师的评价相差不超过一分，则学生被允许保留该分数，作为学生自我评价的分数。如果学生的评价和教师的评价完全吻合，则加分。如果学生的自评和教师的评价相差超过两分（包括两分），则没有分数。奖励的依据是学生自我评价的准确性，而不是学生的行为表现。

表4－2　ADHD儿童执行自我管理的步骤

第一步：制定规则和强化物。与学生讨论课堂规则，告诉学生他的行为会被教师评价，并依据他的表现给予一定的奖励。与学生讨论评价系统，并向学生演示怎样使用记录卡、制定评价的时间和间隔。告诉学生教师会基于他的评价的准确性给予一定的分值，该分值能兑换相应的奖励。 第二步：评价学生的行为。教师提示学生他的行为将被评价。在评价快结束的时候，与学生碰面，告诉他教师的评价，与学生讨论为什么这个评价会给予奖励。给予学生一定的分值奖励。 第三步：比较学生的自评和教师的评价，并给予反馈。在这个阶段，根据学生自评的准确性给予一定分值的奖励。在评价快结束的时候，教师和学生分别独立针对学生的行为给出评价，然后比较和讨论教师和学生的评价。如果学生的自我评价和教师的评价基本相符的话（相差不超过一分），则给予相应分值的奖励（学生自我评价的分数）。如果两个评价完全相同的话，则在学生自我评价分数的基础上再加一定的分值。 第四步：比较学生的自评和教师的评价，但没有反馈。教师直接根据学生的自我评价和教师评价的匹配度，给予一定分值的奖励，但不和学生讨论。 第五步：增加评价的时间。在学生熟练掌握自我评价以后，增加评价的时间。 第六步：逐渐减少匹配。在此阶段，教师逐渐减少匹配，让学生依据自己的评价赚取一定分值的奖励。如果学生的行为变糟糕的话，重新开始匹配，即根据学生评价和教师评价的匹配度给予奖励。 第七步：自我管理。在此阶段，学生自我评价和自我奖励，不需要教师的参与。

（四）社交技能训练

1. ADHD 患者的社交困难

ADHD 患者易出现社交困难，即与同伴、教师和父母的关系不良。弗兰克尔（Frankel）描述 ADHD 患者的同伴关系特征为：令人厌烦、冲动、攻击性的，并且不顾及别人，自私、不诚实。他们喜欢逗弄他人，与同学推推搡搡，一旦别人还手，就易激惹、冲动，出现攻击行为。在游戏中，他们常常不顾及他人，不能合作、容忍、相互谦让。在与其他儿童交往时以自我为中心，不能吃亏，逞强好胜。耐性差，在需要守秩序时不能耐心等待，而事事要占先。自我控制力差，常常干出一些违反规则的事等。在与人交往中，他们也不善于体察他人的情感，如交谈中引起他人的不快时，不会转移话题予以化解。尤其是有高攻击性的 ADHD 患者，更容易出现社交问题。超过一半 ADHD 儿童的社交问题是由儿童的攻击性造成的。这是由于攻击性 ADHD 儿童有知觉和信息加工偏差，他们会把别人无意或善意的行为知觉为挑衅行为。

ADHD 儿童的社交困难如不进行及时的干预，容易出现社会退缩、焦虑、抑郁、品行障碍和反社会人格障碍。研究者 Pfiffner（2000）认为 ADHD 儿童社交困难的原因包括：①情绪调节困难。②行为抑制障碍。③认知歪曲。④缺乏社交技能。也有研究者认为，ADHD 儿童社交问题的病因有两种可能：一种是 ADHD 儿童缺乏良好的社交技能方面的知识；另一种是 ADHD 儿童知道如何与同伴交往，只是他们没有在合适的地点和时间表现合适的行为。研究结果支持后一个解释，即认为 ADHD 患者并不缺乏社交知识，至少对单纯的 ADHD 患者来说是这样的。因此，仅仅教育 ADHD 儿童该如何表现适合的社交行为，似乎对 ADHD 患者社交问题的解决帮助不大。

儿童的社交缺陷还与 ADHD 亚型有关，即多动冲动型 ADHD 儿童比混合型 ADHD 儿童更容易出现社交问题。混合型 ADHD 儿童容易遭到同伴的排斥，注意缺陷型 ADHD 儿童易被同伴忽视。但是，由于 ADHD 儿童社交问题的复杂性，单一的社交技能训练不可能解决所有儿童的同伴关系问题。因此，可以把社交技能训练整合到 ADHD 多模式治疗中，有利于解决 ADHD 患者的情绪、认知和行为问题。

2. ADHD 患者的社交评估

在实行社交技能培训之前，仔细的评估很重要。教师可以采用量表评估儿童的社交行为，如社交技能评定量表（Gresham & Ellioitt，1990）。当然，教师还可以通过观察 ADHD 儿童的社交行为及发生的情境（如课堂、操场）、先行事件、行为和结果。教师用半个小时的时间观察和记录 ADHD 儿童在课堂和操场两个环境中的社交行为。观察和记录要交替进行，如教师可以观察一分钟后花 30 秒的时间记录。教师一般需要观察的行为见表 4－3。教师还可以根据学生的具体情况添加或删除表中的内容。

表 4－3　ADHD 儿童社交行为观察表

目标行为	次数	环境	结果
发动交往			
维持交往			
合作游戏			
独自游戏			
是否有帮助其他同学			
是否有欺负其他同学			
是否被其他同学欺负			
冲突解决			

3. 社交技能训练

社交技能训练主要包括：①社交行为训练，包括指导、讨论、示范，角色扮演/行为演练，反馈和强化，主要是为了增加 ADHD 儿童表现出适合的反应的能力。②社交知觉训练，纠正 ADHD 儿童对社交线索的错误解释。③社交问题解决训练，包括识别问题、想出解决方法、预测结果、适合行为反应的选择和计划。④自我指导和自我管理训练，包括自我监控、自我对话和自我强化。ADHD 儿童的社交技能训练主要采用集体训练的形式。

（1）社交行为训练。社交行为训练的内容包括基本交谈技巧和复杂社交技能。

基本的交谈技巧又分为非言语反应和言语反应。非言语反应有眼神、表情、动作和体态等。在某些情况下，非言语反应本身就可以独立地完成一些社交活动，如某个眼神，就包含了某种意义。言语反应一般指言语的语调、音量大小和说话速度，都会影响一个人的情感表达，进而影响他人的反应。基本的社交技能会影响社交的质量。复杂的社交技能也是社交行为训练的重要内容。表 4－4 列出了一些常见的基本社交技能和复杂社交技能。

表 4-4　常见的基本社交技能和复杂社交技能

基本社交技能	复杂的社交技能
眼神交流	开始谈话
体态	请求加入
声音品质（音调、速度和清晰度）	发出邀请
表情	请求帮助和提供帮助
姿势	发出负反馈
倾听技巧	对负反馈的反应
言语上的肯定	面对同伴的压力，如何说“不”
头部动作	表现出自信
	应付嘲笑和欺负行为
	调停和解决冲突
	应对挫折

社交行为训练的技术主要包括指导、讨论和示范，角色扮演/行为演练，反馈和强化。

指导、讨论和示范：教师首先要让学生明白社交技巧对成功的社交行为的重要性，然后教会 ADHD 儿童社交行为需注意的技巧，如眼神交流。教师可以采用文字或视频的形式呈现这些信息，也可以让其他同学做示范。社会学习理论强调榜样在儿童行为学习中的重要作用。当榜样的年龄和背景与学习者相似时，模仿最容易发生。另外，榜样的行为应该是 ADHD 儿童通过努力可以做到的。因此，教师可以在全班选择几个较受欢迎的同学，把他们树立为全班学习的榜样。

教师应该把社交行为分成一些具体的步骤，并分步骤地指导儿童训练这些技巧。当儿童熟悉掌握该步骤后，才开始下一步骤的教学。教师在讲解社交技巧及其原理后，开始让学生练习社交技巧，并给予反馈。

角色扮演/行为演练：练习目标反应对社交技能的提高是很重要的。因此，在学习社交技能的时候，应该尽可能多练习。ADHD 儿童可以在家里、学校或任何社交场合练习。在训练社交技能的时候，教师经常会让学生进行角色扮演，即小品剧。例如，教师设计一个场景，让学生去问同伴最喜欢的电视节目，这个可以练习学生的眼神交流能力。更复杂的社交技能如面对同伴的压力如何说“不”，这个小品剧可能就比较复杂，需要教师的精心设计，并把内容写在剧本上，以提示学生。角色扮演的场景应该尽可能贴近现实生活。教师可以给学生布置家庭作业，指导学生在家里练习社交技能。

反馈和强化：教师需要根据 ADHD 儿童的行为表现及时给予反馈。反馈要基于建设性的原则，即强调 ADHD 儿童行为的积极面。当然，对儿童不足的地方也要及时指出，并指导学生改正。教师可以把学生角色扮演的场景用视频的形式记录下来，然后让学生观察自己的表现并进行自我评价。奖励对提高 ADHD 儿童的社交技能也是很重要的。对于 ADHD 儿童的每一点进步都给予奖励，这样可以不断塑造 ADHD 儿童的良好社交行为。教师还应该指导父母和同伴如何给予 ADHD 儿童反馈和奖励。

（2）社交知觉训练。社交知觉训练的目的在于教会 ADHD 儿童如何监控、鉴别和识别社交线索。具体内容包括：①ADHD 儿童的情绪和情感。②社交行为中其他人的情绪、情感和观点。③具体社交情境的特征和社交规则。

社交知觉训练帮助 ADHD 儿童识别可能出现的社交问题，并学会如何调整社交行为来获得成功的社交结果。因此，社交知觉技能是社交知识的重要组成部分。社交知觉训练可以采用文字、图片或视频的形式来描述挑战性的社交情境。这些呈现的材料能帮助 ADHD 儿童识别该情境下的社交线索，如面部表情、姿势、音调、眼神交流和一些更复杂的社交行为。这些社交行为都传递着社交行为人的情绪和观点，还有社交规则。还可以用一些简单的图片和视频来描述一些基本的非言语刺激如面部表情和音调，训练学生识别这些社交行为所要表达的情绪。

（3）社交问题解决训练。社交问题解决训练，也就是人际关系问题解决训练。该训练能帮助 ADHD 儿童发展出合适的反应来应对可能出现的挑战性的社交情境。该训练包括以下步骤：①发现社交问题。②在作出反应之前，思考可能的解决办法，避免冲动。③预测这些反应可能造成的结果。④选择和执行最有可能带来满意社交结果的行为反应。教师通过一系列的训练和游戏来教会 ADHD 儿童执行这些步骤。

（4）自我指导和自我管理训练。自我指导是指充分利用自我对话来指导学生的认知过程和外在行为。自我指导训练能增强 ADHD 儿童的自我控制力。训练初期，教师发出一些语言指令来引导儿童的行为。后来，儿童大声地给自己发出指令，并按照指令的要求作出反应。教师在对学生进行社交问题训练的时候，可以运用自我指导，即学生在学习完社交训练的步骤后，教师大声示范这些步骤，让学生学习如何解决某一社交问题。然后，教师要求学生在解决这个社交问题的过程中，大声说出解决的步骤。最后过渡到无声的自我对话来指导自己的社交行为。自我指导结束的时候，学生需要评估自己的社交行为表现，并通过自我表扬的形式来鼓励自己，或适当调整自己的反应策略以更好地应对社交情境。表4－5是自我指导用于解决社交问题的一个步骤示范。

表4－5　自我指导的步骤

步骤	自我指导
识别	停一下 出了什么问题？
思考	放松 我可以选择的反应有哪些？ 反应以后会有什么结果？ 哪个反应是最好的？
解决	做出计划 牢记社交技能 下决心执行这个计划 我该怎么做？

三、ADHD学校行为管理案例

小A是一位小学二年级的男生，8岁。自上学以来，与同学相处时经常发生冲突，表现出攻击性强、冲动、任性等个性特点。在集体游戏过程中不能耐心等待，经常时而参与时而破坏，与同学打架；不能遵守课堂秩序和学校规章制度，上课时很难安安静静地坐着，常常玩弄手指和文具，或是教师在讲台上讲，他在座位上喋喋不休或发出怪声。小A在课堂上经常随意离座走动；学习和玩耍时很难长久地集中注意力，总是虎头蛇尾，写作业时经常是写一会儿玩一会儿，字迹歪七扭八，经常抄错题，自己的学习用品经常丢失。

小A的学习成绩落后，体育成绩也很差，班主任说很难在他身上发现什么优点。大部分任课教师都认为，对他运用了多种教育方法，但小A反复无常、软硬不吃。个别教师对他失去了信心，只要上课时他不严重破坏课堂秩序也就不管他了。每次他犯错误之后，总是受到老师的批评，或向被打的同学道歉，或当全班同学的面做自我批评，然而每次批评过后，他仍然故伎重演。

小A注意力集中困难，活动过多，动作协调性差，情绪冲动，这些他都能认识到，但总是反复，表现出自控力差。针对小A的症状表现，学校心理教师主动与家长、班主任取得联系，并共同商讨制定了以下干预计划。

1. 学业方面的干预计划

首先对任课教师的建议提出了一些建议，根据小A的特点，建议任课教师减少一些可做可不做的作业，同时降低对孩子的写字要求。把他安排在教室的第一排座位上，以便在上课时能随时得到教师的监督和指导。如果他在上课过程中注意力不集中，那么让他到办公室去取一样东西，这样孩子既得到了放松，又觉得教师重视自己，增加对上课的兴趣。与小A签订简单的契约：在上课的时候，如果想动，可以在座位上转换姿势，或捏橡皮球，或用铅笔敲打自己的衣服，以此来发泄多余的能量，但前提是不能影响其他学生，不能刻意吸引其他学生的注意力，同时保证努力听课。如果做不到这三点，取消活动课与同学游戏的权利，直至达到契约规定的要求。

表4-6　行为契约样本

我，＿＿＿＿＿（填写学生姓名），愿意做到以下行为： 1. 上课认真听讲，保持安静。 2. 按时完成老师布置的作业。 3. 下课与同伴玩游戏时不攻击他人。 假如我在一天中成功地做到了以上行为，我将可以得到以下项目中的任意一项： 1. 得到自己爱吃的零食。 2. 看喜欢的动画片或漫画书。 3. 活动课和同学一块踢球。 假如我在一周内成功地做到了以上行为，我将可以买一件喜爱的玩具或模型。 假如我不能做到这些行为，我将会取消下列活动： 1. 与同学一起玩游戏。 2. 在家看电视节目。 我同意尽自己最大的努力，做到以上契约中所规定的内容。 学生签名：　　　　　　　　　　教师签名： 　　　　　　　　　　　　　　　日期：

采用代币管制的方法，将他的不良行为表现列一个表格，如上课离座行为、攻击性行为等，如果每天能减少一项行为可得到一面小红旗，五面小红旗可换一朵大红花，一朵大红花等于一个愿望，如到动物园玩、买新玩具等。当他达到一个容易达到的标准之后就与其商定提高要求。经过采用这种正强化方式，小A不良行为得到了明显的改善，他开始重视自己的行为带来的后果。

2. 社交方面的干预计划

游戏法：在课外活动安排一些可以大家一起做的游戏，每次在做新游戏的时候，小A都很认真，注意维持时间能达到10分钟，而对于玩过两次的游戏，兴趣程度开始下降。针对这种情况，对于每一种游戏，玩过一次之后就更改游戏规则，这样一种游戏可以有很多种玩法，他对每种游戏注意时间也就会逐渐延长。在游戏的过程中时刻监督小A的行为，出现冲动行为时立即制止或暂时隔离，同时鼓励他与同伴合作，共同分享游戏的乐趣。

角色扮演法：指在不同情景下体现角色身份的不同行为。每个人都在尝试学习某种社会角色，每一种角色都要求扮演者体验一定的情绪状态。在攻击性行为中，攻击者扮演着专制残暴的角色，被攻击者则体验恐惧、逃避、愤恨、驯从，甚至悲伤、委屈的情感。让小A与平时受他欺负的学生一起排演小品，剧情中包含着人际冲突的情节，弱小的同学充当主动打人的人，小A充当受辱者，要求小A细心体验角色要求，回忆自己被打后的表情和反应，并将之表现出来。经过这样的练习，小A学会了从挨打者的角度想问题，意识到打架、骂人给他人造成的心理痛苦，从而抑制了自己的攻击性行为，逐渐减少了攻击性行为的次数。

第四节　多动症的家庭干预

研究表明，家庭教养方式、家庭环境特征、父母个性等都会影响孩子患ADHD的概率。家庭是儿童最主要的成长环境，父母是孩子的第一任教师，对儿童无论是实施药物治疗，还是根据专家意见进行行为干预，父母都是主要的实施者。因此，父母有必要了解ADHD的相关知识、家庭环境中常见的不良因素、父母教养方式中存在的主要问题，掌握与患儿进行有效沟通的方法，进而帮助孩子建立良好的行为模式。在论及ADHD的产生机制时，本书已经对ADHD的发病机制、ADHD患儿的特殊行为表现和认知特点、以及父母的教养方式对 ADHD 患儿的重要影响进行了较详尽的阐述，相信能够帮助父母们理解孩子紊乱行为背后的生理基础和社会性因素。因此，在本节中，我们将主要论述如何在家庭中对 ADHD 患儿进行有效的行为干预。

一、制定行为计划

制定行为计划，即为孩子制定行为契约。患 ADHD 的孩子通常缺少组织能力，而且对行为结果的预期能力也很低。很多 ADHD 孩子对父母口中的所谓“错事”并没有清晰的概念，他们也不知道哪些行为会受到“惩罚”，哪些行为则“无伤大雅”。这容易使 ADHD 患儿产生不安和焦虑。作为家长，使用适当的方法组织制定行为契约，让孩子产生秩序感和框架意识是十分必要的。

因此，制订一份好的行动计划，对孩子的日常行为，如起床、穿衣、吃饭、做作业、上床睡觉等都做好计划；对如何对待长辈、何时可以玩、何时可以打电话等也做出明确的规定。如果有新的活动和安排，要事先让孩子知道具体的过程和顺序。制订一份行动计划实际上是在制定一系列规则和行为契约，表明父母希望孩子表现的行为是什么，孩子在做出正确的行为之后将会得到何种奖励或特殊待遇，反之将会得到怎样的惩罚或减少哪方面的自由。建立固定和稳定的模式可以带来行为上的好习惯，能为父母提供一个可在各种情况下使用的框架，让孩子意识到对行为应负的责任，知道自己应当怎么做，家长又将会怎么反应。

制订计划需牢记五项原则：

一致性原则：夫妻双方始终保持一致的立场，站在同一阵线。

参与性原则：与孩子协商，了解孩子需要什么。

一贯性原则：对孩子同一错误行为，要保持一致的介入方式。

即时性原则：孩子做出错误行为后立即对他产生影响。

公平性原则：选择适当的方式影响孩子。

1. 一致性原则

当开始采用一种新的训练方法或提出一种新的行为时，夫妻双方达成共识，保持统一战线是极其重要的。一般情况下，孩子倾向于以固有的反应方式应对生活情境。如果父母中有一方露出蛛丝马迹暗示着其并不信任或支持这种新的训练方式，那么孩子就会试图挑战这种行为方式，甚至通过挑拨父母之间的关系来达到自己的目的。因此，当夫妻双方在解决某一问题观点上不一致时，讨论这些分歧、交流想法和意见是十分重要的，并且这种讨论最好是在孩子听不到的情况下进行。要特别注意的是，在事关孩子的问题上谁“对”谁“错”，远不及在孩子面前形成“统一战线”来得重要。

2. 参与性原则

邀请孩子加入制订计划的过程中，在讨论奖励和特别待遇时找到最能激励孩子的方式。孩子可能希望将某一项家务换成另一项，或希望得到带朋友回家过夜的特殊待遇而非外出游玩的特殊待遇，或在一段时间之后希望得到另一种奖励方式，应该允许孩子有选择和表达意愿的空间。得当的奖励是推动孩子改变行为的强大动力。在制订一个详尽的行为计划时，如果孩子有能力参与其中的全部或某一环节，就尽量让孩子参与。作为家长，除了选择希望孩子改变的行为外，就是要提供充分的讨论和交流的机会。

3. 一贯性原则

每次相同的错误行为发生时，父母的反应方式都会对孩子产生影响。如果父母的介入方式没有一贯性，有时忽略孩子的错误行为，有时又对孩子的错误行为进行严厉的指责，孩子就难以形成明确清晰的行为意识，甚至会养成试图弄清父母能忍受多少次错误行为的习惯，从而使父母为改变行为的努力收效甚微，甚至付诸东流。只有当孩子明确自己的哪些行为会得到肯定，哪些行为不被接受时，新的行为模式才有可能建立。

4. 即时性原则

当孩子做出错误行为时应该立即面对他们，使他们在记忆仍然清晰的情况下检讨自己的错误行为，对行为后果作出即时的反应。如果错误行为没有得到及时的指正，过后再找他谈话对改变他的错误行为只能产生微弱的影响。

5. 公平性原则

一些家长倾向于宽恕或忽视某些错误行为，而有些家长则过于追求完美，处罚过于严厉。当家长的惩罚过于严厉时，孩子就会觉得不公平并感到愤怒。而这种情绪的表现方式之一就是做出更多的错误行为，导致恶性循环。因此，父母应该通过和其他父母、教师、专家交流，了解孩子当前年龄阶段的自制能力和行为能力，对孩子有一个合理的期望值。

二、家庭干预的常用方法

（一）家庭记分表

父母在家里可以采用记分表的方法奖励孩子表现出色的行为。因为分数随后可以转换为具体的奖励，孩子不仅可以得到自己喜欢的东西，还在加分过程中得到表扬和激励，有助于提高自尊心。邀请孩子参与制定记分表的过程，如制定表格、选择他们更乐于接受的任务、希望得到的特别待遇等，可让孩子成为自身矫正行为的设计师，会使改变行为这一过程变得更有趣。记分表最好以日、周为单位，与其他强化方法相结合见效更快。

表 4－7 和表 4－8 是两份记分表，仅供父母参考。制定记分表的步骤主要有：

（1）列出最常见也是最让人头疼的问题。这些问题最好是非常具体的，而且孩子本身也能理解的。

（2）在记录卡片上列出正常行为，内容同样越具体越好。

（3）制定加分和进步标准。也就是说你认为孩子的日常行为有多大的改变就能算是进步，如原来需要提醒三次以上才会收拾桌子，现在只需提醒一次就能帮忙收拾桌子。

（4）选择能够持续激励孩子进步的奖励方法，可以是物质上的，也可以是精神上的。

（5）追踪孩子的进步，并及时对上述前四步做出调整，要允许孩子有反复。

表 4－7　记分表（以周为单位）

家务	周一	周二	周三	周四	周五	周六	总分
收拾桌子	√	√	√	√	√	√	6
清理垃圾	√	√	√	√	√	√	6
打扫房间			√				1
把玩具放回房间里	√	√	√	√	√	√	6
浇花	√	√	√	√	√	√	6
可能的分数	5	5	5	5	5	5	30
我的分数	4	4	5	4	4	4	25
所有的家务应该在晚饭前完成 妈妈同意提醒我两次并给我一次选择的机会（是要完成任务得到加分还是要拒绝任务减分） 如果我的分数保持在 22 分以上，我会得到加分 如果我发怒或顶嘴，会给我减 1 分							

表4-8　记分表（以日为单位）

日常行为	早上	在幼儿园里	晚上	总分
按时起床（睡觉）	♡	♡	♡	3
25分内穿好（脱掉）衣服	♡	♡	♡	3
与教师（父母）礼貌道别	♡	♡		2
与小朋友道别	♡	♡	♡	3
把外套挂起来，妈妈最多提醒5次	♡	♡		2
能持续花10分钟看一本画册	♡	♡	♡	3
其他加分	♡	♡♡		3
总分	7	8	4	19

当然，表格的内容可以与这里的例子不同，家长要根据孩子的具体行为设计卡片。家长不仅要设计、记录卡片，更重要的是要为孩子营造一种良性的反馈环境。具体来说就是要对孩子的进步进行奖励。

奖励的类型主要包括以下几种：

（1）消费型：食物、礼物、玩具等。

（2）活动型：看电视、看漫画、郊游、娱乐活动等。

（3）拥有型：穿最喜欢的衣服、玩最爱的玩具、与好朋友一起玩等。

（4）荣誉型：小红旗、红五星、小红花等。

（5）社会型：口头表扬、身体接触（如拍拍孩子的头或肩膀）、小干部称号等（更多运用于孩子改变行为的过程，作为激励手段，不单独提出）。

当然这些奖励不能轻易应予，而要在孩子积累的分数到达一定的分值才能兑现。分数的价值是激发孩子学习新行为的强大动力，因此需要花一些时间和孩子讨论即时奖励的价值，如在几天或更少时间内积累的分数；中期奖励的价值，如在一周时间内积累的分数；长期奖励的价值，如在大约一个月的时间内积累的分数。例如：

即时奖励（一至两天内积累的分数）：

6分=可以多看20分钟电视

中期奖励（一周内积累的分数）：

20分=与一个朋友去看一场电影

长期奖励（一个月内积累的分数）：

80分=去某个地方旅游

如果孩子为了得到中期奖励而积累分数，那么就无法得到每天的奖励，或为了长期奖励而积累分数，那么就无法得到即时奖励或中期奖励，否则那些分数就会被用掉。一般来说，社会型奖励更多地作为激励手段应用于孩子改变行为的过程中，而非作为最终的奖励。

需要注意的是，当发现孩子的行为表现裹足不前或有所退步时，就要调整奖励机制，重新设定记分表，看是因为“奖励疲劳”导致孩子没有动力继续前进，还是因为孩子已经进步到一定水平，可以提高对孩子的行为要求了。当孩子已经慢慢养成良好的行为习惯，就要逐渐撤销物质奖励机制，慢慢地以精神奖励代之，帮助孩子将行为内化。

（二）家庭激励

前面谈到的社会型奖励，包括口头表扬、身体接触、小干部称号等，更多是作为激励手段，而非典型的奖励。家庭激励总体上可分为言语激励和非言语激励。

言语激励就是通过语言肯定孩子的良好表现。父母说出的话对孩子的行为表现有一种潜在的影响力，强化他们重复或养成良好的行为习惯。除了正面夸奖孩子的好表现，还可以在他人面前夸奖孩子，如“我们家××今天可听话了，主动收拾好自己的玩具”——可能事实上孩子并非如父母所说那样勤快，但这种“戴高帽”的方法确实能对孩子产生一种暗示和激励作用。

对孩子的表扬形式不胜枚举，但要注意的是每一次的表扬要有所改变，以免产生“奖励疲劳”，并且要关注具体的行为，例如，“你今天帮妈妈收拾了房间，并且认真地完成了你的作业，真是个好孩子/有了很大进步”之类的表扬语，就比“你今天表现不错”之类泛泛而谈的表扬语更有针对性。

非言语激励方法主要包括了身体接触、各种手势、微笑等。将言语激励和非言语激励结合使用，能达到非常好的强化效果。如在表扬孩子的同时，轻拍他的头或肩，或拥抱他，向孩子解释行为规则时，最好蹲下来，与孩子面对面，有足够的眼神交流。

（三）家庭惩罚

“多动”孩子令父母最伤脑筋的就是各种不良行为，如违反规定、欺负小伙伴、做作业拖拉、尖叫打斗、与大人顶嘴争执等，父母该如何控制孩子的这些行为呢？

家庭里可以采用的惩罚方法有：①撤销某些特权，比如打电话、玩玩具、玩电脑等。②限制自由，让孩子待在某个安静的无人的房间，直到表现良好。③时间暂停，即在孩子失去控制或做出错误行为的时候让他静坐几分钟。当孩子失去控制、大吵大闹时，把孩子放到时间暂停座椅上，以便使他开始冷静下来，如果孩子有攻击性行为则可考虑延长待在时间暂停座椅上的时间。如果孩子不愿坐在座椅上，那么就站在他后面并且轻轻按住他的肩头。只有当孩子安静下来时才开始计时，告知孩子任何爆发都要重新开始计时。如果孩子把愤怒发泄到父母身上，则延长他待在座椅上的时间。需要注意的是，父母要尽可能保持冷静，不要受到孩子的影响。当孩子冷静下来之后，要转回正面强化方式上来，告诉孩子："你越来越能够控制好自己了/你需要待在时间暂停座椅上的时间越来越短了。"

实施家庭惩罚需要注意的是：

（1）尽量避免将孩子置身于容易诱发不良行为的情境中，如在嘈杂的环境里做作业、在没人看管的情况下去热闹复杂的陌生环境，把孩子安排在拥挤的位置等。

（2）不要在孩子很累的时候讲道理。

（3）有时孩子正在做的事情有点让人心烦，但如果仍能忍受，就不要给予过多的注意。有时孩子这样做只是为了引起父母的注意，如果无人理睬，这些行为最终都会停止。

（4）不要为了让孩子停止某种不好的行为而给予奖励，如不要为了让他停止无理哭闹而给他什么。

（5）在实施惩罚时，尽量避免消极评价，如"你真笨/不听话/懒惰/你是顽固的孩子"。记住，孩子的自尊很脆弱，也很难修复。总之，惩罚是帮助孩子养成良好行为习惯的辅助手段，要慎重使用。

（四）家庭干预的介入模式

前面提到的是在宏观层面上，父母如何帮助孩子建立行为规范。那么在通常情况下，当 ADHD 孩子调皮和淘气时，父母具体可以怎么做呢？下面详细介绍一种广受专家肯定的介入模式，即"自我检查——身体接触——言语提醒——行为选择——即时反馈"。

1. 自我检查

父母是孩子最好的教师。父母的所作所为都会成为孩子学习的榜样，孩子的行为一定程度上反映了父母的行为特征。因此，当孩子在调皮时，父母需要先进行一番自我检查：我是否为孩子树立了一个有自制力的榜样？我是用一种平静、理智的行为干预孩子的不端行为，还是“以暴制暴”，暗示孩子粗暴可以用来解决问题？我能否不带任何感情色彩地说话，以帮助孩子学会控制他的感情和行为？

一开始，这种自我审查会显得十分艰难，因为有时孩子的行为确实让人恼火，但在若干次实际操练之后，就能积累一些经验，保持平静，为孩子树立一个榜样。即使这很难做到，但起码我们有了这样的意识，已经是一种进步。

2. 身体接触

在阻止孩子的不端行为时，我们首先需要获得孩子的注意力，此时很多家长会大声吼叫，但事实上这只会提供一个坏榜样。更恰当的方法是通过身体接触让孩子将注意力从引起目前的问题行为转移到自己身上。例如，孩子在客厅一侧捣乱，我们需要从另一侧走到他身边，叫他的名字，把手放在他的头上，或手、手臂、肩膀上等，与他保持眼神接触，以此控制他开始失控的行为。在进行身体接触时，要确定自己的接触不会使孩子更加紧张或焦躁不安。

3. 言语提醒

在保证自己处于冷静状态，能够以较平和的语调与孩子交流，并且与孩子之间已经建立了良好接触，已经很好地引起了孩子注意的情况下，我们可以通过语言提醒孩子，告诉他们正在做一件不好的事情，需要停止。例如，我们可以跟孩子说：“阿强，你对阿红太粗鲁了”，“阿强，快停下来，椅子快坏了”。当孩子处于极度冲动的状态下时，往往对自己的行为没有清晰的认识，通过简洁的语言描述可以帮助孩子明白自己的所作所为。稍等 10 ~ 15 秒，给孩子时间平静下来或改变行为，之后进行第二次提醒。要允许孩子有一定的缓冲时间停止当前的行为，从而做出更好的行为选择。

4. 行为选择

当孩子没有在第一次提醒后渐趋平静，并最终停止不端行为时，要耐心等待片刻。在对孩子的行为描述两次之后，告诉孩子他可以进行选择：是要继续这种不当的行为，接受惩罚，还是要做出改变，得到加分或奖励。将选择的权力交给孩子，让孩子意识到自身对行为的责任。

5. 即时反馈

当孩子做出决定后，需要对其选择进行即时的反馈。用前面讲到的奖励记分表，根据孩子的实际行为作出奖励或惩罚。一定要严格按照行为契约或行为计划来实施。

除了以上提及的父母在家可使用的干预方法外，父母还可以通过专业的家庭治疗师获得更多更有针对性的干预指导。

除了药物治疗，适当的食物疗法也会对ADHD的治疗效果有一定的作用。对ADHD儿童的饮食建议除了重点摄取高蛋白质食物和混合碳水化合物食物外，还可以根据家庭经济状况尽量购买经认证的有机食物。在所有治疗ADHD的传统疗法中，食物疗法是最方便、最易于操作的了，只需在平日的三餐中稍加注意便可，无需特别做任何额外工作。

运动疗法的一个成功例子是2008年北京奥运会一举连夺8枚金牌的美国游泳运动员迈克尔·菲尔普斯，他曾在9岁时被诊断患有严重的ADHD，并采取了两年的药物治疗一直到11岁。在周末时，安排孩子进行户外游戏、社区游戏、参与运动类活动，不仅能够帮助孩子学会与人相处，帮助孩子分散多余的精力，也有利于发掘孩子的潜力。

三、家庭干预的父母培训

父母培训最初主要是针对对立违抗性障碍（ODD）和品行障碍（CD）儿童的行为管理，对儿童的不服从行为有很好的效果。许多临床观察发现，ADHD与ODD和CD之间存在明显的正相关，即ADHD儿童容易共患ODD和CD。因此应用父母培训能很好地处理ADHD儿童的行为问题。

还有研究发现，ADHD儿童容易出现不安全依恋，如果不加干预的话，会增加儿童出现心理问题的危险性。根据家庭系统理论，ADHD儿童的家庭易出现家庭关系紧张，如ADHD会影响亲子关系、父母关系和同胞关系。

父母培训通过改变家庭成员看待ADHD的方式，使他们更能接受和忍耐ADHD的行为，并指导他们正确处理和儿童之间的关系，使亲子之间出现一种良性的互动。ADHD也会影响患儿父母和同胞的心理健康，如患儿父母易出现抑郁和婚姻不和谐。通过培训，可以增加父母对ADHD这一疾病的认识，提高父母应对儿童不良行为的能力，改善家庭关系，缓解父母的压力和儿童的不良行为。

巴克利制定了一个针对ADHD儿童破坏性行为的父母培训手册，通过10个循序渐进的步骤教给父母管理ADHD儿童不良行为的方法。研究显示，该父母培训能显著减少ADHD的破坏性行为。巴克利的培训项目主要包括10个步骤，通常培训8～12次，每次1～2个小时，以小组或个体辅导的形式进行。

这个培训项目主要目的是：帮助父母认识 ADHD 和 ODD；教会父母如何更好地使用正性注意、奖励和切实的强化物；指导父母更好地使用指令；帮助父母建立家庭代币制；教会父母使用惩罚策略；帮助父母管理儿童在公共场所的行为；指导父母使用儿童的每日在校行为报告卡。

培训对象为管理 4～12 岁 ADHD 儿童的成人，并且儿童的 ADHD 症状破坏了家庭功能和增加了父母抚养的压力。培训内容共分 10 个步骤，有理论，更多的是可操作的方法和技巧。

培训方式：给父母每周上 1～2 小时的理论课，布置家庭作业，并要求父母回去试用所教方法，做好记录。下次上课检查作业，在实际操作中如发现问题，可进行进一步的指导和讨论。该培训内容丰富，作为治疗师既要有扎实的理论知识，又要有一定的实际经验，尤其要随时准备回答父母当场提出的问题。因此，治疗师自身需要经过严格的培训后才能对家长实施该培训。在取得巴克利同意的情况下，本书现对该培训作一概要介绍。具体步骤如下：

1. 介绍有关 ADHD 的信息

本步骤的培训目标是：向父母简要介绍 ADHD 的原因、进程、危险因素、有效和无效的治疗方法。

尽可能简明扼要地向父母介绍以下内容：该培训项目所要达到的目标；ADHD 概念的发展史，让父母熟悉 ADHD 的相关术语；ADHD 的核心症状和诊断标准；ADHD 患者生活中所遭遇的问题；最新的关于 ADHD 的发展进程的信息；ADHD 的病因。告诉父母大多数 ADHD 是一种先天的生物因素决定的气质类型，该气质类型导致儿童出现多动、冲动和注意缺陷；需要采用多方法的评估，多模式的干预治疗。以上信息尽量采用通俗易懂的语言传达给父母。

另外需要注意的是，对 ADHD 普遍的症状描述容易让父母产生误解，认为他们的子女以后的生活注定会失败。这时候，治疗师必须澄清两件事：①一般 ADHD 患者的问题并不一定会发生在每一位 ADHD 患者身上。②人的一生是由多种因素决定的，ADHD 只是其中之一，尽管比较重要。

通过让父母积极参与讨论（如提问）表达出对以上内容的情绪反应，对培训有什么期待等，能获得更好的治疗效果。在听完有关 ADHD 的信息后，父母可能会震惊、羞愧、悲伤或愤怒。这种情况下，治疗师可以通过认知重建和其他的认知治疗方法来处理这些负性情绪。还有的父母可能会对治疗结果产生不切实际的预期，认为通过治疗，孩子的行为问题会很快得到彻底解决。治疗师要告诉这些父母，迄今为止还没有任何治疗方法能彻底治愈

ADHD 儿童，但通过行为治疗儿童的情况会慢慢得到改善。

此外，还必须提醒父母，要把在培训课程上学到的知识和技术应用到日常的儿童教养方式中。一部分父母会在培训课程结束后，继续运用所学知识和技术来管理儿童行为。这样，儿童的行为问题得到改善的机会就会大大增加。

2. 理解亲子关系

本步骤的培训目标是：①让父母知道儿童破坏性行为的原因；②纠正父母对于儿童破坏性行为的错误想法；③识别每个家庭中儿童破坏性行为的具体原因；④通过 ABC 模型（antecedent - behavior - consequence model，先行事件—行为—后果）讨论行为管理的基本原则。

培训内容：回顾自上期培训后发生的事情；让父母讨论他们关于儿童破坏性行为原因的看法；介绍四因素模型，即儿童的特点、父母特点、家庭应激事件、父母破坏性的教养方式；父母培训的目的是改善父母的教养方式。

让父母了解以下因素会单独或综合引发儿童问题行为问题：

(1) 儿童的特点。如一些儿童天生就具有发展出破坏性行为的心理特征，可伴有不同程度的注意缺陷、冲动和易激惹。或者有的儿童发育早期就表现出困难气质；儿童的外貌、运动协调性、力量、精力和总的体力在某种程度上也影响其与他人的交往；儿童的发展能力会成为其出现行为问题的危险因素。

(2) 父母的特点。如父母人格特质、心理疾病、躯体障碍和发育障碍等对儿童问题的产生有重要影响。

(3) 家庭应激事件。父母的婚姻问题、家庭成员的健康问题、经济问题、工作压力也对儿童行为问题的产生有重要影响。

(4) 教养方式。父母对儿童过多和过于严厉的批评，过于溺爱儿童，父母行为的不一致，这些因素的影响也比较大。

虽然教养方式不是 ADHD 的原因，但会增加儿童的问题行为。培训的目标就是帮助父母发展出建设性的教养方式。所以，要先向父母简单介绍行为管理一般原则，如正强化，忽视和惩罚等策略，为以后具体的行为管理做准备。

ABC 模型指出，先行事件和结果会影响儿童的行为，通过改变先行事件和结果就能改变儿童的问题行为。这里需要治疗师特别注意的是，要告诉父母负强化在父母要求和儿童不服从行为的问题中的作用，即父母的要求和儿童的不服从行为之间的循环会导致父母产生负面情绪和亲子关系紧张。本阶段培训能澄清父母对儿童对立行为的误解。

3. 提高父母的积极关注能力

本步骤的培训目标包括：①让父母重视积极关注在人际交往中的作用；②教会父母注意儿童行为的方法；③鼓励父母在家使用这些关注技巧；④改善亲子关系。

本步骤的培训内容包括：讨论父母与儿童的互动方式；讨论关注技巧和特殊时间法；让父母训练关注技巧；讨论父母的反应和关注。

本步骤开始时讨论积极关注对任何年龄阶段的个体都具有重要意义。因为儿童经常表现出令人反感的行为，所以许多父母会采取不理睬的态度或对儿童进行责骂甚至殴打。父母的这种教养方式会导致儿童更多的反抗，形成一种恶性循环。

通过“特殊时间法”可以打破上述循环。这里说的“特殊时间”并不是简单地安排时间陪儿童，而是要求父母留出专门的时间采用非指导性的方式和态度对待儿童的行为。其中参与儿童游戏是最好的“特殊时间法”实施方式。游戏的内容和方式让儿童自己选择。在游戏时间父母要完全投入，不要对儿童的游戏进行指导和纠正。这样父母才能从另外的角度去审视儿童的行为，尤其是提供一个机会，让父母能看到孩子好的一面，忽视儿童的不良行为，积极关注儿童的服从行为和亲社会行为，并给予口头表扬或物质奖励。

父母的这种积极关注会帮助重塑良好的亲子关系。但需要注意的是，“特殊时间法”施行起来对父母本身也是一种挑战，需要父母有足够的耐心和毅力，并且要根据自身情况综合考虑，制定合适的目标。这阶段的培训课程结束前要给父母布置家庭作用，并在下次课程时检查和讨论。

家庭作业包括：在家里训练注意技巧，并在“特殊时间”训练看到孩子好的方面。记录训练情况，尝试在其他时间也使用注意技巧。

4. 拓展积极关注情境，提高儿童的服从性

本步骤的目标包括：①教会父母延伸积极关注的情境；②培训父母如何有效地对孩子发出指令；③教育父母要更关注儿童的非破坏性行为；④加强父母的监管。

本步骤的培训内容包括：检查作业；向父母解释如何把积极关注延伸到工作环境以提高服从性；关注要及时、真诚，并且贯穿任务始终；讨论在哪种情况下儿童会打扰父母的活动；注意儿童是如何因破坏性行为而获得关注的；讨论增加儿童的独自游戏时间。

一旦父母能熟练地使用积极关注技巧，那么下一步就要着手把该技巧延

伸到其他情境。尤其是在父母忙于其他事情如做饭、会客时，要通过积极关注增加儿童的独自游戏时间。大多数父母能轻易地想出各种儿童不听话的情境，但却很难想出儿童服从的情境。有些父母甚至认为孩子从来没听过话。

诚然，ADHD 儿童会经常表现出违抗行为。作为父母也应该反思自己有没有无意中忽视了儿童的服从行为。在认知治疗师看来，父母选择性地关注了儿童行为的消极面。行为治疗师则认为父母通过忽视服从行为打击了儿童的服从性，通过关注不服从行为鼓励了不服从。

因此，只要儿童表现出服从行为，父母就要积极关注。此外，对儿童下达指令的方式也很重要。其技巧有：

（1）指令必须是父母希望服从的；

（2）指令要明确，避免出现疑问性话语；

（3）指令要尽量简单，一次指令不要安排多个任务；

（4）在发出指令时应该减少外界干扰，以增强儿童的注意力；

（5）父母在发出指令时要与儿童有目光的交流，这样会提高儿童服从的可能性；

（6）让儿童向父母重复指令；

（7）限定儿童完成任务的时间；

（8）把任务的步骤写在卡片上。

本步骤也给父母安排了家庭作业，包括：训练关注儿童的独自游戏；继续积极关注儿童的服从行为；开始向儿童发出指令。

5. 建立家庭代币制

本步骤的目标是：①建立一个系统化的、可预测、能激发儿童服从行为的方案；②根据儿童的表现给予奖励，如看一个小时电视；③教会父母家庭代币制的原理。

本步骤的内容包括：检查上次培训所布置的家庭作业；讨论建立一个人为的奖励计划；介绍家庭代币制的优势；列出可能会让儿童感兴趣和具有动机价值的特权；罗列出需要儿童完成的家庭杂务和作业；给每个任务分配一定分值的奖励；提醒家长，在建立代币制的第一个星期内，禁止使用惩罚手段。

如前所述，代币制是提高行为发生率的一种技术，运用代币制并编制一套相应的奖励系统，对符合要求的行为进行表扬和奖励。代币可以是扑克牌、记分卡等，它们起着表征作用，能换取一定的强化物。

这一阶段培训课程的主要任务是帮助父母建立基于奖励的家庭代币制。

这种代币制能给儿童的行为提供外部的动机，使他们能完成一些他们原来不感兴趣的任务。仅依靠积极关注和忽视来管理儿童的行为显然是不够的，儿童需要一些具体和有意义的奖励。

通过回顾和精炼以上所述的技巧，父母此时可以对儿童的特权和权利做一个有意义的探讨。这种探讨可以提醒父母，他们可能在无意中混淆了儿童的特权和权利。然后要求父母初步制定出：①对儿童具有动机价值的特权(至少 12 个特权)；②父母希望儿童能做好的任务和作业。然后给每个任务分配一定的奖励分值。只要儿童完成任务，就立即给儿童相应分值的奖励。

在建立家庭代币制时，有几个原则需要父母注意：

(1) 明确你希望儿童表现的行为，并确保儿童理解。避免使用模糊词语，如“你要听话”，而应该提出具体的要求，如“把玩具捡起来并摆放整齐”。

(2) 确保你希望儿童表现的行为是现实的，即儿童能做到的，不要对儿童提出过高的要求。例如，要求一个 5 岁的儿童能安静地坐在餐桌上吃饭是不现实的，因为这个年龄的大多数儿童都做不到。

(3) 不要让儿童一次完成太多不同的任务。要针对儿童的核心问题提出要求，而不要尝试面面俱到，那样会让儿童有挫败感。

(4) 让儿童参与选择他希望得到的奖励，但最终决定权还在父母。奖励要每天都有，这样能让他经常有成功的体验。另外，奖励也不应该太大，动不动就买昂贵的汽车玩具或去游乐场玩是不合适的。奖励可以是看半个小时电视、邀请朋友来家做客或每个星期有 20 块钱的零花钱。

(5) 要让儿童有成功的体验。让儿童体验到成功是为了维持和增强儿童的服从的动机。

(6) 奖励要有连续性和一致性。只要儿童表现出服从行为，必须及时给予相应分值的奖励。如果这次表现出的行为受到了奖励，而下一次却没有，那对儿童行为的维持会是致命的打击。对于 9 岁或更小的儿童，可以使用扑克牌作为奖励的凭证；对于 9 岁以上的儿童把奖励记录在笔记本上就可以了。如果儿童任务完成得特别好，可以给一些额外的奖励。如父母让儿童去洗碗，儿童很快就去做了，没有抱怨，态度积极，这时可以多给儿童一张扑克牌，并向他说明这是对于他表现好的额外奖励。

关于儿童积分如何使用的问题，巴克利建议每天挣的分数中有 2/3 要当天花完，剩下 1/3 儿童可以攒起来，用于中长期的奖励。需要特别提醒家长的是，在建立代币制的第一个星期内，不能惩罚儿童或没收奖励，因为这样可能会打击儿童的信心。父母要多给奖励，即使很小的服从行为。但奖励的前提是儿童必须在父母第一次要求时就完成任务。多次要求后才完成的行为不要给予奖励。另外，治疗师要鼓励父母长期使用这种代币制（至少8周），让父母熟悉和适应处理儿童服从行为的方式并发展出积极的亲子互动模式。

6. 将反应代价引入家庭代币制

本步骤的目标是：介绍针对不良行为的惩罚，即反应代价。

本步骤的内容是：检查作业；对代币制进行调整；解释如何使用反应代价。

如前所述，反应代价是降低行为发生率的一种技术，是为了使某种行为不再发生或尽可能少发生，在该行为发生后使行为者失去自己所拥有的部分强化物的一种行为干预技术。父母执行家庭代币制已经一段时间后，肯定会有一些问题出现，需要专家解释和澄清，并对代币制给予进一步的建议。

此时可以介绍反应代价，并考虑在干预计划中加入惩罚。建议父母如果儿童没能完成在家庭代币制中一般可以完成的任务，可以扣分或拿走扑克牌。在此阶段还需要制定出对儿童进行惩罚的具体行为，如儿童顶嘴、打人等，如果犯了也要罚分数。

反应代价要和奖励等值，如儿童因为按时上床睡觉就奖励一颗红星，同样，如果儿童不按时上床睡觉就没收一颗红星。儿童通过上个星期的努力已经赢得了一些奖励（强化物），就有一种持有所拥有强化物的心理倾向。一旦儿童因为某种行为而失去了这样的强化物，儿童就会尽可能不再出现这样的行为，以免付出自己不愿意付出的代价。运用反应代价时父母要注意可能产生的副作用，儿童可能因多次被剥夺强化物，内心产生过多的挫折情绪，并与父母产生对立情绪。因此在儿童情绪低落时不要使用反应代价。可以用暂时隔离法代替，既达到了惩罚的目的，又不至于让儿童损失太多的代币。

7. 使用暂时隔离法

本步骤的培训目标是：①教会父母使用暂时隔离法；②与父母讨论备用方法，以应对儿童不执行暂时隔离的情况；③选择一个或两个行为进行暂时隔离。

本步骤的培训内容包括：

（1）讨论暂时隔离法，向父母解释发出指令的三个步骤：发出指令、给予警告、把儿童暂时隔离。

（2）列出需要儿童遵守的家庭规则，让父母选择执行暂时隔离的地点。

（3）解释结束暂时隔离的标准：完成最短时间的隔离，能安静下来，同意遵守父母的指令。

(4) 让父母选择儿童逃离暂时隔离的后果：收回加倍的代币、增加暂时隔离的时间、把儿童单独放在一个没有玩具的房间并锁门。

(5) 讨论父母对暂时隔离法的反应，让父母选择一个或两个行为施行暂时隔离。

家庭代币制并不是万能的，儿童在某些时刻、某种情境还有可能出现不良行为。在上述方法已经熟练并成功实施的情况下，针对儿童的一两种严重的不良行为，可以尝试使用暂时隔离法。

暂时隔离是指儿童由于行为问题而短时间内失去接近正强化的机会。暂时隔离的典型情况是关禁闭，即将儿童关在房间内。这个房间应该是安全的（避免儿童自伤）、布置简单的（没有玩具等儿童感兴趣的东西）。另外，房间还应该有单向观察窗，这样父母能看到儿童在房间里的活动。

暂时隔离特别适用于儿童处在自己喜欢的环境中的时候，当环境中有正性强化活动，即有儿童感兴趣的事物和活动的时候，实施起来效果才好。如果本身儿童就想逃避某个环境，这时候让他暂时隔离是起不到作用的。

此外，隔离的时间应该是短暂的，一般为 1～10 分钟。如果在隔离时间内儿童还出现问题行为，可以适当延长（一般延长 1 分钟左右），直到儿童停止问题行为，然后儿童可以回去继续玩耍。培训师还应该和父母讨论儿童在隔离时间逃跑的问题，并想出应对方法。因为隔离的环境是儿童厌恶的，儿童可能会试图离开，但为了暂时隔离有效，父母必须保证儿童充足的隔离时间。如果儿童提前离开隔离室，父母必须把他带回去。关于如何实施暂时隔离，治疗师要向父母强调，在实施暂时隔离时父母的态度要平静并且没有情绪反应，不同情也不责骂孩子，因为这样可能会减弱暂时隔离的效果。

暂时隔离时的安全问题是父母首要考虑的，所以在隔离期间，父母不能离开，要始终观察儿童的行为，确保儿童的安全。尤其是儿童如果曾经有过自伤行为，父母更要警惕。如果父母当时很忙，没时间看管儿童在房间内关禁闭，可以考虑在活动范围不远处放置一张椅子，然后把儿童带过去，命令他坐在椅子上，告诉他没有你的允许不许离开。注意椅子应该远离墙壁，以防儿童踢墙，也别让他有任何能在椅子上玩或摆弄的东西。

实施暂时隔离法的一般步骤是：

(1) 当儿童出现不服从行为时，对其提出警告，如“如果你现在不去把脏衣服放进洗衣机的话，你就坐到那把椅子上去”。

(2) 开始倒数 10 秒，如果数到 1，儿童还没按照要求去做的话，就跟他说：“你没照我说的去做，你现在必须做到那把椅子上去。”

（3）把儿童带到椅子那，并让他坐下。跟他说："坐下，直到我允许你起来为止。"此时父母的声音应该要略大且要坚定，以对儿童产生一定的威慑力。

（4）根据儿童的年龄和行为的恶劣程度决定儿童受惩罚的时间。一般是每增加一岁就多惩罚一分钟。对较严重的不良行为，每一岁增加两分钟的禁闭时间。

（5）如果禁闭时间结束时，儿童还未安静下来或没按照父母要求去做，可适当延长禁闭时间。

（6）等到儿童安静下来并同意按照父母要求去做时，结束惩罚。

8. 管理公共场所的不服从行为

本步骤的目标是：①教会家长将以前所学方法稍加修改并用于管理儿童在公共场所的行为；②通过认知重建技术，帮助父母处理在公共场所管理儿童给父母自身心理和情绪造成的压力。

一旦父母能在家里熟练地运用上述方法管理儿童的行为，此时的关注焦点就可以放在儿童在公共场所的行为上。ADHD 儿童的父母通常最苦恼的事情是儿童在公共场所很容易失控，这让父母很尴尬。管与不管似乎都有为难之处。如果不管，众人可能认为儿童的失控行为是由于缺少教养。可是在公共场所打骂儿童似乎也是一件很让父母难堪的事。

研究者认为，首先要让父母明白儿童在公共场所的行为是应该管理的。其次要帮助父母克服尴尬心理。其实在公共场所合理地管教儿童并不是丢脸的事，而且如果你能迅速地控制儿童的失控行为，人们会给你投来钦佩的目光。通常父母采用恐吓的手段来管理儿童在公共场合的失控行为，如"回家再收拾你"，我们知道这种事后惩罚是没有用的。

这一步骤就是要指导父母如何正确地使用代币制和暂时隔离法来管理儿童在公共场合的行为。

（1）父母要回想并列出儿童在什么时间、地点容易发生违抗行为。大多数父母发现儿童容易在超市、百货商场、电影院和餐馆等地方出现不服从行为。

（2）制定出儿童在公共场合需要遵守的规则，并将其告诉儿童。规则应该简单明了，这样儿童容易理解并记住。还要告诉儿童如果遵守规则会有哪些奖励，违反规则会有哪些惩罚。

（3）在进入公共场合之前，要向儿童讲述规则和奖惩办法，并要求儿童复述规则的内容，以检查儿童有没有理解和记住。

(4) 进入公共场合以后，父母要时刻注意儿童的一言一行。如果儿童表现良好，没有出现失控行为，父母要表扬和奖励儿童，这样会鼓励儿童的合作行为。如儿童在餐厅里没有到处乱跑、乱拿东西的话，父母应该表扬儿童："你今天表现很乖，妈妈奖励你十分，回家以后你还可以多看半个小时电视。"

(5) 如果儿童表现出不服从行为，父母可以使用反应代价法，即罚代币。如果这样还不能控制儿童的行为，此时父母就应该考虑使用暂时隔离法。在使用暂时隔离法之前，一定要先对儿童提出警告。在警告没用的前提下，告诉儿童要对他进行暂时隔离。在公共场合使用暂时隔离相对在家里会困难一些，但这并不会难倒用心的父母。在你进入某公共场合之前，要先观察地形，选择合适的暂时隔离的地方。商店中央的梁柱可以作为施行暂时隔离的地方，还可以把儿童带到洗手间，让他在里面待上几分钟。发挥你的想象力，只要是枯燥无味的地方，都可以作为使用暂时隔离的好地方。如果商场内部没有合适的地方，可以把儿童带到商场外面去，让他面朝墙禁闭。还可以把孩子带回车里，让他坐在后座上，父母坐在前座或站在外面。如果找不到合适的地方使用暂时隔离，父母可以拿出随身带的笔记本记录下儿童的失控行为，回家以后再进行惩罚。父母还可以用照相机拍下儿童在公共场合受罚的画面，在下次进入公共场合之前给儿童看，这样可以提醒儿童违反规则可能受到的惩罚。

在公共场合的暂时隔离时间一般只要在家隔离时间的一半就足够了，因为在公共场合有丰富的具有正强化作用的活动。暂时隔离的终止条件和在家里时一样。当然，父母可以布置一些有意思的活动让儿童做，如让儿童帮助查看购物清单要求买什么东西。这样儿童有事可做，也可以减少他们的失控行为。

9. 通过家庭的帮助改善儿童的学校行为

该步骤的培训目的是：与父母讨论儿童在校行为问题的性质；训练父母把每日学校行为报告卡和家庭代币制相结合使用。

ADHD 儿童在学校可能表现出问题行为。针对儿童在学校的不良行为，学校干预应运而生，并显示出很好的治疗效果。这方面前面已作详细介绍，这里重点介绍基于每日学校行为报告卡制度来管理儿童在校行为。两者分开介绍并不意味它们是无关的，恰恰相反，学校干预和每日学校行为报告卡制度是紧密联系在一起的。

每日学校行为报告卡是指教师每天观察儿童在校期间的良好行为和不良行为，并由教师记录在一张卡片上，让儿童带回家交给父母。父母通过每日学校行为报告卡来了解儿童在学校的表现。通过和家庭代币制相结合，即根据儿童在校的表现，给已经存在的家庭代币制增加或减去奖励分数。

实行每日学校行为报告卡制度的关键是教师的配合。教师的价值观会影响到他是否愿意帮助你实行这个方法。如果教师认为儿童的破坏行为只要不影响到他的教学，他就不加以管理，或即使管理，办法也只是粗暴的惩罚。这样我们就很难取得教师的配合。当然父母也可以通过各种手段来获得教师的帮助。如果父母通过努力还无法取得教师的合作，可以考虑把儿童转到一个愿意配合的教师的班级里。在小学阶段，由于教师和学生待在一起的时间比较长。因此，教师比较了解儿童在校的行为表现。父母可以询问教师儿童在校的最大问题是什么，出现在什么地方，是上课时还是课间；与教师讨论每日报告儿童行为的内容和方式。

父母还要向儿童解释，这样做是为了帮助他克服在学校表现出的行为问题。教师将留意他的行为，包括在课堂上和课间休息时的行为；并且每天要给家长一张他在校行为的报告卡。父母检查报告卡后，根据教师当天的评分，给已经存在的家庭代币制度增加或减去奖励分数。父母至少要实行该系统两周时间。父母还要计划好每隔几周和教师见面，讨论儿童的进步并修改报告卡的内容，即儿童已经稳定改善的行为，如上课的时候不会再到处走动。此时可以考虑把这个行为从每日报告卡里删除并增加新的内容。

10. 管理未来的不良行为

该步骤的培训目标包括：①鼓励父母考虑儿童未来可能出现的行为问题及应对策略；②准备结束培训课程。

经过前面九个步骤的学习，父母已经基本掌握了应对儿童不良行为的方法。本步骤的培训是为了鼓励父母思考儿童未来可能会出现的行为问题，并如何运用所学方法解决这些问题。父母在未来会停止使用该培训课程所教的方法，但要慢慢地停止，并且要先告知儿童并解释为什么要这么做。在确定儿童的问题行为已经消失的情况下，再开始考虑停止使用家庭代币制、惩罚和每日学校行为报告卡制度。如果儿童在家表现很好，但在学校还有不良行为，此时要继续使用每日行为报告卡和家庭代币制。儿童在成长过程中可能会遇到新的问题，当儿童不能很好地处理时，可能会出现新的行为问题。这时候父母不要急着重新使用家庭代币制，首先要弄清楚儿童为什么又不听话了，要提前预想到儿童生活环境的变化可能对儿童造成的影响，并想出对策。

以上十步法培训课程主要适用于 2 ~ 11 岁儿童的家长。研究表明，64% 的家庭在运用这个方法以后，儿童的破坏性行为有显著的减少或完全消失。

如果把父母培训与问题解决方法培训、交流训练和认知重建法结合起来，效果更好，尤其能显著减少儿童的辍学率。

以下是一个针对 ADHD 儿童采用家庭干预的案例。

毛毛（化名），男，9 岁，小学四年级学生。毛毛的妈妈说毛毛从生下来第一天就是个很难带的孩子。在婴儿期他就睡眠较少，极少有一次睡几个小时，有时甚至整夜不睡觉，醒的时候也经常大哭大闹。此外，毛毛经常会腹痛、喜怒无常，在难过的时候很难哄。当毛毛学走路的时候，问题就更加严重了。他经常会做很危险的事，甚至弄伤自己。

毛毛从幼儿园开始多动症状表现就比较明显，而且情况有增无减。主要表现在上课时不遵守纪律，爱动手摸同学，扯前面同学的头发，东张西望，转身拉别的同学和他讲话，好晃椅子，东摸西摸，玩小东西。经常招惹同桌或附近的同学，注意力不集中。好搞"恶作剧"，有时故意推别人，又满不在乎。毛毛和同学的关系很差，因为他霸道、好斗，要求别人按他的方式做游戏或照他的意思行事，完全不考虑别人的感受。所以他遭到大多数同学的排斥，大家都不愿意和他玩。毛毛在家里的表现也很差，任性、冲动，遇到想办的事情但父母不能满足时，便火气冲天，大喊大叫，甚至离家出走。此外，毛毛的精力特别充沛，看武打片电视节目，可以连看两个小时，兴趣很浓。作业不认真、不主动去完成，边做作业边玩，注意力难以集中。通过和家长交流及平时的细心观察，得知他的脑子并不笨，学习认真起来比一般同学接受还快，但因为好动分心，在班里成绩排在倒数第五左右，甚至出现不及格现象。

毛毛的爸爸比较粗暴，工作很累，工资却不高，看到孩子好动、不听话，烦了就骂，急了就打。只要教师告知家长毛毛上课不听课好动或招惹同学，回家肯定挨揍。妈妈又劝不动他爸爸，有时孩子发脾气，摔坏东西，妈妈只是叹息，看到爸爸打孩子时也只是自己偷偷地掉眼泪。

后来班主任到毛毛家做家访，并建议毛毛父母带毛毛到医院去做 ADHD 检查。虽然毛毛的父母对 ADHD 没有了解，但还是带毛毛去医院了。医生的诊断结果证实了班主任的猜测，毛毛患了多动症（ADHD）。医生向毛毛的父母描述毛毛是个典型的多动症患儿：不专心、很难持续完成一件事、冲动、行动前不假思索、多动、停不下来。就像大多数的多动症患儿一样，毛毛的症状其实在幼儿园阶段就已经非常明显，但直到他的行为问题在学校环境下表现出来，才得到诊断。这也是很普遍的现象。

此外，毛毛还出现了很多多动症患儿会有的另外一个行为问题，即对立违抗障碍（ODD），表现为：反抗、对立、怨恨别人，尤其是父母。

关于治疗方法，医生建议服药治疗 ADHD。这极大地改善了毛毛的多动、冲动、易分心和对立行为。毛毛的妈妈还参加了父母培训班，学习如何以更科学有效的方法处理毛毛在家里的问题，以及配合教师管理他在学校遇到的问题。

该培训课程的第一步是父母正确地关注孩子，即学会用一些简单的表扬来鼓励孩子的良好行为，并减少对负性行为的关注，以此增加儿童的信心，以及与父母之间的情感连接。在此阶段，父母每天要抽出 15 ~ 20 分钟的时间和孩子待在一起，这段时间完全是以孩子为主导，没有命令和责备。通过第一阶段的学习和施行，毛毛的家庭气氛和谐了许多，争吵也少了。

第二步是在表扬的基础上，增加奖励。在某些情况下，表扬似乎显得乏力，那么这时候就该让奖励大显身手了。行为主义认为，行为的后果会极大地影响该行为以后发生的概率。尤其是对多动症患儿，其即刻满足的动机非常强烈。此阶段，要通过奖励来吸引儿童按照父母的要求行事。父母和儿童共同协商奖励的内容和计划表。计划表的内容包括，在何种情况下，表现什么样的行为会得到多少分值，这些分值累计起来可以兑换一定的奖励。这个阶段后期，毛毛的服从行为明显增多了，能帮着妈妈做家务活，并且能认真完成家庭作业。

当奖励方法稳定有效地施行一段时间以后，就可以进入第三阶段，即使用惩罚和暂时隔离法。此时，针对儿童的不良行为，如顶嘴、打人等，可以进行温和的惩罚。将惩罚与之前制定的奖励计划表相联系，如果儿童犯错，就扣掉一定的分值。由于儿童尝到了已有奖励的甜头，格外珍惜这些分值，因而一定分值的丧失就起到了惩罚的作用。此类惩罚的使用能有效地减少儿童的违抗行为，而又不会像打骂那样给儿童造成身心上的伤害。当上述惩罚不能立即奏效时，可使用暂时隔离法。

暂时隔离的典型情况是关禁闭，即将儿童关在房间内或强制其坐在指定的椅子上。暂时隔离的时间一般不要过长，以 10 分钟为宜。可随儿童年龄的增加而适当增加暂时隔离时间。有次，毛毛的妈妈让其收拾一下饭桌，准备吃饭，而毛毛这时正在看电视，没有回应妈妈。妈妈又叫了几声，毛毛还是没有回应。于是，妈妈关了电视，并要求毛毛出去吃饭。毛毛又去打开电视。妈妈去关，毛毛又去开。这样来回几次以后，妈妈真的生气了，拉着毛毛到另外一个房间，并让他坐在一个椅子上，不允许离开。10 分钟过后，妈妈回来了，对毛毛明确地说："如果现在去吃饭，你就可以不用坐在这了。"于是毛毛很听话地去吃饭了。

带多动症儿童到公共场所，对父母来说也是一个大的挑战。一般会把父母搞得狼狈不堪，颜面尽失。但是，运用上述方法，并提前设想可能会出现的情况，制订计划，就可以避免陷入尴尬的境地。上述方法还可以用于管理儿童在学校的行为，通过每日学校报告卡了解儿童在学校的表现，并与奖励计划表相结合。在校的良好行为可以与在家里的表现一样获得奖励，从而鼓励儿童在课堂上认真学习，减少分心和提高成绩。

药物治疗和行为疗法已经把毛毛的生活重新带上了正轨。毛毛不会再为做不完作业而与父母争吵。很多时候他也学会了与父母协商，与朋友相处也更加懂得礼让。虽然有时候还是会和同学发生争执，但这样的情况变得少见了。上课时候注意听讲的时间显著增加，成绩也显著提高了，已达到班级中等水平。当然，为了巩固效果，这个家庭还需要继续努力，才能更好地享受生活给他们带来的一切。

第五节　多动症的药物治疗

用于 ADHD 患者的治疗方法中，药物治疗是一种重要的常用治疗方法。药物治疗的目的是为了增强自我控制能力，提高主动注意力以及延长注意时间，减少多动、冲动和发脾气等症状。在诸多 ADHD 的干预方法中，药物治疗是见效最快的，因此也备受医生欢迎。

不过药物治疗也有一些不足。例如，虽然药物治疗较之其他疗法见效快，但药物治疗其实治标不治本，它只能缓解症状而不能根治疾病。在药物治疗的同时，辅以行为疗法等其他办法对于患者的症状缓解会更有帮助。辅以其他疗法，患者的服药量可以相应减少一些。另外，尽管药物治疗的效果明显，但很多家长不愿意尝试，他们担心长期服用药物会影响孩子的大脑发育，而且认为随着孩子慢慢长大，症状就会自然消失。

可见，针对药物治疗，ADHD 患者的家长会有抵触心理。这也是我们之所以在前面用很大篇幅介绍认知干预和行为干预的主要原因。但不管怎么说，我们还是要认识到药物在干预 ADHD 问题的重要作用。只是治疗时，要到正规的医院，在医生的建议下，配以适合孩子的药物。

目前用于治疗 ADHD 的药物大致可以分为四类，分别是中枢兴奋剂、去甲肾上腺素再摄取抑制剂、抗抑郁药以及抗高血压药。下面针对每种类别介绍一些常用的药物。

一、中枢兴奋剂

中枢兴奋剂的主要功能是提高注意能力。哌甲酯和苯丙胺是常用的中枢兴奋剂。匹莫林是另一种长效的中枢兴奋剂，但由于被报道会导致肝中毒，也就不再作为处方药了。

中枢兴奋剂可以分为短效、中效和缓效剂型三种。它们的区别是作用时间不同。刚开始治疗时，可以服用短效剂型，便于确定最佳的药量。缓效剂型可以只在家服用，不用在学校继续服用，比较方便。下面就以哌甲酯和苯丙胺为例进行介绍。

用法与用量：哌甲酯的疗效与使用的剂量之间有直接的关系，特别是进行需要集中注意力的任务时。只要较低的剂量（0.3mg/kg）就可以提高认知活动和学习能力，然而太高的剂量（1.0mg/kg）会损害学习，但可以改善社会行为能力。不过有研究发现，患儿的学习成绩并没有随着哌甲酯剂量的变化而变化，但大剂量可以延长行为改善的时间。在早上服用较低的剂量（0.3mg/kg），下午就没有药效了。早上服用较高的剂量（1.0mg/kg），下午的时候还能改善行为，但不能提升课程的学习效果。分次服用小剂量的哌甲酯比一次性服用大剂量的哌甲酯，对患儿的学业成绩和行为都更有利，但服用小剂量的哌甲酯药效持续的时间不长，所以要多次服用来保持药效。通过评估学业、认知、行为执行方面的活动，来判断每个儿童哌甲酯的最佳服用量。

通常一天需要服用2~3次的哌甲酯，时间在早饭后和学校的午饭时间。如果有需要，下午3~4点间还可以再服用一次。5岁或大于5岁的儿童，最初服用的剂量是5mg，一天服用2~3次，剂量与年龄和体重无关。如果认为有必要增加剂量，必须慢慢地加量，每天增加2.5mg。当剂量大于10mg时，每天服用2~3次没有什么帮助，还会带来副作用。很少有孩子需要在早上服用15~20mg的剂量来获得更好的学习效果。通常，如果少量或中等剂量的哌甲酯没有什么疗效，就要再次进行诊断，选择其他治疗方法。

可以根据需要确定每天服用2次还是3次的哌甲酯。每天服用2次哌甲酯可以帮助孩子在学校表现良好，但回到家之后效果就消失了。如果每天服用3次，在家还可以保持良好的药效，有助于孩子完成家庭作业以及促进亲子关系。低年级可以每天服用2次，但高年级在不影响睡眠的情况下，每天可以服用3~4次，因为高年级学业任务比较重，需要多服用1~2次来帮助他们更好地完成学业任务。6岁以下的儿童一般不使用哌甲酯，但加拿大渥太华大学的一项研究表明，保守的哌甲酯剂量对幼儿园的ADHD孩子的学习和行为有利。

哌甲酯的三种不同剂型介绍如下：

1. 短效剂型

利他林和美特林都是短效剂型，见效很快，1~2小时血液中的浓度达到最高，药效的持续时间是3~4小时，相对来说比较短。白天3.5~4小时就要再服用一次药来保持药效。服用短效剂型的优点是副作用持续的时间比较短。利他林可以在需要的时候吃，如学习时，在周末或度假时可以停药。利他林需要吞服，而不是咀嚼，所以对于年龄小的孩子来说不太好服用。美特林是咀嚼片，可以作为不能吞服时的解决方法。为了防止在回家的路上药效消失，可以在下午3点时服用2.5mg的哌甲酯，或用长效剂型代替短效剂型。

2. 中效剂型

利他林-SR，大约持续7~8小时，但疗效不稳定，因人而异。服用常规的药片会导致回家途中药效消失，或不方便在学校中服用药物时，可以尝试服用利他林-SR。利他林-SR比短效剂型更少地引起焦虑和不安。美特林-ER和利他林-SR有相似的吸收特征。这些中效剂型，服用后4~5小时血液中浓度达到最高，持续作用时间7~8小时。

3. 缓效剂型

缓效剂型的药效持续时间从7~8小时到10~12小时。事实上个体的药效持续时间会出现变化。缓效剂型最经常出现失眠的副作用。专注达是口服的渗透性药物，有效时间为12小时。与其他缓效剂型一样，专注达服用后1~2小时和6~8小时，血液中的浓度都可以达到最高。它对于年龄较大的儿童和青少年较为适用。

利他林-XR也是一种缓效剂型，一天服用一次。在服用1.5小时和6.5小时后血液中的浓度达到最高，药效可持续10~12小时，存在和其他缓效剂型类似的副作用。

Metadate CD也是一种缓效剂型，30%的胶囊起作用比较快，1~2小时血液中的浓度就可以达到峰值，另外70%的胶囊起作用比较慢，4~5小时血液中的浓度才可以达到峰值，持续时间为10~12小时。

不良反应：服用药物通常会有一些副作用，包括失眠、心悸、口干、心跳过快、食欲不振、呕吐、头痛、体重减轻和焦虑等。少数还会出现精神错乱、痉挛、皮疹和生长减速的副作用。还有极少数出现了脱发和肝脏功能失调的结果。如果服药后出现副作用，要及时和医生联系沟通，可以通过减少药量或停药来减少甚至消除副作用。

好处：服用中枢兴奋性不但可以出现更多专注的行为，还可以有更大的注意广度和更少的躁动与冲动。视知觉，眼和手的协调，绘画和书写都得到了提高，家庭作业也可以完成得更好。有一篇论文综述报告了 7 个不同的利他林实验，一共有 337 个 ADHD 儿童，平均有 83% 的 ADHD 儿童服用利他林后，他们的上述能力有了提升。随后还有很多实验也证实了这个结果。巴克利等（1991）和汉登（Handen，1994）都证实了哌甲酯对于治疗躁动、冲动、不专心的儿童是最有疗效的。

道格拉斯等（1995）证实，服用哌甲酯不会影响孩子思维的创造性和灵活性。ADHD 儿童经常会碰到的一个问题就是和同龄人的关系。他们攻击性较强，话比较多，蛮横，不善于与人沟通。用中枢兴奋剂进行治疗，可以帮助儿童遵循父母和教师的要求，也能够被同伴所接受，促进社会互动。

除了哌甲酯，常用的还有苯丙胺也叫安非他命。其中苯丙胺的右旋体，也就是右旋苯丙胺，也是短效剂型，但和利他林相比，维持良好行为的时间会更长一点。右旋安非他命持续的时间比较久，大约 12 小时，服用后 7 ~ 8 小时血液中的浓度达到峰值。服用安非他命混合物比单独服用右旋安非他命效果要好。

不良反应：普遍的副作用有头痛、呕吐、食欲不振、焦虑、失眠、口干、心跳过快、心悸。罕见的副作用有运动失调、痉挛、皮疹、体重减轻、生长减速。还有极少数出现了精神错乱和肝脏功能失调。

通常 ADHD 儿童都会间歇性地服用药物约 3 年时间，有些服用 1 年就可以了，有些要服用 5 年。只要不服用大剂量的药物，一般不会出现生长的延迟。对于中枢兴奋剂是否会影响到儿童的生长，目前还没有定论。如果家长担心会影响孩子的生长情况，可以咨询儿科医生。在选择药物时，不但要关注它的疗效，还要关注服用后的副作用。医生在选择药物时，最重要的是选择安全的药物，不要存在严重的不良反应。

大约 20% ~25% 的 ADHD 儿童服用中枢兴奋剂没有效果，或产生副作用，或有禁忌症而不能服用中枢兴奋剂。这些儿童可以选择其他的药物进行治疗。

二、去甲肾上腺素再摄取抑制剂

托莫西汀是一种选择性去甲肾上腺素再摄取抑制剂，是由美国礼来制药公司研制开发的新型治疗小儿多动症的药物，适应病例范围广，疗效好，不良反应发生率与安慰药组差异无显著性。

如果 ADHD 病人有癫痫、失眠、痉挛等症状，服用中枢兴奋剂会使这些症状恶化。在这种情况下，可以优先考虑使用托莫西汀。托莫西汀对于难以集中注意力、活泼好动的孩子很有效，但是对于难以集中注意力的孩子，不能用托莫西汀来代替中枢兴奋剂。

用法及用量：供成人使用的托莫西汀胶囊，含量有 10mg、80mg 和 100mg 的。通常是根据体重来确定使用剂量，最初是 0.5mg/kg，慢慢增加到 1.2mg/kg。大于 6 岁，体重小于 70 kg 的患者，最初 3 天的剂量为每天 0.5mg/kg，然后以 1.2mg/kg/d 的速度增长。体重大于 70 kg 的，最初 3 天的剂量为每天 40mg，然后慢慢增加到大约每天 80mg。剂量达到 1.4mg/kg 或 100mg 后，即使没有达到最佳的效果，也不能再增加药量了。可在早饭之后一次性服用，也可以早晚分 2 次服用。

不良反应：据研究，托莫西汀的副作用少而轻，且大部分不良反应持续时间较短。常见的不良反应有食欲不振、肠胃不适、恶心呕吐、疲劳、嗜睡、头晕、腹痛、口干和情绪波动。罕见的有心悸、心跳过快。极少数还出现了自杀的想法和行为以及肝功能缺陷。出现不良反应可以停止服药，由于服用托莫西汀可能出现自杀想法，需要家长和教师的紧密监控。

禁忌症：患高血压、心脏病、青光眼、肝脏功能失调的病人，不能服用托莫西汀。

药物相互作用：与 CYP2D6 抑制药（如帕罗西汀、氟西汀、奎尼丁等）合用可增加托莫西汀的血药浓度；与沙丁胺醇合用可使心率加快、血压升高。中、重度肝功能不全者及 CYP2D6 代谢酶缺乏者应酌情减量。

三、抗抑郁药

（一）三环类抗抑郁药

这类药物包括丙咪嗪、氯米帕明、阿米替林、去甲丙咪嗪等，其中丙咪嗪和去甲丙咪嗪较为常用。对照试验普遍表明，三环类抗抑郁药对 ADHD 核心症状的治疗效果与兴奋剂相等。由于他们有潜在严重副作用，三环类抗抑郁药初始用药要采用小剂量，必要时再进行调节。临床上丙咪嗪和去甲丙咪嗪的使用情况基本相同，所以以丙咪嗪为例进行介绍。

用法及用量：初始计量为每日 25mg，一般每次 0.3～0.5mg/kg，分两次服用，要缓慢加量，每周增加 1～2 次，最大剂量一般在每日50～100mg。

不良反应：副作用包括口干、便秘、心跳过速、心电图改变，罕见的有猝死。因其心血管系统的不良反应较明显，治疗期间应定期监测心电图，发现问题及时处理，必要时需马上停药。

药物相互作用：丙咪嗪与抗精神病药合用，增加抗胆碱能及心血管的不良反应；丙咪嗪与哌甲酯合用，可使丙咪嗪的血浓度增高，增加其疗效，同时也加重其不良反应。

（二）选择性 5－羟色胺再摄取抑制剂

这类药物包括氟西汀、氟伏沙明、舍曲林等。目前常用的是氟西汀。下面就以氟西汀为例进行介绍：

用法及用量：每天早上口服 1 次，一般剂量为每天 10～40mg。

不良反应：该类药物较为安全，常见副作用有头痛、肠胃不适、口干等，副作用都比较轻微，大多数可以自行消失或通过调整剂量而消失。

禁忌症：禁止与单胺氧化酶抑制药同时服用。若必须给予单胺氧化酶，则应在停用该药至少 2 周后使用。

药物相互作用：氟西汀与其他药物产生相互作用的机会很多，容易产生不良结果，要引起注意。如氟西汀与三环类抗抑郁药合用，易出现 5－羟色胺综合征，严重的因造成患者血药浓度过高而增加发生猝死的危险性。

四、抗高血压药

可乐定和胍法辛都是抗高血压药，胍法辛的副作用与可乐定相似。胍法辛比可乐定的镇定作用要小一点，但药效的持续时间更长。有痉挛病史的 ADHD 患者可以优先使用可乐定。下面以可乐定为例进行介绍。

用法及用量：最初每天的剂量是很少的，刚开始时在晚饭后 1 小时或睡前 1 小时，服用 1/4 或 1/2 的药片。大约 7 天到 2 周，可以观察到可乐定的最佳效果。如果 2 周后还没有观察到可乐定的效果，每天的剂量可以增加到 1/2 的药片，但要保证孩子早饭后服用药物不会使之昏昏欲睡。可以在中午再次服用 1/4 或 1/2 的药片，如果有需要回家之前还可以再服用一次，但每次增加药量要间隔 5～7 天。每 5～7 天增加的剂量不能超过 0.05mg。5～14 岁的儿童，最大可接纳的剂量为每天 0.1～0.15mg，但有时需要更大的剂量。可乐定的效果不像哌甲酯那样很快就可以表现出来，通常需要几天或几周，这就需要教师和家长耐心等待，坚持给孩子服用，直到看到药效。在周末也不能中断可乐定的服用。突然中断比较大剂量的可乐定，会导致血压上升，极度活泼，头痛，易激动或痉挛加重。如果假期要中断治疗，不能马上就停药，要慢慢减少药量，至少要间隔 4 ~7 天。

不良反应：困倦和易疲劳是常见的副作用，但如果是睡眠质量不高的儿童，在睡前服用可乐定倒是可以帮助睡眠。

禁忌症：心脑血管疾病、严重肝肾疾病、有晕厥史及过敏史者禁用。

药物相互作用：与哌甲酯或其他中枢兴奋剂药物一起服用，除了容易犯困之外，有时候会产生严重后果，所以要避免和哌甲酯、其他中枢兴奋剂以及抗抑郁药一起使用，如果一定要一起使用，要极其谨慎。

五、中医中药辨证施治

除了服用以上四大类西药进行治疗之外，还可以服用中药进行治疗。近 30 年来，我国开展运用中医药治疗 ADHD 的研究实践，审证求因，对本病病因已经有了较明确的认识。

（一）中医对 ADHD 的病因分析

中医认为儿童多动症的发生与先天不足、产伤、外伤及病后失调、饮食因素、情志因素、生长发育有关。ADHD 的病机特点在于阴阳失调，阴静不足而阳动有余，与五脏相关，其中与心肾肝脾，尤以心肝肾的关系最为密切；情志所伤，多为火伤阴，致心肝火旺；其病位在脑，病性为本虚标实，多以脾肾不足为其本，心肝火盛为其标，或可兼痰浊、痰热、淤血。通常临床分为以下几种征候类型：阴虚阳亢、痰热内扰、心脾两虚、心肾不足。

丁止香等用小儿智力糖浆治疗肾阴不足、肝阳偏旺型儿童多动症 50 例，药用龟板、龙骨、远志、石菖蒲、雄鸡汁。对照组口服静灵口服液。疗程为 1 个月。结果治疗组痊愈 6 例，显效 17 例，有效 20 例，无效 7 例，总有效率 86%。对照组痊愈 3 例，显效 11 例，有效 20 例，无效 11 例，总有效率 75.56%。两组总有效率比较有显著性差异。

赵承爱把小儿多动症辨证分为 3 型：

（1）心脾两虚型：治宜益气养心，方用归脾汤或养心汤（党参、黄芪、白术、甘草、酸枣仁、柏子仁、远志、五味子）。

（2）心肾两虚型：治宜温肾养心，方用肾气丸或右归丸（附子、熟地黄、山药、山茱萸、鹿角、何首乌、仙灵脾、茯神）。

（3）肝肾阴虚型：治宜柔肝养阴，方用逍遥散合地黄汤、生脉散加减（当归、白芍药、柴胡、生地黄、党参、麦冬、玄参、五味子、太子参、玉竹），共治疗20例取得良好疗效。

陈平认为儿童多动症的临床表现属精血不足，髓海亏损，阴阳失调，肝肾阴虚。用静灵口服液（熟地、山药、山茱萸、丹皮、茯苓、泽泻、石菖蒲、远志、龙齿、知母、黄柏等）治疗儿童多动症40例，对照组用利他林治疗，1个月为一疗程。结果治疗组显效率73.5%，总有效率91.2%，对照组显效率36.4%，总有效率77.3%，两组比较有显著差异。

姜润林将儿童多动症辨证分为以下2型：

（1）肾虚肝亢型：治以滋肾平肝，宁神益智，方用六味地黄汤加减（熟地黄、山茱萸、山药、茯神、女贞子、菟丝子、白芍药、白蒺藜、生牡蛎、龙齿、远志、菖蒲）。

（2）脾虚肝旺型：治以补脾平肝，养心安神，方用归脾汤加减（黄芪、白术、茯苓、鹿茸豆、薏苡仁、白芍药、白蒺藜、龙齿、酸枣仁、远志、菖蒲），共治疗60例，总有效率90%。

李宝珍也强调豁痰镇惊熄风为其常法，还应根据不同阶段的病情变化辨证施治，同时结合心理指导，给患儿温馨的环境，使之由多动向自制转化。李少川、李宝珍两位老中医认为ADHD病机关键在痰热动风。李少川认为本病中合并心脾两虚或见虚火上炎。治疗当豁痰镇惊，熄风（方用铁落饮加减）、养心安神益胃缓中（方用甘麦大枣汤）、滋阴清热补心安神（方用补心丸加味）。

郭华明将儿童多动症辨证分为4型：

（1）阴虚火旺，心肾不交型：方用六味地黄丸加减。

（2）心肾不足，脾失健运型：方用造车丸加减。

（3）心脾不足，气血两亏型：方用归脾丸加减。

（4）肝火上炎，灼伤心阴型：方用龙胆泻肝汤、逍遥散加减，共治疗43例患儿，总有效率88%。

（二）ADHD的中成药干预

在临床上应用比较广泛的中成药有：

（1）静灵口服液：适用于阴虚阳亢型。治疗小儿多动症，疗效确切，副作用少，弥补了西药的不足。

(2) 归脾丸：适用于心脾两虚型。该型患儿以健忘多梦，学习困难，神疲乏力、食少厌食为特点。

(3) 小儿智力糖浆：适用于阴阳失调或先天发育不良的患儿。

(4) 天王补心丹：适用于阴虚火旺型。患儿多以烦躁、睡眠时间少、便秘为特点。

(5) 补血口服液：适用于缺铁性贫血儿童。缺铁直接影响儿童身心发育，还可导致小儿行为异常甚至智力低下，贫血者更易引起学习困难。因此，给予铁剂治疗，从而改善儿童多动症及注意力不集中症状。

天津市儿童医院周荣芝教授运用静灵口服液治疗 ADHD 阴虚阳亢型，总有效率达 97%，证明对冲动行为及注意力缺陷改善较快，而活动多则奏效较慢，认为本药具有整体调整的作用，条理全身脏腑失衡，故能有持久疗效。

汪受传将小儿缺陷性多动症分为 3 型，即肝肾阴虚、心脾两虚、痰火内扰。在治疗方面汪受传用静灵口服液，杞菊地黄丸，每服 10 mL，1 日 2 次治疗肝肾阴虚型；用人参归脾丸、柏子养心丸，每服 3 ~ 5 g，1 日 2 ~ 3 次治疗心脾两虚型；用知柏地黄丸，每服 3 ~ 5 g，1 日 2 ~ 3 次，治疗肝肾阴虚兼虚火上炎。

王晋新以珍珠母、牡蛎、枸杞子、山茱萸、夜交藤等制成调神益智颗粒，每次 10 ~ 15 g，1 日 3 次口服，7 天为 1 个疗程，连服 4 个疗程，共治疗该病患儿 60 例，并以口服利他林对照，结果痊愈 24 例，好转 30 例，无效 6 例，有效率为 90%。

（三）ADHD 的中医外治法

王仲易用针灸治疗小儿多动症选穴：百会、四神聪、哑门、大椎、心俞、通里、照海。操作方法：进针要稳、准、轻、浅、快，即持针要稳，刺穴要准，手法要轻，进针要浅而快，力求无痛；针不可提插捻转。隔日治疗 1 次，以 3 个月为 1 个疗程，共治疗 2 个疗程。治疗 30 例有效率为 60%。

许培斌、樊永风将儿童多动症称为轻微脑功能障碍综合征，在治疗方面侧重于针灸、推拿治疗，取穴主要以内关、太冲、大椎、曲池、肾俞为主。常用耳穴压丸的穴位有神门、内关、足三里、三阴交、决骨、肾上腺、脑点、胰胆、皮质下、交感、肝、神门。代美英用推法、拿法、运法、揉法、按法、摩法、颤法及拍法治疗 33 例，痊愈 30 例，有效 2 例。

还有穴位贴敷疗法，是通过药物对穴位的刺激，并经由皮肤直接进入人体，发挥治疗作用。特别是脐疗，肚脐“居中立极”，是人体阴阳气化的总枢，是人体的太极、黄金点，是调整各脏腑功能和气机升降的最佳作用点。穴位贴药和脐疗，处方配伍原则与口服用药原则基本相同，要遵循辨证施治的原则，离开这一原则，难以取得最佳疗效。穴位贴药，也可采用散剂、糊剂、软膏剂、饼剂、丸剂等多种剂型，贴敷于治疗穴位处。

下面提供一些药物治疗 ADHD 的小贴士：

（1）与短效剂型相比，服用缓效剂型可以减少服药的次数，不用常常记着要吃药，更为方便。

（2）药物要在合适的时间服用，如果服用药物会影响睡眠，每天最后一次服药时间不要超过下午 3 点。

（3）服用药物的时间要规律，如都在饭前服用药物。

（4）有时可以根据症状的治疗程度有计划地停药。但这个做法要很仔细、有计划地进行，并且不能等到药吃完了才停药。

（5）家长应该明白，药物只是用来提高 ADHD 患者功能的方式之一，并不是什么一吃就好的灵丹妙药。

（6）最初家长可能觉得药物治疗没有效果，这时候要耐心等待，坚持服用。经过一段时间的治疗之后，家长会发现药物治疗的效果其实是挺好的，可以提高 ADHD 儿童的认知功能，改善他们对于过去生活产生的低落情绪。

第五章

多动症的共患病及干预

共患病（comorbidity）简称共病，指患者同时具有两种或两种以上障碍。共患病可以是一种障碍引起另一种障碍，也可以是独立存在的两种障碍。临床和社区流行病学调查发现，50% ~80% 的 ADHD 儿童和青少年伴发有一种或多种共患病。成人 ADHD 的共病率更高。因此，有研究者质疑 ADHD 的共患病诊断效度，认为 ADHD 的共患病只是 ADHD 的症状群，并不能构成独立的诊断实体。

ADHD 患者的主要共患病包括对立违抗性障碍、品行障碍、焦虑障碍、情绪障碍、物质滥用、学习障碍和抽动障碍。

美国最大规模的 ADHD 多模式治疗研究（MTA）显示，在 ADHD 儿童中共病的患病率分别是对立违抗性障碍（ODD）40%、品行障碍（CD）14%、焦虑障碍（AD）34%、抽动障碍 11%、情绪障碍 6%。

而罗纳德等（2004）对美国的成人 ADHD 抽样调查发现，88% 的成人 ADHD 患者一生中至少患有另外一种精神障碍，发病率是一般人群的 6 倍。综合许多调查结果，ADHD 不同共患病的发病率如表 5－1 所示。

表 5－1　ADHD 共患病的发病率置信区间

共患疾病	估计患病率的可能可信区间
对立违抗性障碍	27.2% ~43.8%
品行障碍	12.8% ~41.3%
焦虑障碍	17.6% ~35.3%
抑郁症	11.2% ~26.6%
学习障碍	12.0% ~60.0%

下面对各主要共患病的症状及干预措施作具体介绍。

一、ADHD 伴对立违抗性障碍（ODD）

ODD 类似于通常所说的逆反心理。DSM－IV－TR 将 ODD 描述为一种消极、违拗、敌意、违抗的行为模式，常常指向权威人物如父母和教师，并导致学业、社交、职业功能受损，可能出现社会孤立、抑郁和药物滥用等问题。

具体诊断标准为下列 8 项症状中至少有 4 项，并持续 6 个月以上：

①经常无故发脾气。

②经常与成人争辩。

③常常主动对抗或拒绝顺从成人的要求或规定。

④常常故意惹恼别人。

⑤常常自己做错事却责怪他人。

⑥常常因为小事生气或易被别人惹恼。

⑦常常发怒或怨恨。

⑧常有恶意或企图报复。

ODD 是 ADHD 儿童最常见的共患病，流行病学调查和临床样本调查表明，至少有 35%～40% 的儿童共患 ODD。而一般人群的患病率为 15%～20%。ADHD、ODD 和品行障碍（CD）有时会相互重叠。因此，美国《精神障碍诊断与统计手册》（第 4 版）（DSM－IV）将这三种障碍统称为破坏性行为障碍（DBD）。

一种被广为接受的观点认为，ADHD 儿童易共伴发 ODD，然后逐渐发展到 CD，继续发展到成年时则变成了反社会人格障碍。医生在诊断 ODD 时要注意与 CD 区别。ODD 和 CD 的鉴别要点是 CD 的症状更严重，即 CD 是一种侵犯他人基本权利或违反与其年龄相称的主要社会准则的持久的行为模式。这些行为包括破坏财产、诈骗或偷盗、严重违反纪律、攻击人和动物。而 ODD 一般只是针对家长或教师的不服从。ODD 的出现同样恶化了儿童的多动症状，增加了治疗的难度。临床观察发现，ODD 与 ADHD 共病的患者比单纯的 ODD 患者预后差。

以下是一个由 ADHD 伴发对立违抗行为的案例。

小英上小学二年级，是个漂亮的小女孩，但出现了不少问题。父母都很关心她。他们找到当地医院的精神科，向医生讲述了他们的困扰。他们说每次叫小英做什么事，都要重复很多次。有时候需要帮她做，如穿衣服、收玩具等。小英对学习和别人的话一点都不在意。她吃饭和看电视时都坐不住，每天晚上哄她入睡对父母来说是一件很大的挑战，她会一直在床上动个不停。早上叫她起床也最少要花半个小时。她醒着的时候几乎都在跑来跑去。全家一起吃饭时，小英等不及他人把话讲完，就会插嘴，并且转变话题。

当父母阻止她做一些事情的时候，她马上会生气，说："我不管，我就是要。"总之她会坚持她要的，然后大发脾气。若是要她去洗澡，收拾玩具，她会撅着嘴，双手交插在胸前说："我不要！"

她会突然加入别人的游戏，不管别人在玩什么，也不管别人是否欢迎她加入，然后开始霸道地主导游戏。若是别人不听她的命令，她马上变得很伤心的样子。她做事的唯一原则是看心情。她在行动之前想都不想，不考虑任何后果。

小英常编造很多故事，吹嘘自己有多厉害。同学们觉得她很自私和鲁莽，都不喜欢和她玩。父母担心她会逐渐失去朋友，进而影响她的发展。小英表现出对一切事情都无所谓的态度，并且极度依赖父母和教师的帮助才能完成功课。她常常发牢骚，抱怨生活好无聊，什么事都不想做。学习成绩很差，在班上排倒数第几名，这与她的智力测验成绩很不相符。教师发现她很难专心听课，总是和邻座同学讲话，而且总是动个不停。此时，教师会给她一些暗示，她也会老实一会，可是不过几分钟又故态复萌。学校心理咨询中心对她的测验表明，小英并不存在学习障碍，但她可能需要留级。

小英是早产儿，出生时重量不足4斤。除了身体发育慢一些，说话迟一些，走路晚了点外，其他发育正常。在成长的过程中，也没患过特别大的疾病。读幼儿园时，教师说她比较疯，总是在教室里跑来跑去，抢别人的玩具，听故事时也动来动去坐不住。

父母对于管教小英已经技穷了，他们试了很多方法，不给她吃有糖的食物、严加管教都没有用。小英的父母觉得很失败，跟小英的相处让父母很辛苦，压力也很大。夫妻两人担心长久下去会影响他们的婚姻。

小英是个典型的ADHD患儿：不专心，很难持续完成一件事，冲动，行动前不假思索，多动，停不下来。与大多数的患儿一样，小英的症状在幼儿园阶段就表现出来了，但多年以后才被诊断，这是大多数ADHD儿童家庭会出现的现象。

小英也出现一些ADHD患儿会有的另一行为模式：反抗、对立、怨恨他人，尤其是对父母。这就是对立违抗性障碍（ODD）。大约3%～5%的ADHD患儿会共患ODD。

对于共患ODD的ADHD儿童，应该针对ADHD和ODD同时进行综合治疗。治疗方法主要包括药物治疗和行为干预（家庭、父母和学校）。

（一）对立违抗性障碍的行为干预

针对 ODD 的行为干预主要包括父母培训、社交技能训练和行为矫正治疗，这些方法与上一章介绍的类似。这里作一些针对性的概要介绍。

1. 父母培训

父母培训是治疗破坏性行为障碍最有效的治疗方法。父母培训之所以能有效减少患儿的破坏性行为，主要是基于改善亲子之间的互动。父母培训不仅促进了亲子之间的相互理解，而且为患儿的心理健康发展提供了良好的环境。父母培训可以单独使用，也可以作为家庭治疗的一部分，或结合药物治疗。通过培训师和父母一起努力，可以改变亲子之间交流的方式，进而改善儿童的行为。典型的父母培训需要 8～25 周。

父母培训的主要内容有：

（1）培训父母了解患儿的行为特征。让父母了解自己管理方式所存在的问题以及家庭关系问题，帮助父母分析以上问题可能会对患儿产生的影响。

（2）培训父母理解儿童，尊重儿童，积极关注儿童并学会鼓励和表扬儿童。

（3）培训父母引导儿童互动，通过做游戏的技巧指导他们如何改善与孩子的亲密关系。

（4）培训父母指导父母利用业余时间、奖励方法、惩罚方法、暂时隔离、家庭代币等方法提高管理儿童破坏性行为的能力。

（5）帮助父母处理自身的应激事件，鼓励父母与教师、医生配合。

2. 社交技能训练

ODD 患儿存在明显的针对父母的对立和违抗行为。针对课堂和家庭环境下的社交技能训练能显著地减少儿童对父母、教师的违拗行为。这是因为 ODD 儿童不仅可能缺乏处理社交问题的技巧和方法，还存在社交知觉偏差和情绪控制障碍。社交技能训练具体包括四个方面：

（1）社交行为训练。如示范、角色扮演/行为演练、反馈和强化，可增强儿童适合性反应的能力。

（2）社交知觉训练。可纠正 ODD 患儿对社交线索的错误解释。

（3）自我指导/自我管理训练。

（4）较少竞争性/抑制不合理的社交反应。其包括危机管理、放松训练和认知重建等。

3. 行为矫正治疗

针对 ODD，行为矫正治疗也是一种重要的方法。行为矫正主要基于操作性条件反射。通过对小的、容易实现的步骤的奖励，可最终塑造出预期行为。如前所述，行为矫正的方法主要有针对良好行为的正强化、负强化和代币制，还有针对不良行为的消退法、暂时隔离法和反应代价法。美国的多模式治疗研究比较了药物治疗、药物治疗 + 行为矫正治疗的疗效，结果显示，药物治疗能非常显著地减少儿童的破坏性行为，而药物治疗 + 行为矫正治疗相对于单纯的药物治疗，更能减少 ODD 的其余症状。

（二）药物治疗

许多研究证明，兴奋剂如利他林和安非他命，对治疗 ODD 和 ADHD 共患儿效果显著。兴奋剂不仅能治疗 ADHD 症状，也能显著减少与 ODD 相关的行为障碍，提高生活质量。新的非兴奋剂药物托莫西汀也被证明能显著改善 ADHD 儿童的 ODD 症状。研究者对 ODD 等混合人群中的攻击性行为做了开放性临床治疗试验，结果发现，可乐定、西酞普兰、达哌啶醇（仅见于急性攻击行为研究）、利培酮以及丙戊酸钠对攻击行为有效。ODD 的临床治疗常使用非典型抗精神病药物（利培酮），但这种治疗并不被文献支持。到目前为止，FDA 还没有批准治疗 ODD 的药物。ODD 患儿的治疗应采用综合治疗方法，即行为干预和精神药物的结合治疗。

治疗建议：如果 ODD 症状较轻微，可以采用兴奋剂或托莫西汀治疗。如果药物治疗显著改善了 ADHD 症状，而 ODD 症状还存在，此时应该结合行为干预治疗。比较严重的 ODD 症状应该从一开始就使用结合治疗，即药物治疗和行为干预。针对特别严重的 ODD 症状，且兴奋剂、托莫西汀和行为干预都无效时，应该考虑使用非典型抗精神病药物治疗。

二、ADHD 伴品行障碍（CD）

DSM - IV - TR 把品行障碍描述为：侵犯他人的基本权利或违反与年龄相称的社会准则和规范，攻击他人或动物，损害财物、欺诈和偷窃行为，表现为持久和反复的反社会行为模式。

（一）品行障碍的诊断标准

（1）侵犯他人基本权利或违反与年龄相称的社会准则，持久反复发生不良行为，在过去12月内具有下列标准至少3个以上，其中至少1项发生在6个月之内：

对人或动物的攻击行为：

①常威胁、恐吓他人。

②常斗殴。

③曾使用能使人产生严重躯体损伤的武器，如短棍、砖块、破损的瓶子、刀、枪。

④曾使他人躯体受虐待。

⑤曾使动物受虐待。

⑥曾经抢劫路人，如背后袭击、抢钱袋、勒索、武装抢劫。

⑦曾强迫对方进行性行为。

损坏财物：

⑧故意纵火企图造成严重损失。

⑨故意破坏他人财物（除纵火外）。

欺诈或偷窃：

⑩破门进入他人的房屋或汽车。

⑪常说谎以取得好处或逃避责任。

⑫曾偷窃值钱财物，伪造赝品。

⑬常在外过夜，即使父母禁止也是如此，起始于13岁以前。

⑭曾至少有2次晚上逃离家在外过夜，或1次长期不归。

⑮常逃学，起始于13岁以前。

（2）行为问题已明显影响社交、学业、或工作。

（3）如年龄已超过18岁，尚不符合反社会人格障碍诊断标准。

科恩（Cohen）于1993年检查了93名ADHD儿童，发现56%的儿童共患CD。巴克利的研究则发现，有20%～56%的ADHD儿童共患CD。ADHD和CD是两种表现不同却紧密联系的障碍。跟踪研究表明，儿童的攻击性（伴或不伴ADHD）与青少年时期的犯罪和反社会行为有关。ADHD不存在这种关系，然而CD共患ADHD比单独CD具有更严重和持久的问题，即CD共患ADHD比单独CD的发病年龄更早，更具攻击性，CD相关症状也更严重。虽然反社会人格障碍患者在青少年期肯定有CD，但只有30%～40%CD患者演变成反社会人格障碍。反社会人格障碍患者中有很大一部分是ADHD伴CD患者。

遗传学研究提示，ADHD与CD共病与DRD4基因（多巴胺D4受体）有关。遗传学研究还提示，这种共病不可能独立于 ADHD 之外的影响环境。另外，CD 还需要与双相情感障碍相鉴别。双相情感障碍在躁狂发作期时，也可能会出现攻击、破坏或对抗行为，但患者具有明显的情绪高涨或低落，行为异常只是临床表现的一个方面，经过相应的药物治疗症状能全部消失。

（二）品行障碍的干预

品行障碍干预首先需要保护患儿的安全。干预以心理治疗和教育训练为主，以药物干预为辅。有证据表明，家庭和父母干预可有效地减少 CD 患者的犯罪活动和住院时间。目前有两种行为疗法最有效：父母培训和解决问题的技能培训。如前所述，父母培训是帮助父母学会用合理的方法去奖励孩子的积极行为，防止破坏性行为。父母培训是针对年龄较小孩子的最佳选择。对于年龄较大的孩子，则应该辅以解决问题的技能培训。父母培训是治疗品行障碍最完善的疗法之一。

药物干预主要有三种：心境稳定剂、抗精神病药物和兴奋剂。锂盐是治疗儿童和青少年品行障碍的最主要的药物，可有效地控制儿童和青少年的攻击行为。非典型抗精神病药物如利培酮也能有效地控制患儿的攻击行为。兴奋剂的优势是能同时控制 ADHD 症状和 CD 症状。另外，氟哌啶醇、卡马西平和利他林等也对 ADHD 伴品行障碍儿童有益。治疗应根据每个患者的具体情况而定。药物治疗应遵循早期、及时、足量的原则。

三、ADHD 伴焦虑障碍

研究表明，约 20% ~40% 的 ADHD 儿童共患焦虑障碍。ADHD 注意缺陷型比 ADHD 共患焦虑障碍的比例更高。ADHD 儿童的焦虑障碍终生患病率为 27% ~35%，而一般人群焦虑障碍终生患病率为 5% ~9%。从此数据可以看出，ADHD 大幅度增加了焦虑障碍的患病率。ADHD 伴焦虑障碍预示着成年期后果更糟糕，即 ADHD 伴焦虑障碍会显著恶化 ADHD 和焦虑障碍的预后。ADHD 共患焦虑障碍存在明显的性别差异。杨莉等研究发现，女孩的 ADHD 与焦虑障碍共病率显著高于男孩，分别为 20.3% 和 5.9%。焦虑障碍包括很多亚型。分离性焦虑障碍和特殊恐怖症只在儿童早期发病，广泛性焦虑障碍在各年龄阶段均可发病。而强迫症、社交恐怖症和惊恐障碍倾向于在儿童晚期或青少年期发病。ADHD 儿童最容易出现的焦虑障碍为广泛性焦虑障碍，然后是社交恐惧症和分离性焦虑障碍。下面我们对几种 ADHD 儿童经常出现的焦虑障碍类型进行简单的介绍。

（一）广泛性焦虑障碍（GAD）

根据 DSM－IV－TR 标准，GAD 以持续、过度的焦虑和担心为特征，时间至少超过 6 个月，临床上出现明显的社会心理功能的损害。这种焦虑很难控制，并伴有一系列相关症状，至少包括下列症状中的 3 项：

（1）坐立不安或感到紧张或兴奋。

（2）容易疲劳。

（3）注意力难以集中或头脑中一片空白。

（4）易激惹。

（5）肌肉紧张。

（6）睡眠障碍，包括入睡困难或易醒，或不能得到安稳和满意的睡眠。

儿童广泛性焦虑障碍还可以表现为躯体症状，如头痛、胃痛或恶心、食欲不振；易激惹、心悸和气短；抠手指和拉头发；拒绝上学。

儿童广泛性焦虑障碍的治疗以心理治疗为主，主要运用的方法包括认知行为治疗、心理动力学治疗和家庭治疗。如果患儿症状较严重，应该进行抗焦虑和抗抑郁药物治疗。

（二）特殊恐怖症

特殊恐怖症是指对某一物体或场景的过度担心，伴有痛苦烦恼和恐惧性回避，症状至少持续 6 个月。这种问题的儿童表现为哭闹、发脾气、惊呆或紧紧抓住他人。这种问题可能促发惊恐发作。儿童可能认识不到这种担心是过度的或不合理的，但成年患者必须认识到这种害怕是过度的或不合理的。特殊恐怖症亚型包括动物恐怖；自然环境恐怖（尤其是 5～10 岁的儿童）；血液、感染、受伤恐怖；情境恐怖（如电梯、封闭的环境）。

特殊恐怖症的主要治疗方法是认知行为疗法，包括放松训练和系统脱敏疗法，还有心理社会干预和药物干预（选择性 5－羟色胺再摄取抑制剂 SSRIs）。

（三）分离性焦虑障碍

分离性焦虑障碍表现为和依恋的人或家庭分离时出现与年龄不恰当的焦虑，至少持续 4 周时间，并导致正常功能的损伤，发病必须在 18 岁之前。3.5% 的儿童和 0.8% 的青少年有此问题。儿童不愿意和母亲（或其他主要抚养者）分离，或不愿离开家庭场所或心爱的玩具等。常表现为病态的恐惧，怕离开后会出现意外、死亡，因为盯紧父母，不肯上学，不肯睡觉，不肯独处，不停地忧虑；也怕离开后会被伤害或被绑架等。

治疗方法有家庭或小组治疗、认知行为疗法和游戏治疗、允许儿童逐渐回到学校及SSRIs等。

（四）强迫症（OCD）

OCD的关键特征是反复出现强迫观念（如反复出现的思想、观念和表象）和/或强迫动作（如重复的仪式性行为），每天超过1个小时。病人深知这些观念或行为不合理、没必要，但却无法控制或摆脱，因而产生焦虑和痛苦。

该问题青少年的患病率为1%～3.6%，平均发病年龄为10岁。轻度的、不满足临床诊断标准的强迫观念和强迫行为在普通人群中很常见（4%～19%）。儿童OCD常被漏诊，通常到比较严重的时候才被发现。在临床样本调查中30%的OCD青少年同时也被诊断患有ADHD。丹尼尔等（Daniel，2002）研究发现，ADHD儿童中有一半的儿童存在某种形式的OCD。ADHD症状通常出现得比较早，在OCD症状出现之前至少存在2年时间。

儿童ADHD伴OCD的临床表现包括：

（1）强迫观念：①强迫怀疑。不能确定自己有没有做过某事，如煤气是否关闭、门窗是否关紧，别人的话自己是否记住。②强迫回忆。不能控制地回忆过去发生的事情。③强迫性穷思竭虑。对某些事情不适当反复思考，如1+1为什么等于2、死是什么感觉等。

（2）强迫情绪：主要是一种不必要的担心，如初中一年级的时候，室友丢了100块钱，某同学担心室友会怀疑自己，又不好向室友说明，一直不能释怀。在三年以后毕业时还向室友询问他的钱有没有找到，并声明此事与自己无关。

（3）强迫意向：患者感到有一种要做某种违背自己意愿的事情的冲动，如某位同学一站到宿舍阳台上就有跳下去的冲动（很多人有这种冲动，很危险）；刚生完小孩的母亲有掐死小孩的冲动，可能是由于生产带来的压力和体内激素的变化。

（4）强迫动作：①强迫洗涤。如反复洗手、反复洗衣服，明知不必要，但无法控制。②强迫检查。如反复检查煤气是否关紧。③强迫计数。如反复清点钱数、上楼梯时数台阶数目，如果发现数错的话，会退回去重新数，因此耗费了大量的时间。④强迫性仪式动作。患者常重复某种动作，不能违背，如过马路时，患者不敢踩斑马线，必须从中间跨过去，一旦踩到会感觉不安，认为可能意味今天会倒霉；还有的病人开门时，必须要开三次才进门。

OCD 要与精神分裂症相鉴别，两者的主要区别是：OCD 患者知道自己的强迫观念或强迫行为是不应该的，有自知力。OCD 患者之所以要重复某种思想或行为，主要是为了减轻自己的焦虑。而精神分裂症患者对自己的强迫思想或行为是不自觉的，无自知力，其思想很难改变。

OCD 的治疗方法有：①行为疗法，如系统脱敏法和放松训练等。②药物治疗，如选择性 5－羟色胺再摄取抑制剂（SSRIs）是首选药物，如果刚开始治疗时 SSRIs 无效，可以增加使用 5－羟色胺增效剂。认知行为疗法和药物治疗相结合疗效较好。

（五）社交恐惧症

社交恐惧症通常开始于青少年期，其核心症状表现为害怕暴露于社交场合。在社交场合总会过度紧张，感到害羞、局促不安，担心成为人们耻笑的对象，进而回避这些场合。如果患者无法回避这些场合的话，会感到极度不安、痛苦，甚至诱发惊恐发作。患者害怕的社交场合可以是孤立的，如遇到异性，也可能是泛化的，即害怕除家庭环境以外的所有情境。回避往往十分明显，在极端的情况下，患者完全与社会隔离。儿童社交恐惧症还可能表现为拒绝上学。

社交恐惧症的主要治疗方法是认知行为疗法、SSRIs 和心理社会干预。

（六）创伤后应激障碍（PTSD）

PTSD 也被称为延迟性心因性反应，是继创伤性事件后半年内出现的严重精神障碍。PTSD 以不自主的反复体验创伤事件（如闪回、噩梦），并伴有唤醒性增高、回避和情感麻木症状为特征。创伤性事件的性质和严重程度在诊断 PTSD 时非常重要，即 PTSD 的创伤性事件必须是异乎寻常的、重大的，如强奸、虐待、暴力袭击、绑架、重大的交通事故、地震、洪水、海啸等。

由于 ADHD 儿童的注意缺陷和多动冲动症状对父母的抚养造成了很大的经济负担和精神负担，因此父母可能会采取极端粗暴的方式管理儿童。尤其是那些对 ADHD 没有任何了解的家庭，更容易出现家庭暴力。而家庭暴力是 PTSD 的易感因素，它可导致儿童产生 PTSD 或使儿童成为 PTSD 的高危人群。

但有研究发现 ADHD 并不是 PTSD 很好的预测因子，而 ODD 和 CD 对 PTSD 的预测力更大。这可能由于 ODD 和 CD 患者更容易遭受来自家庭和社会的虐待。另需要注意的是，PTSD 患者也可能表现出注意力不能集中、多动的症状。这时需要与 ADHD 相鉴别。鉴别的要点是 PTSD 患者有闪回、噩梦、警觉性增高和情感麻木症状，而 ADHD 患儿并没有这些症状。如果 ADHD 症状出现在 PTSD 之前，且患儿的年龄不超过 7 岁时，应该做出 ADHD 和 PTSD 的双重诊断。

ADHD 共患 PTSD 的治疗原则是，当 PTSD 症状比较严重时，先治疗 PTSD，然后再治疗 ADHD 症状。如果 ADHD 症状较严重，PTSD 较轻时，应该优先治疗 ADHD。治疗方法主要是认知行为治疗和药物治疗（SSRIs）。

（七）ADHD 伴焦虑障碍的干预

ADHD 伴焦虑障碍的主要治疗方法包括认知行为疗法和药物治疗。

认知行为疗法（CBT）是治疗焦虑障碍的主要方法，对广泛性焦虑障碍、特殊恐怖症、分离性焦虑障碍、强迫症和社交恐惧症都有很好的疗效。认知行为疗法基于学习理论和认知理论，通过评估和改变当前的错误思维和行动来改善症状。认知行为疗法很少关注潜意识过程、童年经历和治疗师与患者的关系。认知行为疗法的特点是结构性强、疗程短和效果显著。认知疗法的主要适应症是抑郁症（轻到中度）、焦虑症、进食障碍和双相情感障碍（减少复发的危险）；也可用于长期的医学问题，如纤维组织肌痛、长期的疲劳和疼痛、药物滥用；还可用于精神分裂症和其他慢性精神病的辅助治疗。

认知行为疗法认为认知决定行为和情感。错误的认知导致适应不良的行为和情感上的痛苦。事件本身并不是人行为和情感的决定因素。这里需要说明的是，认知行为疗法并不排斥其他治疗方法。认知行为疗法的主要技术有：

（1）行为技术：呼吸训练；活动和愉快事件的规划；逐级任务；暴露和反应干预；放松训练；处理问题卡片；演练。

（2）认知技术：苏格拉底式提问；检查证据；检查优势和劣势；想象；角色扮演；演练；想出合理的替代观念；识别认知错误；思维改变记录；指导性发现。

CBT 用于治疗焦虑症的一般程序为：向父母和儿童介绍焦虑症有关情况；教会儿童放松的技巧；示范如何进行认知重构，用更加适应性的方式应对担心和焦虑；教会患儿通过心理想象来让自己暴露于害怕的情境当中，以逐渐脱敏。ADHD 的注意缺陷问题可能会干扰 CBT 治疗焦虑症的效果，因为 ADHD 儿童很难专心于 CBT 治疗。

药物治疗方面，治疗 ADHD 伴焦虑障碍的药物主要是 SSRIs。SSRIs 主要用于治疗抑郁症和焦虑症，其作用机理是选择性抑制5－羟色胺（5－HT）的再摄取，从而增加突触间隙的5－HT含量。SSRIs因其高度的安全性和耐受性（心血管系统的安全性高），而被公认为抑郁症和焦虑症的一线治疗药物。SSRIs具体包括氟西汀、帕罗西汀、氟伏沙明、舍曲林、西酞普兰和依他普仑。SSRIs的主要副作用包括恶心、腹泻、焦虑、头痛、性功能障碍等。

四、ADHD伴抑郁症

（一）ADHD伴抑郁症的评定

抑郁症在一般人群的患病率高达15%，女性的发病率更高，是男性的2倍。重性抑郁症（MDD）的特征是持续至少2周的心境抑郁或兴趣、快感缺失并伴有其他临床症状，同时引起明显的社会、职业、整体功能的损害。如果患者表现出下列症状中的至少5项，其中至少1项是心境抑郁，或丧失兴趣或乐趣，即可确诊。具体症状包括：

（1）心境抑郁：几乎每天大部分时间都心境抑郁，包括主观体验，如感到悲伤或空虚，或他人观察时看来是在流泪。儿童或青少年，可能表现为心境易激惹问题。

（2）快感缺失：几乎每天大部分时间，对于几乎所有活动的兴趣都显著减低。

（3）体重改变：在没有节食的情况下体重显著减轻或增加，1月内体重变化超过原体重的5%，或几乎每天食欲减退或增加。

（4）睡眠障碍：失眠，比平时早醒2～3小时，或睡眠过多，尤其是不典型抑郁。

（5）罪恶观念、无望感或无助感：几乎每天感到生活没有价值，或过分的自责自罪，甚至达到妄想性的程度。

（6）疲劳或精力缺乏：几乎每天疲倦乏力或缺乏精力。

（7）精神运动性激越或迟滞：不仅有主观的不安或迟滞的感觉，也能被其他人观察到。

（8）思维和注意力集中能力下降或决策能力下降：几乎天天感到思考或集中思想的能力减退，或犹豫不决。

（9）反复出现死亡或自杀的想法：反复想到死亡，不只是怕死，想到没有特殊计划的自杀意念，或想到某种自杀企图或一种特殊计划以期实行自杀。

ADHD 和抑郁症的患病率调查结果很不一致。有研究发现 1/3 的 ADHD 儿童符合抑郁症的诊断标准。但美国的多模式治疗研究只发现 11% 的 ADHD 共患抑郁症，其中 40% 的 ADHD 女孩有明显的抑郁。还有的研究却发现 ADHD 并没有增加抑郁症的患病率。

之所以研究结果差异这么大，主要原因如下：①父母和儿童对抑郁症状的认识不一致，即可能儿童认为是抑郁症状，但父母不认可。②儿童分不清什么是愤怒，什么是悲伤，如儿童可能认为姐姐抢了他的玩具是一件令他很伤心的事，而这里可能包含的愤怒成分更多。③儿童用语言描述症状能力的局限性。通常只有到学龄阶段的儿童才能在父母的帮助下较准确地分辨描述自己的负性情绪状态，如悲伤、烦恼、愤怒、身体不舒服。而学龄前的儿童可能只会用“糟糕”来描述自己当前的状态。抑郁症的评定量表有儿童版和父母版。为了增加诊断的信效度，应该结合结构性访谈和评定量表，包括自评和他评量表。

ADHD 伴抑郁症患者中，ADHD 的平均发病年龄为 4 岁，明显早于抑郁症（平均发病年龄为 8 岁）。ADHD 并不会影响抑郁症的转化和预后。研究发现，ADHD 没有增加抑郁症患者自杀的几率，而 CD 症状增加了抑郁症患者自杀的风险。彼得曼等（Biedeiman，2008）为期五年的跟踪研究，比较了 ADHD 女孩与控制组的差异，结果发现，ADHD 共患抑郁症组相比于单纯 ADHD 组的抑郁发病年龄更早，抑郁发作时间更长，更多因病住院和实施自杀。

家庭研究指出，ADHD 男孩和女孩的抑郁症状的发病机理可能不一样。ADHD 男孩的亲属患抑郁症和 ADHD 的几率较高，但 ADHD 伴抑郁症的患者其一级亲属并不会出现 ADHD 和抑郁症共分离情况。这表明 ADHD 男孩共患抑郁症并不是一个单独的基因型。而 ADHD 女孩共患抑郁症的亲属却出现了两种精神疾病的共患现象，说明 ADHD 女孩共患抑郁症可能是一个单独的基因型。

以下是一个有 ADHD 伴发抑郁症的案例。

乐乐 8 岁，读二年级。爸爸妈妈尝试了很多办法，想让乐乐在学校表现得好一点。乐乐曾经在一年级时留过级。爸爸妈妈担心以后他还会留级。乐乐平时很吵闹，在家里或教室里总是兴奋地跑来跑去。经常同时做很多事，但没有一件事能做完。大部分的日子里，都会有教师的字条带回家，上面通常写着乐乐在学校不专心、有攻击行为、干扰别的孩子学习的情况。而且近来他还会推同学，拿别人的东西，下课时欺负同学，没教师看着的时候就破坏别人的东西。妈妈认为教师对他的处罚太严厉，而正面的反馈和一对一的关注和辅导很少。乐乐有一次不想上学，说头痛、不舒服，但又说不清楚，就是不想上学。最近他还说恨自己，想去死，并开始说自己蠢货。

乐乐的父母一直把他当作个性与众不同。称赞他的时候，他的表现就很好，看起来像是个可爱的家庭一份子。最近，他的自尊心大幅跌落，不但易怒，且易为小事流眼泪。爸妈只能暂时安慰他，也不知道该怎么办好。父母和教师的关系是对立的，他们认为教师的过度严厉和不能原谅造成了乐乐今天的困境。

虽然乐乐从小就动个不停，但在各方面的发展都符合他的年龄。从学走路开始，乐乐就常发生意外。容易和人相处，即便是陌生人。乐乐的奶奶说，乐乐爸爸小时候也是这样。与一些 ADHD 患儿一样，因为长期成绩不好，加上不断与别人存在冲突，乐乐的自信心越来越低。乐乐的老师不同情、不了解乐乐，使乐乐的自信心更低。年纪这样小就说出伤害自己的话，很不寻常。但这些沮丧忧郁的现象，对 ADHD 患儿来说一点也不稀奇，这是典型的 ADHD 共患抑郁症。

（二）ADHD 伴抑郁症的干预

ADHD 伴抑郁障碍治疗方法很多，主要以心理疗法和药物治疗为主。轻到中等的抑郁症以心理治疗为主，可辅以药物治疗。心理治疗的方法包括短期的认知行为疗法（CBT）和人际关系疗法。

用 CBT 的依据是抑郁症患者至少存在部分针对自我、世界和未来的歪曲认识。CBT 可以寻找并纠正这些歪曲的思维，以缓解抑郁症的症状。CBT 对轻到中度抑郁的治疗效果至少与药物治疗效果相当，而且 CBT 的长期效果更好，可预防复发。

人际关系疗法认为抑郁症患者通常存在不良的人际关系。虽然人际关系问题并不会直接导致抑郁症的发生，但对抑郁症的发展和转化有重要影响。因此，人际关系疗法聚焦于改变抑郁症患者不良的人际关系，从而达到缓解和治愈抑郁症的目的。随机双盲安慰剂控制研究表明，人际关系疗法在抑郁症治疗中的确实能发挥作用。

对于重度抑郁或伴有精神病性症状的抑郁患者，首选药物治疗或电休克疗法（ECT）。抗抑郁药种类较多，包括三环类抗抑郁药、四环类抗抑郁药、选择性 5 - HT 再摄取抑制剂、单胺氧化酶抑制剂和非典型抗抑郁药。大多数抗抑郁药对抑郁症的治疗效果相当。因此，选择药物主要是考虑其副作用。选择性 5 - HT 再摄取抑制剂是由于其相对的安全性、副作用较少、易耐受，通常被认为是一线治疗药物。因为抗抑郁药通常需要 4～6 周的时间才能起效，因此，一种药物需要足量治疗 4～6 周的时间才能判断药物的疗效。抗抑郁药应该从症状缓解后，再维持治疗 6 个月，因为抑郁症的复发率非常高。如果抑郁症复发 3 次，可能要考虑终生服药。当一种药物治疗无效，可以增加利盐、甲状腺素辅助剂或 L－色氨酸，甚至可以考虑换药。在抑郁症治疗的早期，患者自杀的风险增加，因此需要密切观察患者的表现。

当患者有自杀企图和精神病性症状时，可以考虑使用 ECT 治疗。ECT 见效快且效果好。ECT 治疗后仍需要药物维持治疗。ADHD 伴轻度抑郁症可以先使用兴奋剂。如果兴奋剂能控制 ADHD 症状和抑郁症状，则继续使用兴奋剂。如果兴奋剂有效地控制了 ADHD 症状，对抑郁症状却无效，此时应该结合抗抑郁剂治疗。但对于 ADHD 伴重度抑郁的患者，必须先治疗抑郁症状，待抑郁症状缓解以后，再考虑使用兴奋剂治疗 ADHD 症状。

五、ADHD 伴双相情感障碍（BPD）

（一）ADHD 伴双相情感障碍的诊断标准

双相情感障碍（BPD）又称躁郁症，是最常见、最严重、持续时间最长的精神疾病之一。DSM－IV 认为只要出现一次的躁狂发作或轻躁狂发作，则必然会出现抑郁发作。DSM－IV 把双相情感障碍分为两类：双相 I 型和双相 II 型。其中双相 I 型指出现一次或多次躁狂发作和混合发作，未必有抑郁发作；双相 II 型指有一次或多次抑郁发作，伴有至少一次的轻躁狂发作。I 型和 II 型的区别是：I 型的躁狂发作严重，不一定出现抑郁发作，而 II 型的抑郁发作严重，躁狂发作比较轻。

躁狂发作的诊断标准为：表现出持续异常的情绪高涨，夸大或易激惹，症状至少持续 1 周时间，在此期间，持续地表现出下列症状中的至少 3 条，并有较显著的程度：

（1）自我评估过高或夸大。

（2）睡眠需要减少。

（3）比平时更健谈，或感到一直要讲话的紧迫感。

（4）思维奔逸，或主观上感觉思维在赛跑。

（5）注意力下降，容易分心，患者可能觉得自己的注意力增强。

（6）有目的的活动增多，不论社交、工作或学习、性活动都是如此。

（7）倾向于参与有严重后果的行为，如无节制地狂欢，花费过度，轻率的性行为或愚蠢的商业投资。

ADHD 患儿出现 BPD 的比例为 10% ~22%。BPD 患者出现 ADHD 的比例高达 75% ~98%。儿童和青少年 BPD 的诊断曾经一度受到广泛的争议。主要原因是 DSM－IV 关于躁狂发作的诊断标准是针对成人制定的，因此这个标准是否适合儿童和青少年就广受质疑。但许多研究发现，儿童期开始的 BPD 是非发作性的、慢性的病程，与成人 BPD 的特征一样。儿童的躁狂发作通常还呈现出快速循环、混合的躁狂状态，因此，儿童和青少年 BPD 逐渐被接受。现在争论的焦点是儿童和青少年 BPD 的诊断和治疗问题。

由于青春期前的 BPD 临床表现不典型，且与 ADHD、ODD、CD 有许多症状上的重叠，这给 BPD 的诊断带来了很大的困难。如易激惹是 BPD（96.7%）和 ADHD（71.7%）都常见的症状，另外，语速增快、注意力不集中和精力旺盛也是 BPD 和 ADHD 都常见的症状。但是，下列临床表现是儿童期 BPD 所特有的典型症状：

（1）发作期长且呈慢性病程。

（2）以混合发作为主（20% ~84%），且快速循环（46% ~87%）。

（3）显著的易激惹（77% ~98%）。

（4）共患 ADHD（75% ~98%）和焦虑障碍（5% ~50%）的比例极高。

儿童和青少年 BPD 和其他临床疾病相鉴别的主要症状是：情感高涨、夸大、精力充沛和性欲亢进。BPD 要注意与下列疾病相鉴别：甲亢、物质滥用或药物导致的躁狂发作、癫痫发作后情绪状态和儿童期精神分裂症。

（二）ADHD 伴双相情感障碍的干预

发病较早的 BPD 患者预后较差，一般这种病人存在长期的功能衰退。儿童期 BPD 的病程通常是慢性的，对治疗反应不好，症状不典型、快速循环的病人治疗难度更大，自杀的风险高。

儿童期 BPD 的治疗主要是药物治疗和心理治疗。针对儿童期 BPD 药物治疗的安全性和有效性的研究较少，主要是关于碳酸锂的研究（一种心境稳定剂）。这些研究发现，碳酸锂用于治疗儿童的躁狂症状的疗效显著，因此碳酸锂是治疗儿童期非精神病性躁狂的一线治疗药物。可以用于治疗儿童期躁狂的心境稳定剂还有丙戊酸钠、卡马西平和加巴喷丁。患者如果存在精神病性症状应该结合非典型抗精神病药治疗。双相障碍的抑郁症状可以使用抗抑郁治疗，但有可能会引发躁狂发作。

对于共患 ADHD 和 BPD 的患者，应该首先治疗躁狂或抑郁症状。当躁狂和抑郁症状缓解后才开始治疗 ADHD 症状。大量的研究已经证实用兴奋剂治疗儿童 ADHD/BPD 共病是安全性的，即兴奋剂对 BPD 的临床过程没有负面影响。当躁狂或抑郁症状非常严重或伴有精神病性症状，可能威胁到患儿的生命安全时，可以考虑使用电休克治疗。

心理社会干预对减少 BPD 的复发和缓解发作发挥着关键的作用。当儿童的 BPD 症状稳定以后，应该尽早实行心理社会干预。治疗方法包括病人和家庭的教育、认知行为疗法、行为疗法。

研究者（Pavuluriet et al.，2004）提出了针对儿童期 BPD 的以患儿和家庭为中心的认知行为治疗。该治疗方法整合了认知行为疗法和人际关系治疗，并修改了传统的行为治疗和强调移情的作用。该方法还能帮助父母认识到自身存在的错误认知和学习如何帮助患儿。

还有研究者（Carla，2004）提出了以经验为基础的青少年 BPD 的认知行为疗法，这个方法包括：心理教育，促进对药物治疗的依从性，情绪的监测，预见应激源和合理解决问题，辨识和改造无益的认知，睡眠的调整和放松训练，家庭的沟通与交流。通过各种心理治疗，可以增进患儿与家庭成员的沟通，帮助患儿掌握合理的解决问题的方法，促进患儿对药物治疗的依从性，帮助父母和儿童早期发现情绪的变化，从而促进患儿康复，减少和预防疾病的复发。

六、ADHD 伴学习困难（LD）

世界卫生组织（WHO）将学习困难定义为：从发育的早期阶段开始，儿童获得学习技能的正常方式受损。这种损害不是单纯缺乏学习机会的结果，不是智力发展迟缓的结果，也不是后天的脑外伤或疾病的结果，这种障碍来源于认知过程的异常，由一组障碍所构成，表现为阅读、拼写、计算和运动功能方面有特殊和明显的损害。因此，对学习障碍的界定主要包括三个要素：①具有正常的智力和教育机会。②没有明显的神经或器质上的缺陷。③标准成就测验成绩显著低于同龄人。研究者（Mayes，2000）评估了 119 个年龄在 8～16 岁之间的 ADHD 儿童。他们发现，70% 的 ADHD 儿童患有一种学习障碍，其中 27% 的 ADHD 儿童患有阅读障碍，31% 为数学障碍，65% 为书面表达障碍。学习障碍的患病率存在性别差异，即男孩更容易出现学习障碍。学习障碍主要有三种类型：阅读障碍、数学障碍和书写障碍。

（一）阅读障碍

国际阅读障碍协会提出的被广泛接受的关于阅读障碍的定义是：一种具有神经基础、有家族聚集性的疾病，会干扰语言的获得和加工。阅读障碍是学习障碍的一种，难以精确流畅地识别单词，拼读技能和解码能力也较差。阅读障碍可能来自语音加工方面的缺陷。

心理语言学中，诊断阅读障碍的参考标准如下：

（1）经常忘记一个学过的字该怎么写。

（2）阅读时总是一个字一个字地读。

（3）经常混淆同音字的意义。

（4）经常把形状相似的字写混淆。

（5）在根据拼音写汉字的作业中总是做得很差。

（6）学过的字常常不会写。

（7）在停歇测验中常常做得不好。

（8）经常混淆形状相似字的意义。

（9）常常不理解字在词中的意思。

（10）不理解一个词在句子中的意思。

大约有5%～10%的学龄儿童患有阅读障碍，且出现于各种智力群体，在某些智商较高的学生中也可能出现阅读障碍。阅读障碍可能单独出现，也可能与其他学习障碍共同出现。遗传研究发现阅读障碍存在基因基础，ADHD和阅读障碍有某些共同的危险基因，如α－2A肾上腺素受体基因。

根据阅读障碍的病因学方面的假设不同，研究者设计了不同的矫正方法。视听训练法是一种基于听觉时间加工缺陷理论设计的阅读训练程序。阅读障碍儿童存在单词的音形联系困难，即无法建立字形和发音的联系，进而导致阅读障碍，通过视听训练能改善患者的语音知觉和字形与发音之间的转换。治疗研究显示，该方法能有效地改善阅读和发音。

对于共患ADHD的阅读障碍患者，兴奋剂治疗也能提高患者的阅读能力。饮食疗法也可能对部分的阅读障碍患者起作用，如补充欧米伽3脂肪酸，但饮食疗法的疗效尚未经研究证实。

（二）数学障碍

DSM－IV将数学障碍定义为：一种阻碍算术能力获得的特殊学习障碍。患有数学障碍的儿童可能在很多能力上受到损伤：

（1）语言能力，如命名数学概念或运算，把书面问题转化成数学符号的能力。

（2）知觉能力，如识别算术符号的能力。

（3）注意能力，如抄写数字，记住进位，注意到运算符号的差异。

（4）算术能力，按照一定的运算步骤进行计算，如进行加法运算等。

由于数学障碍的症状表现差异很大，因此有必要对其进行分类。目前，学者对数学障碍的分类尚未达成一致意见，其中吉尔利（Geary，1999）的分类法比较科学。吉尔利从认知心理学和神经心理学角度，将数学障碍分为3类：

一是语义记忆数学障碍。数学障碍儿童在提取算术事实时存在困难，提取速度慢，错误率高，语义记忆数学障碍与阅读障碍尤其是语音缺陷型阅读障碍密切相关，即语音缺陷型阅读障碍的儿童常共患语义记忆数学障碍。

二是技能程序数学障碍。数学障碍儿童在解决算术问题时运用不成熟的策略，出现大量的运算错误，难以理解基本的程序概念，在需要多步骤的复杂运算中存在更大的障碍。

三是视觉空间数学障碍。数学障碍儿童难以形成数字的空间表征，不能对数字进行合理排序，混淆算术符号，遗漏数字或对数字进行旋转，曲解与空间有关的数字信息等。

关于数学障碍干预方法的研究很少，且尚未设计出有效的补救措施，这是因为我们对数学障碍的本质理解还很少。但有些治疗原则可作为参考：①支持性心理治疗：培养自信、学习兴趣和动机；学习技能训练，改进学习方法和策略，培养好的学习习惯。②药物治疗：针对ADHD、焦虑情绪等分别对症用药。此外，可以辅导父母调节其期望值，改善教育方法和家庭关系，进行脑功能反馈治疗。

（三）书写障碍

许多研究发现，ADHD儿童易出现运动技能损伤。大约有50%的ADHD儿童出现运动损伤，即ADHD儿童可能会共患发展性协调障碍。书写障碍就是ADHD儿童精细运动技能损伤的一个表现。书写障碍儿童一般有以下表现：

（1）握笔方法不正确，手指过于接近或远离笔尖。

（2）书写姿势不正确，身体与桌面距离太近或太远，手臂与身体的距离不当，太贴近身体或远离身体。

（3）力量控制不当，用在笔上的力量过重，甚至会折断笔尖或戳破纸；

肌肉过于紧张，手指僵硬，运转不灵活。

（4）写字不均匀，对字的结构缺乏理解，大小不当。

（5）字间距不当，不同字之间的距离过大或过小。

（6）笔顺不正确，不遵循笔画顺序规则。

（7）字迹潦草，字没有结构，东倒西歪，不成比例。

书写障碍可能会干扰儿童的学习积极性和效率，如某些儿童因觉得自己写的字难看，可能就不愿意写笔记。书写障碍致使儿童上课记笔记比较困难，经常跟不上老师的节奏，进而干扰儿童课堂学习的效率。

书写障碍的矫正策略包括：让学生掌握正确的握笔、运笔方法和坐姿。对书写障碍儿童的精细动作进行矫正，如让孩子练习画画、剪纸、穿绳子等手工活动。家长还可以试用以下方法：①使用大字书来进行阅读，在家中放置一块黑板，让孩子在上面大大地书写汉字或字母。②给孩子呈现一些数字、汉字和字母，让孩子有意地反写，以练习左右方位。③强调一开始书写时的下笔顺序，养成从上到下、从左到右的习惯。④可以划出箭头指出易错文字或字母的方向。⑤让孩子用手指头在空中写字，体会运动的感觉。同样，共患 ADHD 的书写障碍儿童使用兴奋剂治疗也能一定程度上缓解书写困难。

七、ADHD 伴物质使用障碍

物质使用中的物质是指会导致个体产生心理或身体依赖的精神活性物质，包括酒精、烟草、安非他明、阿片以及大麻等。根据 DSM－IV 的诊断标准，物质使用指不恰当地服用某种物质以致临床上出现明显的烦恼或功能缺损。具体诊断标准为下列条目包括 1 项以上，且出现于 12 个月之内：

（1）由于多次应用某种物质而导致工作、学业或家庭的挫折或失败。

（2）在躯体有危险的场合多次应用某种物质，如驾车时。

（3）多次发生与某种物质应用有关的法律问题，如因为使用某种物质后品行不端而被拘捕。

（4）尽管由于某种物质带来社交或人际关系问题，仍然继续使用该物质，如与配偶为酗酒而争吵甚至打架。

ADHD 和物质使用障碍的关系很复杂。大多数研究显示 ADHD 儿童在青少年期和成人期形成物质使用障碍的几率显著增高，然而也有研究表明，ADHD 并不会增加青少年物质使用障碍的发生率，ADHD 患者的高物质使用障碍是由共患的其他精神疾病导致的。一个历时 16 年的前瞻性研究发现，

ADHD 组被试发生物质使用障碍的概率是正常组的 4 倍。

酒精滥用和烟草滥用是 ADHD 患者最常出现的物质使用障碍。1/5 的成年酗酒者共患 ADHD。ADHD 患者烟草滥用的风险是一般人群的至少 3 倍以上，且吸烟的年龄较早，持续时间更长，更难戒烟。

ADHD 的长期兴奋剂治疗是否会增加物质使用障碍的风险？大多数研究显示，兴奋剂治疗不仅不会增加物质滥用的风险，而且能显著减少 ADHD 儿童到青少年期和成年期出现物质滥用的可能性。元分析发现，兴奋剂能使 ADHD 患者物质滥用的发生率降低 50%，接近一般人群的患病率。研究者认为物质滥用患者的多巴胺系统存在奖赏缺乏症，他们与 ADHD 患者一样，由于脑奖赏环路的低活动水平导致各种自我刺激行为的发生，即利用刺激性物质来激活多巴胺系统。而兴奋剂能增加多巴胺的浓度，调节大脑的多巴胺环路，所以兴奋剂能增强 ADHD 患者的挫折忍耐力，降低他们的冲动水平。

ADHD 和物质使用障碍共病的治疗原则是：应优先治疗物质使用障碍，待患者停止使用物质和相应的依赖症状消失后，再开始治疗 ADHD 症状。

酒精滥用的治疗方法包括：①戒酒。根据酒精依赖的程度逐步控制酒精的摄入量，即轻者可一次性戒酒，重者可以逐渐戒酒，以免因突然完全杜绝酒精摄入而导致严重的戒断症状。②拮抗剂治疗。使用戒酒硫可抑制肝细胞的乙醛脱氢酶，而该酶是酒精的代谢酶，所以服用戒酒硫后再饮酒，会产生恶心、呕吐、脸红等症状，使饮酒者对酒精产生厌恶感。③急性酒精中毒的治疗。主要是催吐、洗胃等。④酒精戒断症状的治疗。针对戒断症状进行心理支持、药物治疗和营养支持等。此外，为了减少重复酗酒，还需要根据酒精滥用的心理应激和家庭问题进行干预。干预方法有小组治疗、环境干预、认知行为治疗和家庭治疗等。

烟草滥用是一个社会问题。其干预首先应该在全社会范围内加强宣传，提高公众对吸烟危害的意识，严格限制烟草广告，提高烟草税收。烟草滥用的治疗方法包括：认知行为疗法，如放松训练。最重要的方法是替代治疗，为了缓解戒断症状，较少复发，可以将尼古丁加在口香糖中，咀嚼后逐渐释放尼古丁，经口腔黏膜吸收入血。还可以把尼古丁放入特制的橡皮膏上，然后把橡皮膏粘在皮肤上，缓慢释放的尼古丁经皮肤吸收入血。然后逐步减少橡皮膏或口香糖的使用次数、剂量，最终停止使用。另外，还可以使用可乐宁抑制或缓解戒断症状。

阿片类物质滥用的治疗不仅要解决戒断症状即并发症，还要进行心理干预，以巩固疗效。治疗一般包括两个阶段，即脱毒治疗阶段和康复阶段。脱毒治疗阶段：①替代治疗：常用的替代治疗药物有美沙酮和丁丙诺啡。②非替代性治疗：可乐宁、中药或针灸。康复阶段：①阿片类阻滞剂，该类药物主要是纳洛酮和纳曲酮，能阻止阿片类的欣快作用，以切断已有的条件反射。②社会心理治疗，主要有认知行为治疗、行为治疗、群体治疗和家庭治疗。

八、ADHD 伴抽动障碍（tic disorder）

（一）ADHD 伴抽动障碍的分类及诊断

抽动是一种反复、无目的的肌肉快速收缩。抽动障碍主要起病于儿童和青少年时期，表现为某一肌肉或肌肉群突然、快速、不自主、反复的运动抽动和发声抽动。运动抽动表现为不自主的眨眼、皱眉、吸鼻、张嘴、摇头、耸肩、点头、甩头等。发声抽动表现为反复清嗓子、咳嗽、吸气、鸟叫或发出“哼”、“哈”的声音。抽动障碍包括短暂性抽动、慢性抽动和抽动秽语综合征（Tourette 综合征）三个类型。

（1）短暂性抽动障碍是儿童期最常见的抽动类型。常在 3 岁后发病，4 ~ 7 岁最为常见，男孩患病较多。短暂性抽动障碍的诊断要点为：

①单个或多个运动抽动或发声抽动，常表现为眨眼、扮鬼脸或头部抽动等简单抽动。

②抽动每天发生，一天多次，至少已持续 2 周，但不超过 12 个月。某些患儿的抽动只有单次发作，另一些可以在数月内交替发作。

③18 岁之前发病，以 4 ~7 岁最常见。

④不是由于抽动秽语综合征、小舞蹈病、药物或神经系统其他疾病所致。

（2）持续 1 年以上的抽动障碍即慢性抽动障碍，慢性抽动障碍的诊断要点为：

①不自主运动抽动或发声抽动，可以不同时存在，常一天发生多次，可每天或间断出现。

②在一年中没有持续两个月以上的缓解期。

③18 岁前发病，至少已持续 1 年。

④不是由于抽动秽语综合征、小舞蹈病、药物或神经系统其他疾病所致。

（3）Tourette 综合征是指运动抽动和发声抽动同时存在，且持续 1 年以上者。其中运动抽动常发病于 3 ~ 8 岁，数年以后才会出现发声抽动。Tourette 综合征的诊断要点为：

①表现为多种运动抽动和一种或多种发声抽动，多为复杂性抽动，两者多同时出现。抽动可在短时间内受意志控制，在应激下加剧，睡眠时消失。

②日常生活和社会功能明显受损，患儿感到十分痛苦和烦恼。

③18 岁前发病，症状可延续至成年，抽动几乎天天发生，一天多次，至少已持续 1 年以上，或间断发生，但 1 年中症状缓解不超过 2 个月。

④不能用其他疾病来解释不由自主抽动和发声。

Tourette 综合征患者的共患病情况比较普遍，大约有 85% 的 Tourette 综合征患者共患其他神经行为障碍，如 ADHD、强迫症、抑郁症、焦虑、对立违抗性障碍、品行障碍和人格障碍。其中 ADHD 出现的比例最高，至少有一半的 Tourette 综合征患者有 ADHD，而 ADHD 患者中有 20% 出现 Tourette 综合征。研究显示，ADHD 和 Tourette 综合征是两种互相独立的疾病实体，即 Tourette 综合征并不会影响 ADHD 的预后。

早期治疗研究发现兴奋剂会恶化 Tourette 综合征的抽动症状，因此，在临床实践中，大多数医生会避免给 ADHD 共患 Tourette 综合征患者用兴奋剂治疗，尽管兴奋剂能显著地改善 ADHD 症状。而随后的研究发现，ADHD 症状通常比抽动症状早 2 ~ 3 年出现，因此 ADHD 容易导致 Tourette 综合征被漏诊。在兴奋剂治疗有效地控制 ADHD 症状后，抽动症状可能才引起注意。因此，认为兴奋剂引发抽动症状的观点是不正确的。

（二）ADHD 伴抽动障碍的干预

抽动症状的治疗原则是：①多学科小组联合治疗，如儿童神经病学家、儿童精神病医生和心理学家联合治疗。②先治疗最严重的症状。③判断抽动症状的严重程度，并决定是否需要药物治疗。④判断非药物治疗是否恰当。⑤首先以最简单和安全的药物治疗。⑥如果兴奋剂恶化抽动症状，则优先治疗抽动症状，然后治疗 ADHD 症状。⑦单一用药原则。⑧诊断共患病。⑨提供教育和信息，支持父母、教师进行干预。

心理治疗：自我意识训练、自我监督训练和放松训练是有益的。行为治疗如暴露疗法能让患者习惯抽动症状的先兆感觉。认知行为疗法能有效地治疗强迫症和抽动症状。

药物治疗：一线治疗药物是 α2 受体激动剂可乐定和盐酸胍法辛。其他药物有抗精神病药物氟哌啶醇和多巴胺受体阻滞剂泰必利。

第六章

成人多动症

2008 年世界卫生组织对 10 个国家从业人员的调查显示，3.5% 的成人符合 ADHD 症状标准，其中男性多于女性，并且专业技术人员的发生率最低。2006 年，美国成人中 ADHD 的发生率为 4.4%。

其实，早在 1976 年伍德（Wood）就发现有 6.7% 的成人存在注意困难、坐立不安、情绪不稳定、易冲动、易发脾气等症状，他将这一系列症状命名为“成人多动症”，并且认为成人多动症是由儿童多动症发展而来的。

19 世纪 80 年代出版的 DSM－Ⅲ将成人中仍存在的多动症状定义为“注意缺陷障碍—残留型（ADD－R）”。在此之后，研究者才将一部分注意力从儿童 ADHD 患者转投向 ADHD 成人患者。

成人 ADHD 方面的研究主要集中在过去 20 年之内，而儿童 ADHD 研究则已经如火如荼地进行了半个多世纪。现有的成人 ADHD 研究主要集中在诊断、发病率、共患症以及药物治疗几方面。但由于采用不一样的诊断标准，有的使用美国诊断标准，有的使用欧洲诊断标准，所以这些研究并不能直接进行比较。在过去 20 年里，关于 ADHD 自助方面的书、纪录片以及视频资料大量增加，临床上使用精神兴奋类药物来治疗 ADHD 患者的比例出现上升趋势。

人们常常误以为如果儿童期没有出现 ADHD 症状的话，那么他们在成年以后也不会出现 ADHD。事实上，很多成年人一直都在承受着 ADHD 的折磨，但他们并没有意识到自己是 ADHD 患者，而仅仅认为自己有抑郁、焦虑等其他心理疾病，因而他们从未得到过专业的治疗。其中一些幸运的人会在进行体检、心理测查等健康检查时发现自己是 ADHD 患者，这时获得确诊的成人患者往往会对自己的症状充满了懊悔，“为什么不早点发现自己的 ADHD 病症”，而让它折磨自己的学习、工作、生活这么久，并且给自己和家人、同事带来了很多原本不必要的烦恼。

目前，ADHD 被普遍认为是一种可以持续终生的疾病，并且其治疗费用较高，同时患者的家人要花费更多的时间和精力来照顾他们。尽管有研究发现40%的ADHD儿童患者到了成年早期就会自然康复，但一些更为长期的跟踪研究却发现这些康复的患者中有很大一部分人最后都出现了情绪、人际、社会以及经济问题，并且伴随有不同程度的自尊和自我认同损伤。与正常人相比，大部分ADHD成人患者的教育水平较低，存在与工作相关的障碍（如经常被开除、迟到）和社会交往障碍，并且他们的离婚率和分居率都比较高，婚姻幸福感指数也较低，容易出现赌博、抑郁、酗酒等不良行为，甚至还有一些患者存在反社会型人格。

ADHD会对成人正常生活、工作、交往产生严重的影响，因此，深受其害的ADHD成人患者非常迫切地希望得到治疗。得到有效治疗的前提是对成人ADHD进行科学准确的评估和诊断。

一、成人ADHD的诊断与评估

现有的成人ADHD研究在症状定义和诊断标准方面都存在很大差异，还没有形成一个统一而成熟的诊断评估标准。目前常用的诊断方法主要有两种：一种是以DSM标准为基础的一系列评估量表，如Wender Utah评估量表、Conners成人ADHD自评量表、DSM－IV等；另一种是实验诊断方法，包括神经心理测验、脑电、注意力的计算机测验，以及脑成像技术等。

（一）成人ADHD评估量表

1. Wender Utah评估量表

20世纪70年代中期，温德尔（Wender）和其美国犹他州大学同事发现了成人大脑功能紊乱的情况，其后对ADHD儿童的跟踪研究发现，成年后他们还存在一些其他精神疾病，这使得温德尔认识到ADHD可能会持续到成年。这种观点与当时的主流观点相冲突。温德尔认为儿童ADHD，也就是DSM－III注意缺陷障碍，其诊断标准不能适用于成人。

在大量实验研究的基础上，他提出了一种诊断成人ADHD的方法，评估患者和其他人，最好是其父母提供对其儿童期的追述性回忆；同时要收集当前的、持续存在的多动和注意不能症状。成人ADHD患者主要存在7个主要症状：注意分散、多动、情绪易变、急躁易怒、耐压性受损、混乱和冲动。温德尔提出的这个标准要求在儿童期追述性诊断时，当前注意不能和多动症状都要满足的条件下，剩下5个症状中至少还包括2个。

Wender Utah 评估量表要求患者自己完成对儿童期行为症状的追述性评估。量表包含61个项目，采用0~4五级评分法。正常男性的平均分是（1 719 ±1 110）分，女性为（1 510 ± 815）分。ADHD 男性患者总分平均值为（6 013 ± 1 412）分，女性患者平均分为（6 518 ±1 413）分。

Wender Utah 评估量表已经被翻译成多个版本，如西班牙语、德语、意大利语。Wender Utah 评估量表已被应用于临床诊断 ADHD 成人患者，评估 ADHD 和其他共患症的关系，进行药物研究，如哌醋甲酯、左旋多巴和卡比多巴、优降宁、苯丙氨酸、酪氨酸、诺米芬新、安非他酮、文法拉辛等。同时也成为基因和脑成像研究的标准。

最初，Wender Utah 评估量表是为了进行 ADHD 追述性评估而制定，并不是为了诊断缺乏临床信息的儿童期 ADHD。尽管如此，还是有很多研究使用其来评定成人是否在儿童期患有 ADHD，如左右利手、酒精易感性、青春期心理病理、焦虑和成人的幼时 ADHD 症状、ADHD 儿童和 ADHD 母亲等研究。这些研究者忽略了 Wender Utah 评估量表作为诊断标准的局限性。

研究表明，温德尔标准偏离现在关于 ADHD 的认识越来越远，很难将以 DSM 为基础的儿童 ADHD 研究应用到成人诊断。温德尔标准只包括终生注意不能集中和多动型成人患者，不包括占绝大多数的 ADHD 注意不能亚型。尽管急躁易怒存在 ADHD 儿童患者身上，但大量的研究发现，这并不是一个独立的症状，而是与损伤、社会环境有关，是由 ADHD 其他症状引起的。把急躁易怒作为 ADHD 的评估标准之一就必然会发现 ADHD 患者存在敌对、品行失常，甚至双相人格障碍。同样，情绪易波动这一标准使得它不能很好地区分 ADHD 和其他情绪问题。温德尔标准不包括共患症（如焦虑、精神错乱以及其他人格障碍）的诊断。该标准存在的这些局限对药物研究的影响很大，可能混淆治疗结果。纵向研究发现部分儿童 ADHD 患者成年之后会存在抑郁（20%~27%）、人格障碍（11%~24%）。成人 ADHD 患者中焦虑、抑郁发生率均高于长大后的 ADHD 儿童患者。

2. Conners 成人 ADHD 自评量表

Conners 成人 ADHD 自评量表是在 DSM - IV 的基础上制定的，可以有效地区分 ADHD 成人患者和其他障碍患者，其信效度比较高。自该量表问世以来，被多国的学者修订和使用，广泛应用于成人 ADHD 的评估和诊断。

康奈尔1999年编制的 Conners 成人 ADHD 自评量表包含66个题目，采用0~3级评分。8个分量表分别是：①注意缺陷（12个）；②多动（1个）；③冲动（12个）；④自信心缺乏（6个）；⑤DSM - Ⅳ注意缺陷（9个，与注意缺陷分量表题目内容接近）；⑥DSM－Ⅳ多动冲动（9个，与多动和冲动分量表的题目内容接近）；⑦DSM－Ⅳ概括题目（18个，重复计数条目，为DSM－Ⅳ注意缺陷分量表题目和DSM－Ⅳ多动冲动分量表题目总和）；⑧ADHD指数（12个，6个是重复上述分量表的项目，6个为Conners特别设定的反映ADHD注意缺陷、多动、冲动三个方面核心症状的题目）。

康奈尔依据2 000个正常成年人的数据制定了ADHD成患自评量表的常模，这个量表比较容易实施和计分，在鉴别ADHD患者和其他障碍的患者中是最有用的量表，其可靠性和有效性较高。

我国学者郭兰婷等在2009年对其进行了修订。他们采用分层整群抽样的方法对749名年龄在18～60岁（平均35±11岁）之间的健康人群（男性348，女性401）进行了中文版量表测试。2周后又随机抽取80名被试进行第二次评定，评价该量表的重测信度。结果显示，探索性因子分析提取了注意缺陷、多动、冲动、自我评价和综合评定5个因子（累计贡献率为54.85%）。除项目48外，其他项目的负荷范围在0.408～0.834之间。每个项目与其所属因子的相关系数（$r=0.41\sim0.83$）均大于与其他因子的相关系数（$r<0.30$）。量表的条目归属与Conners的不一致。成人ADHD组的CAARS－S：L总分高于正常人群组和抑郁症组\［（120.0±20.4）对（50.6±24.6）和（60.4±24.6）；$P<0.001$］。量表总的Cronbachα系数为0.963，量表的重测信度为0.73。

表6－1　Conners成人ADHD自评量表的部分题目

1. 喜欢做运动性的活动，而不喜欢安静	0	1	2	3
2. 遗失工作或活动所必需的物品	0	1	2	3
3. 不预先计划安排	0	1	2	3
4. 我说话时不假思索脱口而出	0	1	2	3
5. 鲁莽大胆，或易冒风险	0	1	2	3
6. 不喜欢自己	0	1	2	3
7. 做事有始无终	0	1	2	3
8. 易受挫折，易灰心丧气	0	1	2	3
9. 我给人的感觉是话多	0	1	2	3
10. 总在不停地活动，像有一股动力驱使一样	0	1	2	3
11. 缺乏有序安排事情的能力	0	1	2	3

（续上表）

12. 说话不经过思考	0	1	2	3
13. 经常更换工作或更换居住环境	0	1	2	3
14. 休闲时也不能做安静的消遣活动	0	1	2	3
15. 缺乏自信	0	1	2	3
16. 对我来说，很难同时注意几件事	0	1	2	3
17. 在需要保持安静时，仍不停地活动	0	1	2	3
18. 忘记预约的事情	0	1	2	3
19. 不高兴时脾气很大	0	1	2	3
20. 对一件事容易厌倦	0	1	2	3

3. DSM－IV 诊断标准

从美国《精神疾病诊断与统计手册》（第二版）（DSM－II）的“儿童期多动症样反应”到 DSM－III 的“注意缺陷障碍”，再至 DSM－III－R 和 DSM－IV 的 ADHD，显示了人们对 ADHD 认识的不断深入。DSM－III 认为 ADHD 是一种儿童期疾病，很少一部分患者可以持续到成年，持续到成年的症状分为注意缺陷障碍和其他两类。DSM－III－R 对成人 ADHD 进行了一些修正，30% 的患儿会持续到成年。DSM－IV 也认为只有部分患儿会持续到成年，但是它将可能受损的领域从学校、家庭扩展到了工作方面。采用 DSM－III－R 诊断标准，一半以上的患者在 20 岁以后就不再符合全部标准。采用 DMS－IV 诊断标准，则有 58% 的患者持续存在 ADHD 症状。一些患者仅有部分导致功能损害的症状，但不符合 ADHD 的全部诊断标准，虽然 DMS－IV 包含了对这类病人的诊断，但它还是把 ADHD 看作具有一系列症状且持续终身的精神障碍。

彼得曼（Biederman）和其同事认为成人 ADHD 患者的功能损伤、共患症、神经认知功能均与儿童 ADHD 患者相似，并且提出了一种以 DSM 为基础的诊断 ADHD 成人的方法。在他们提出的方法中，增加了对成人精神病理的结构性诊断会谈，要求患者追溯性回忆儿时与 DSM 症状相关的事件，还需要收集患者当前症状和可能存在的功能损伤。与温德尔标准一样，ADHD 成人的诊断要依据对其儿时的追溯性诊断。其他研究者也采用相似的结构或半结构性会谈收集儿童期 ADHD 症状，来评估患者儿童期和当前的功能。

DSM－IV 列举了 ADHD 成人患者的 18 种典型症状，使用李克特 4 点评分法（0：从未有过，3：经常）来衡量这些症状在过去6个月里发生的频率。如果一个人在注意不能的9个题目中有6个以上（含6个）得分在2～3之间，那么他就被诊断为ADHD注意不能型；ADHD多动/冲动型患者一般6个以上多动/冲动题目得分较高，而不存在注意不能症状；ADHD混合型患者是在多动/冲动症状和注意不能症状上得分都较高。

表6－2　成人ADHD的DSM－IV诊断标准

A. 必须符合第一或第二点：

1. 下列注意力缺失症状中，必须有6种（或6种以上）症状在过去6个月内持续出现，而且其程度与孩子年龄该有的发展不成比例且不合常理。

注意力不足症状：

（1）常常无法专注于细节，或在做学校功课、家庭作业及进行其他活动时，常因为粗心大意而犯错。

（2）常常无法长时间专注于所做的事情或游戏上。

（3）别人对他说话时，似乎常常不专心听。

（4）常常不完全按他人的指示行事，并且不把自己的学校功课、其他事情或工作义务完整做完（不是因为叛逆行为或理解力不足的缘故）。

（5）常常无法有系统地做事情和活动。

（6）常常逃避、厌恶，或心不甘情不愿地执行需要持续花费心神的任务（如在课堂上或做家庭作业时）。

（7）常常遗忘做事情或活动所需的工具（如玩具、作业本、书或文具用品）。

（8）常常因为外在事物而分心。

（9）日常生活中老是忘东忘西。

2. 下列多动及冲动症状中，必须有6种（或6种以上）症状在过去6个月内持续出现，而且其程度与孩子年龄该有的发展不成比例且不合常理。

多动症状：

（1）手脚总是动个不停，或在椅子上滑来滑去。

（2）在班上或其他必须乖乖坐在座位上的场合，时常站起来。

（3）常常跑来跑去，或在不适当场合过度爬上爬下（青少年或成年人如有这种行为，很可能只造成主观的多动印象）。

（4）常常无法安静地玩或从事休闲活动。

（5）常常处于忙碌状态，或经常像是被驱赶着去做事。

（6）常常过于多话。

冲动症状：

（7）常常在别人尚未问完问题时，答案已脱口而出。

（续上表）

（8）无法耐心等候排队。 （9）常常打断或干扰别人（如突然插入别人的谈话或游戏）。 B. 在7岁之前，便已出现某些造成不良后果的多动/冲动或注意力缺失症状。 C. 这些症状造成的障碍在两个或两个以上的领域出现，如在学校、工作场所或家庭。 D. 必须在社会或学校行为方面具有明显医学意义的障碍现象。 E. 症状不全是在深度发展障碍、精神分裂症或其他精神障碍的发病过程中才出现，并且也无法用其他障碍（如情绪障碍、害怕障碍、分离障碍或人格障碍）解释。

DSM标准被广泛应用于成人ADHD、共患症、功能损伤方面的研究。许多药物研究也使用DSM标准，如诺米芬新、哌醋甲酯、尼古丁、去郁敏、文法拉辛、托莫西汀、右旋安非他命、匹莫林、混合丙氨酸盐、苯丙胺以及兴奋剂等。对ADHD患者的同胞进行的研究发现，多巴胺受体基因（DRD4）与儿童期ADHD有关。DSM标准已经被众多研究所证实。使用DSM标准诊断出存在ADHD的成人脑成像研究发现，其纹状体的多巴胺传输密度增加。

以上是成人ADHD评估时常用的3个量表，还有其他一些量表，如Brown成人ADD评定量表、当前症状评定表、Wender Reimherr量表等。评估量表对诊断有一定帮助，但由于量表的信度、效度等问题，不能单独依据量表测定结果进行草率诊断。考虑到患者的自知力、觉察力等问题，在具体的诊断评估过程中还要结合他人的报告，如父母、配偶、亲属等。总之，要根据具体情况，选择合适的量表，严格按照评估标准进行，以达到正确诊断。

（二）成人ADHD的评估诊断过程

成人ADHD的评估过程与儿童ADHD的评估过程相似，也是一个复杂的过程，需要收集的资料有：

（1）个体的成长史、精神病史、接受过的治疗史、DSM－IV诊断前后的ADHD症状、功能性损伤（学校、工作、家庭和同事）、能力和才能、共患症诊断以及精神状态的评估。

（2）家族病史。

（3）求学经历。

（4）患者的身体状况，有无身体异常，以及其近期体检报告。

（5）其他重要家庭成员或父母的报告、标准化测验结果（如果可以获得的话）。

（6）其他（如心理教育信息、神经心理、职业评估）。

其诊断步骤如下：

表 6-3 成人 ADHD 的诊断步骤

1. 使用成人自评量表评估近期 ADHD 症状（最近 6 个月）。
2. 收集童年时代的 ADHD 症状。
3. 评估在家庭、工作学习和人际关系方面存在的功能损伤。
4. 收集个人成长史信息，包括胎儿期、儿童期和学龄期。
5. 收集个人精神病史资料，排除其他精神障碍，并诊断共患症（如学习障碍、焦虑、人各障碍和物质依赖，尤其是吸食毒品）。
6. 收集家庭精神病史信息，尤其是学习问题、注意和行为问题、ADHD 和抽搐。主要收集其直系亲属的资料（父母、兄弟姐妹以及其子女）。
7. 进行身体检查，排除药物引起的症状（如头疼、抽搐、心脏问题、甲状腺异常）和药物治疗的副作用（如高血压、青光眼）。

下面对上述步骤的具体内容分别作一些介绍。

与前面提到的 DSM - IV 的诊断标准一样，首先要评估个体当前的症状（6 个月之内）和儿童期的症状（7 岁以前），然后收集各种资料。

ADHD 患者的成长史资料对于评估来说非常重要。成人的 ADHD 常会被忽视，尤其是儿童时期未得到确诊的成人。正如我们所见到的一样，幼年被确诊的成人患者一般会主动寻求评估和治疗，并且其父母对 ADHD 的症状也会有所了解，而那些儿童期未得到确诊的成人患者很可能会由于共患症掩盖、本人过于聪明、循规蹈矩、个人魅力高等原因，而使其能够很好地应对日常生活出现的 ADHD 症状，从而其主要社会功能并未受损，这种情况的 ADHD 成人患者就很容易被忽视。

因此，必须以发展的眼光来诊断、评估成人 ADHD，努力寻找其在儿童时期经历过的失败经验，以及诸如“散漫无纪律”、“缺乏动机”、“荒诞”之类的表现。一般情况下，ADHD 成人患者不能认识到自己所存在的问题或不能准确回忆起儿时的症状。这时其父母的追述性报告、其配偶或重要亲属的报告就显得很重要。学校记录、以前的精神科记录、药物史和最近的身体检查对诊断是比较客观的参考。例如，学校记录可能会评价个体的注意力（白日梦、不能集中注意）、活动水平（总是不在自己位子上、不会安静地坐着）、冲动行为（打断别人讲话、不会在回答问题前先举手）等。这样多方面综合的诊断在儿童 ADHD 患者评估方面已经使用了很多年，但应用于成人 ADHD 评估方面却是近几年的事情。

个人成长史一般通过填表来收集。该表格包括填写说明和知情同意书。首先收集的是妊娠期至当前的信息，主要涉及家庭种族、妊娠、分娩、个性、成长过程、环境方面的影响因素，药物史，学习经历，神经病史和家族史。考虑到患者是成年人，应着重考虑收集其求学经历、工作经历、社会人际关系、健康史、病史以及现实环境带来的压力。使用成长史表格是为了可以用发展的眼光来评估 ADHD 成人患者。

Conners 成人 ADHD 诊断会谈是 ADHD 诊断过程中进行结构性方法的参考依据。Conners 成人 ADHD 诊断会谈由两部分组成：第一部分是用自评量表收集成长史信息，患者在必要时候可以从他人处获得信息。无论是事先还是在诊断前，患者都必须在 45～60 分钟内完成成长史表格。在诊疗室，由于开放性问题难以回答和疲劳、分心的原因，完成表格的时间可以酌情延长。第二部分是诊疗师依据表格进行结构性访谈，进一步收集个体的成长信息。值得注意的是，要以客观的眼光来衡量个体所提供的信息，不能按照个人喜好、兴趣来控制会谈的进行方向。

表 6－4　成人 ADHD 成长史资料收集表

胎儿期
·你母亲在怀孕期间是否使用过药物、尼古丁或酒精？
·你母亲在怀孕期间是否患有糖尿病、抑郁等？在分娩时是否出现脐绕颈、臀位分娩或缺氧？
儿童期
·你是否被认为是一个非常活泼或冲动的孩子？
·你的父母是否埋怨过你是一个负担？
·你幼时是否发生过需要住院治疗的意外？
·你是否接触过身体、言语或情绪上的虐待？是不是被你忽视了？
·你是否受到过严重的心灵创伤？是否接触过暴力或死亡？
·你是否患过内科疾病？
·你是否曾经失去过意识？
学龄期
·你在小学、初中、高中的学习成绩如何？
·你是否上过大学？中途有没有退学？为什么？
·你是否有过不及格？

（续上表）

·你是否参加过心理测验？或有人告诉你，你存在学习障碍？ ·在学习上你是否需要别人的帮助？或你曾经接受过特殊教育？ ·你是否留过级或被学校开除过？ ·你在学习阅读、数学、语文时是否感到困难？ ·老师有没有批评过你不尽全力？ ·你的成绩是否稳定？

跟儿童评估一样，成人 ADHD 的评估也要求一个或更多亲属完成标准化评定量表。完成这个量表的人要求真正很了解患者的当前症状，最好是配偶、好朋友、父母、兄弟姐妹等。也可以是很了解患者儿童时（7 岁以前）的事情的人，如父母、姑姑、叔叔等。研究发现，ADHD 成人患者往往会低估或高估自己的症状，因此需要亲属给患者自我报告的可靠性提供依据。ADHD 成人患者父母的回忆性报告往往会说明其子女在儿童期存在一些行为问题，如敌对、注意、多动、焦虑和害羞、极端化、社会问题以及心身失调等。将父母对患者儿童期和现在的评定进行比较发现，儿童期的一些行为发生了外化和内化。近期有研究发现，患者的自我报告和亲属报告之间的相关性很高，因此，如果确定患者有良好的觉察力，也可以单独使用其自我报告进行分析。

有些情况下还需要个体完成人格障碍测验。一般而言，很难判断一个人是否存在人格障碍，尤其当其存在 ADHD 相关症状时则更难进行正确的诊断。这时，可以参考以前的心理/精神治疗记录。

由于 ADHD 具有遗传性，因此需要筛选 ADHD 的家族精神病史。诊疗师需要询问患者的家人，有时甚至还包括一些远亲，是否有无意识动作、药物依赖和反社会行为等，这些资料可能会有助于评估患者的易感性。

表6－5 家庭精神病史收集表

你的父母、兄弟姐妹或你自己的子女是否存在以下问题？
·ADHD
·抑郁
·焦虑（忧虑、恐惧、在人前很害羞、重复一些无意义的行为）
·精神错乱（幻听、幻视或顽固的错误观点）
·无意识动作（无意识的、重复的动作或言语）
·物质滥用或酗酒
·学习障碍
·违法违规的行为
·自杀倾向或自我伤害行为

身体检查可以排除药物引发的症状，如甲状腺异常带来的身体异样；鉴别不是由ADHD引起的症状，如吸烟、使用药物不当、骨折、营养不良、睡眠问题；确定使用兴奋类药物治疗时应注意的过敏或禁忌问题，如高血压、青光眼；记录患者可能随治疗而发生变化的体重基线水平。

此外，在评估过程中，还要考虑ADHD患者的抱怨和言语状况。患者经常会抱怨自己情绪波动太快或很容易发火，发火是Wender诊断ADHD成人患者的标准之一。由于失败感时刻伴随着ADHD患者，所以他们往往自尊较低，性格比较偏执，产生不适应感，感觉自己要被长期的折磨吞噬掉。成人ADHD患者一般不能控制自己，不能维持工作或长久的人际关系，不能有效地管理、学习和工作。他们可能会为了完成任务而设定绝对的完成时间，不能同时完成几项任务，以及错误估计自己完成任务所要花费的时间，对工作难以提前进行计划。为了避免遗忘，患者往往会一接受任务就立即开始工作。在进行面谈诊断时候，ADHD患者回答开放性问题时往往没有条理，信口开河，手舞足蹈。

量表的使用，具体要根据个体的实际情况选择合适的测验或量表，也可以综合使用多个量表或测验来进行评估。例如，如果一个人逾期未进行身体检查或其身体状况发生了变化，而我们又要求了解其具体障碍情况时，我们可以联系其父母、配偶、同事或为其进行治疗的人，进行更加深入的专业性评估。

（三）ADHD成人患者的心理适应

ADHD患者往往会表现出对ADHD症状比较适应，从而误以为其症状出现了缓解。一些患者得知自己是 ADHD 患者时，也就是获得一个对自己障碍的合理解释时往往会流泪。还有一些患者会将他们的 ADHD 障碍认为是性格缺陷（如“我懒”或“我笨”）。但是更多的成人患者往往会积极理解他们所存在的问题，认为自己有希望改变这种状态，并且会积极地寻求治疗。

当然，也有一些患者始终怀疑对自己的诊断，尤其是那些文化水平较高的患者。这些人认为 ADHD 会影响他们各种生活追求，他们倾向于自己去控制症状，而不是去寻求治疗。年龄大点的患者则一想起他们的症状应该很早就被发现，而不是直到现在，就会生气或悲伤，他们会认识到自己需要得到有效的治疗。对于 ADHD 患者的悲伤，除了可以让患者表达出来和获得治疗师同情之外，并不能消除其症状，需要患者自己去消除悲伤，让其体会“依靠自我解决问题”的理念。

例如，孙某是个 45 岁的工程师，在一家制药企业工作。他参加了一个关于研制 ADHD 药物的研讨会，在学习期间，他了解到自己符合 ADHD 诊断标准的初步评估结果。得知这个消息，他很悲伤，并且想起了他日常所遇到的问题，以及知道了“为什么总是感觉自己不如同事工作效率高”。他想起很多老师对自己的评价：实际情况应该比成绩表现出来的好或不努力工作。对于孙某和许多类似患者来说，准确地诊断 ADHD 比草率地进行治疗更重要，我们也要做好他们的心理安抚工作。

二、ADHD 对成人的影响

费敏华等曾用一段形象化的语言来进行描述 ADHD 对个体造成的影响：“这是一块春风即将降临大地之前还没有完全苏醒的初春冻土，心灵的手脚被这块冻土无情束缚着，缺少鲜活的灵动，缺少春意盎然的舒畅，缺少春光明媚的轻松，缺乏生机勃发的能量，缺少挥洒自如的激情。”

（一）认知功能损害

儿童 ADHD 患者的智力比正常儿童要低 7 ~ 10 分。但大多数成人患者的智力分数与常人相差无几。彼得曼在 1993 年发现，成人 ADHD 患者的智力平均分在 107 ~ 110 之间，这个分数并没有显著低于正常人的平均分（110 ~ 113），这也就说明 ADHD 成人患者并不存在一般意义上的智力缺损。

执行功能包括反应抑制、工作记忆、干扰控制、策略发展、计划和以未来为导向的行为、灵活性、问题解决和管理等。就其本质而言，执行功能表现为一系列社会技能和对未来的关注。

巴克利认为执行功能是指人们为了未来而进行自我管理的指导行为，人们为了将来得到最大化的结果而对自己的行为进行的调整活动。这些活动主要有反应抑制、注意选择、工作记忆、自我言语、情绪动机的自我管理、自主活动（灵活性、流畅性和多样性）或重构。执行功能的因素分析发现，反应抑制、干扰控制、工作记忆、情绪管理、注意的维持以及流畅性是其主要成分。

成人 ADHD 患者执行功能方面的研究才刚刚兴起，落后于儿童执行功能研究。持续作业测验发现，ADHD 患者存在显著的抑制和持续注意障碍。注意不能往往反映在知觉遗漏上，而冲动则反映在过失性错误上。青年 ADHD 患者表现出更多的遗漏（注意不能）和过失错误（冲动）。成人 ADHD 患者与儿童患者一样，也存在反应抑制和持续注意方面的障碍。

干扰控制是指不受额外刺激干扰的能力，常用 Stroop 色词作业来研究儿童 ADHD 患者这方面的能力。研究发现，在成人 ADHD 患者的 Stroop 色词作业中也发现了干扰控制问题。马托切克（Matochik）和他的同事使用神经心理测验对比了 21 名 ADHD 成人患者和正常人的执行功能，尤其是言语工作记忆。结果发现，成人 ADHD 患者与儿童患者一样，心算和数字广度的测验成绩均比正常人要低。还有研究发现，成人 ADHD 患者的数字广度、听觉相加、言语学习方面的成绩较低。这些研究均说明成人 ADHD 患者存在言语工作记忆缺陷，而在灵活性和流畅性方面的研究结果却不尽一致。现在比较一致的观点是，成人 ADHD 患者可能存在言语流畅性和概念形成方面的缺陷。

巴克利的 ADHD 理论认为患者的时间感受损，尤其是在头脑中维持某种想法的能力。时间感障碍主要是由非言语工作记忆缺陷引起的。工作记忆被认为是维持事物在头脑中活动的能力。时间感对成人来说非常重要，这是因为时间期限普遍存在与成人的生活中。这或许就可以解释为什么经常会听到 ADHD 成人患者抱怨自己糟糕的时间感、拖沓和其他时间问题。

（二）社会功能受损害

ADHD 患者大部分都存在学习功能障碍。约有 16% ~40% 的成人患者曾经留过级，43% 的患者为了赶上学习进度而接受过额外的课外辅导，还有将近 28% 的患者接受过特殊教育。ADHD 患者完成不了高中学业的比例是正常同龄人的 4 倍（37% ：9%）。那些完成高中学业的患者的学习成绩明显较低，教师对他们的评价也比较低。仅有 20% 的 ADHD 患者考上大学，但其中只有

5%可以完成大学学业。

ADHD 儿童长大以后往往存在人际交往问题，并且他们的社会技能也较低。ADHD 成人患者的婚姻幸福指数明显较低，离婚率和分居率是常人的 2 倍。其父母和配偶均反映 ADHD 患者难以管理自己情绪，他们很多时候都难以忍受 ADHD 患者的无理、混乱和脾气暴躁。研究还发现，ADHD 患者往往很早就会发生性行为（15 岁左右），并且他们的性伴侣较多（19 ：7），他们一般不会采取避孕措施，这样就使得很多 ADHD 患者出现了早孕（38% ：4%）。

一些 ADHD 患者会参加工作，还有很大一部分患者根本就不具备参加工作的能力，只能待在家里，依靠父母亲属或社会的帮助生活。参加工作的 ADHD 患者往往从事低水平的体力劳动，并且他们还比较容易被开除（ADHD 患者 48% ：正常人 16%），有时甚至长期找不到工作。有研究还发现那些完成中学教育并参加工作的 ADHD 患者人格的宜人性和责任心存在缺陷。他们的同事关系也很不融洽。同事反映其很难相处，跟他们沟通也很吃力，有时甚至在无意中就会惹怒患者。

随着科技的进步，很多 ADHD 患者很早就会驾驶机动车辆。但是，这些患者在 3～5 年时间内发生事故、超速、被吊销驾照的次数明显多于常人在相同时间段发生的次数。并且，ADHD 患者经常会大按喇叭。这些都并不是由于 ADHD 患者的驾驶知识不足而造成，而是由于他们在驾驶时缺乏稳定性、不能很好地控制自己的注意力以及冲动而造成的。

三、成人 ADHD 的认知行为治疗

针对成人 ADHD 的治疗方法很多，包括药物疗法、心理治疗、心理咨询与辅导等。考虑到 ADHD 成人患者的自我意识和自我控制能力比儿童要强些，ADHD 成人患者的治疗适合以心理治疗为主，以药物治疗为辅。其中最常用的心理治疗方法是认知行为疗法（CBT）。

认知行为治疗（cognitive behavior therapy）是一组治疗方法的总称。这种方法强调认知活动在心理或行为问题的发生中的作用，在治疗过程中既采用认知矫正技术，又采用行为治疗技术，故称为认知行为治疗。该疗法具有积极性、指导性、整体性和周期短的特点。

药物疗法是自下而上起作用的，通过作用大脑神经系统而改善执行功能；认知行为疗法是自上而下起作用的，帮助患者更清楚地认识 ADHD 症状对自己的行为和心理产生的影响，进而改善已有的应对策略。

古希腊哲学家爱比克泰德曾经说过："人们不是因为事情而困扰，而是被对事情的看法所困扰。"心理学家阿德勒也认为个体的情绪和认知风格与个体的基本信念密切相关。1960年代，贝克（Beck）在前人临床实践的基础上开始尝试使用认知行为治疗。1976年他出版了《认知疗法与情绪障碍》，而他在1979年出版的《抑郁症的认知治疗》标志着认知行为治疗的创立。在20世纪80年代初期，欧美掀起了认知行为治疗的研究及应用热潮。该疗法在1989年由季建林、徐俊冕首先引入中国。

简单来说，认知行为疗法（CBT）是一种以认知（思维、想象、信念）为重点的心理疗法。认知是了解和治疗心理问题的基础。具体来说，CBT是帮助患者认识他们现存的认知方式和信念结构，进而用替代性的想法和信念来修正它们的方法。通过理解替代性认知，患者可以形成和体验新的认知观点，进而产生新的行为和情绪体验。这些体验为认知、行为和情绪的改变以及随后的临床改善提供了基础。CBT最早用来治疗抑郁（Beck，1967；Beck，1979），后来被成功应用到治疗其他障碍上，如焦虑、人际障碍、物质滥用、双相障碍等。

正如前面章节里所说，ADHD是与遗传和神经生物因素密切关联的，它并不是由负性思维引起的。但是，伴随ADHD患者一生的痛苦体验，尤其是成年后才被确诊的痛苦体验，会对个体的信念系统产生严重影响。信念系统伴随认知而发展。认知包括对自己的看法、对他人的看法及对环境的认识和对事物的见解。思维和信念与行为和情绪之间存在复杂的相互作用。CBT模型不能确保情绪和行为的起因是思维和信念（在许多情况下，首先发生的是情绪，然后不经过思维就出现ADHD的症状，如冲动行为），但它的确为理解和调整这些问题提供了有效的干预途径。

在使用CBT治疗ADHD成人患者时，首先要调整和改变各种情况下引起的不良思维方式，但这种即时的思维往往只是个体思维模式的冰山一角，这些认知反应的背后存在更深层次的个体化的认知和发展原因。

（一）个案概念化

个案概念化，就是把个案的问题理论化，用理论的框架和观点来理解个案的问题。也就是结合有关理论，对患者存在的问题、成长经历、未来可能达到的效果三方面进行综合理解。通过个案概念化，可以使患者需要解决的问题变得清晰、有条理。个案概念化还需要治疗师和患者协商、讨论形成一个可以修改的、适合患者自身的发展性计划。这时，治疗师要依据患者的具体情况和自己的经验，放弃那些不受患者经历所支持的假设，保留那些可以准确解释患者经历的假设。

个案概念化过程制订的治疗计划，不仅可以增强患者的觉察力，还可以让患者对自己的问题产生新认识和新体验。因此，个案概念化为患者提供了理解他们生活中的问题和改变他们存在已久的问题的理论和方法体系。最终目的是使患者成为自己的治疗师，达到助人自助的目的。成人患者 CBT 个案概念化主要由以下几个部分组成。

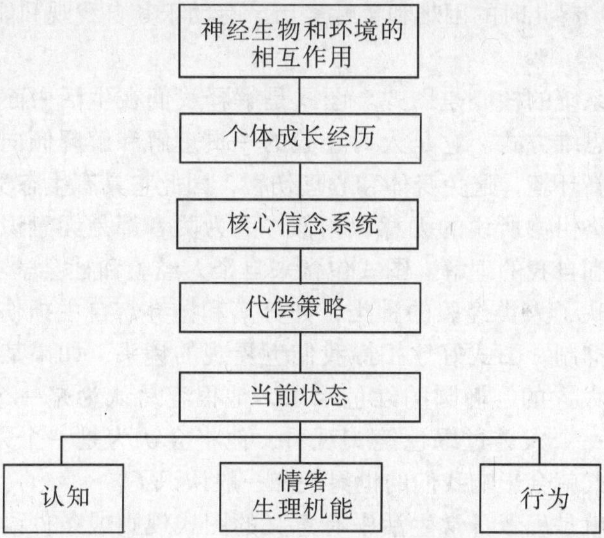

图 6－1　个案概念化的组成部分

1. 神经生物和环境的相互作用

首先要认识到 ADHD 是一种可遗传的执行功能发展失常。由于 ADHD 影响到注意、认知和自我管理的许多方面，所以它对人的大多数活动都有影响。一般来说，大多数 ADHD 患者都会认为自己在某些情况下比别人面对的困难更大或与别人不一样。ADHD 可能影响个体活动方式、人际关系、学习方法，使个体有选择地将注意集中到其他无关事物。大多数 ADHD 患者存在反应抑制困难和注意分散的问题。

2. 个体成长经历

由于 CBT 是一种即时性的、关注短期症状改善和行为变化的治疗方法，所以常常被误认为不重视成长经历。事实正好相反，对认知行为疗法来说，对成长经历的了解是至关重要的，因为它们提供了影响我们信念的真实资料。伴随 ADHD 的成长经历会影响个体与环境相互作用的方式和个体满足各种生活需求的方式。由 ADHD 引起的困难可能导致生活各方面的失常，这些失常又会影响个体对自我和世界的理解。当然，并不是 ADHD 患者所有的成长经历都是负性的。通过主动询问患者的性格、家庭关系、师生关系、重要发展过渡期（小升初、初升高、大学或工作）等情况，我们可收集到重要的背景资料。而且，通过收集资料的过程，让患者回忆自己如何应对学业、有哪些习惯和兴趣，这种回忆过程本身就具有一定的矫治作用。研究表明，让 ADHD 患者回忆起儿时的困难和负性经历，有助于其自我观和能力观的形成。

3. 核心信念系统

核心信念系统的核心是图式。图式是解释我们在生活中面临的各种刺激的认知结构或思维方式。它是人对经验的一贯理解和解释倾向，这种倾向有助于我们应对新环境，避免身体和心理伤害，因此它具有生态学意义。

图式与弗洛伊德所说的无意识相似，因为两者都是无意识行为，并且都表示人对世界和自我的理解。图式包含来自个人经验和社会学习的生存规则。不同的图式反映了人类经验的种类，如分离和抛弃、自主损伤和性能、损伤程度、警觉和抑制。图式好比拍摄我们世界观的镜头，如果某人使用清晰的镜头看到一个大大的、椭圆的红色水果，他很容易认为是一个诱人的苹果；但是，如果同一个人透过绿色镜头观看，他将会认为是一个未成熟的苹果。从 8 岁开始图式就会影响我们的世界观和一般认识了。

核心信念就是患者日常生活中有意义的图式规则或条件语句的特殊表达方式。这些图式和信念是个体经验的结果，都会影响行为和代偿策略。我们的关注点是如何摆脱 ADHD 患者的那些适应不良的图式和核心信念。这些图式和信念会使患者产生自我挫败感，破坏健康。如果某种事件激发了不良图式或信念，那么就会造成个体在信息处理方式上出现认知扭曲。

4. 代偿策略

代偿策略是 CBT 的重要组成部分，是治疗干预的一个重要方面。代偿是 ADHD 患者学习应对和减少症状影响的方法。例如，一位 ADHD 患者总是忘记他要为同事做的事情，他可能通过请求别人随后发一封提示邮件来进行代偿，这是一种通过提供重要的提示物来增强 ADHD 患者履行承诺可能性的策略。代偿很容易被干扰，如患者没有及时发现提示邮件或根本就忘了这件事，不过仍然有积极应对效果。

CBT 中的代偿策略是对那些乍看是适应的、实际是适应不良的图式和核心信念的应对方法。拖延是 ADHD 患者最常见的代偿策略。

表 6－6　ADHD 患者常见的代偿策略表

代偿策略	具体表现
拖延或提前逃避	放大任务的困难性，并且怀疑自己的能力，由此导致自认为合理的拖延行为
边缘化处理	总是等到最后时刻才开始完成任务，往往通过制定提前的期限来强迫自己完成任务
颠倒	往往会因新奇的、感兴趣的东西或"忙"而停下正在干的工作
伪效率	倾向于做一些低水平的、容易完成的工作（如收拾桌子），而不做那些高水平的、具有挑战性的工作（如完成工作报告）
冷漠	对未来生活非常悲观，对现实环境无动于衷

例如，赵某是一名患 ADHD 的大学生，在阅读材料时难以集中注意和理解内容。她本身没有阅读障碍，但她的注意力容易分散。阅读时她会感到厌烦和焦虑，并且相同的阅读任务她比同学花费的时间要多。由于大学课本比中学课本篇幅大并更难理解，赵某出现了对阅读的恐惧。事实上，她几乎不读课本，而是依靠她的笔记和课堂听讲。

大学第一学期，赵某努力赶上阅读任务，但她对阅读有厌恶感。她近期的消极信念是："我肯定笨，因为我阅读需要花很长时间。"这种信念与不合适的图式"我不像别人那样聪明"相联系。因此，当面对高度专业性的生物阅读任务时，她常常会想"我不可能读懂这些"。由压力引起的想法加剧了她的焦虑和注意分散。赵某通过做一些其他快乐的事来拖延阅读，拖延在短期内使她远离被不胜任、挫败感和焦虑的包围。另外，当她从阅读中分心，并许诺"我待会就读"时，她会马上感到压力缓解。但是，赵某在休息后不能返回到阅读任务上去，甚至下节课之前都不能。结果就是，当老师让她讨论阅读作业时，赵某根本就没有准备，使得她感到尴尬并产生了破坏性的推论："我知道我笨，不能读完大学，我就知道我不属于这里。"很显然，赵某的推论是不正确的。由于她依据"自己完成不了"的假设而采取逃避行为，所以她从来没有尝试去阅读。但是，由于经验与信念系统相联系，赵某的假设有力地证明了她的不胜任信念，而不是尝试探索一种替代的可能。

从这个例子可以看出，确定代偿策略，并使用其产生独特的新图式和核心信念是个体化发展关键的阶段。在赵某的例子中，CBT早期干预阶段主要是进行个人尝试（辅以药物治疗），她同意花时间阅读课本去获得经验信息，而非仅仅依靠她的预期假设。

5. 自动化思维、情绪和行为

CBT疗法的一个特点就是分析自动化思维。这种思维是指在刺激和反应之间插入的一种短暂而自发的思维或想象。自动化思维反映了与当前事物有关的正在进行的思维。它发生很快，并且意识不到。可以使用艾利斯合理情绪疗法即ABC理论，说明激发事件与反应之间有信念B的作用，帮助患者认识自动思维的存在和影响。当一个人对这种思维产生警觉时，就很容易意识到它的存在。大部分自动化思维在情绪上往往是中立的，但由于这些思维发生很快并且不受怀疑，所以它们很容易以扭曲或以不完备的信息为产生的基础。认知扭曲反映了我们的思维会忽视或夸张一些重要信息，从而背离正常的合理思维。常见的认知扭曲有以下几种：

（1）任意推断。患者往往会在缺乏事实依据的情况下草率地下结论。例如，两个同事在大厅碰见，一个对另一个打招呼，被打招呼那个没有回应直接走了。打招呼的人可能会想“他可能没有听见”，这样他就不会受到影响。但是，认知扭曲的人往往会想“他故意不理我”，因此很生气。如果听之任之，自动化思维就可能改变情绪、行为和随后的认知，并陷入恶性循环中。

（2）个人化。患者往往把失败、错误都归咎于自己，而不考虑别人和环境的原因。例如，一个人会把小组任务的失败归因于自己没有集中精神完成工作，拖了大家的后腿。有拖延症状的ADHD患者往往把迟到认为是自己的问题，而忽视交通工具、道路情况等方面的原因。

（3）选择性概括。患者只注意寻找和自己已有认知相一致的信息，而忽视一些客观的、与自己认知相反的信息。比如，ADHD患者往往会认为自己是个失败的人，什么事情都做不好，看不到自己在其他方面的闪光点。

（4）过度引申。患者很容易把某些特定的结论推论到所有情境。就像上面案例中的赵某一样，她仅仅是阅读慢而已，但她却认为自己什么事情都做不好，是个失败的人。

（5）扩大或缩小。患者过分注意或夸大自己的消极体验，而忽视或低估积极体验。一个工作很优秀的ADHD患者总是想起自己在工作出现的错误，而认为自己取得的成就仅仅是运气好而已。

（6）绝对化思考方式或“全或无”的思考方式。患者看问题容易走极端，认为自己“要么成功，要么就彻底失败”，他们思考问题时不存在中间状态。

（7）情绪化推理。患者的思维很容易受到情绪的影响，如果是 ADHD 儿童，还会把自己当时的情绪作为推理的依据。如“我觉得自己不行，那我肯定就是不行”。

（8）扭曲积极体验。患者会把中性甚至积极的因素转变成消极的因素，使自己的认识一直处在一种与现实不符的消极氛围中。如 ADHD 患者认为自己犯了那么多错误，所以永远也不会得到别人的表扬和称赞。

ADHD 患者的负性思维有时也并不发生扭曲，扭曲的是对错误或负性结果的解释。例如，王某是一个有时间管理障碍的 ADHD 患者。与女朋友一起看电影的约会，他迟到了 30 分钟。他最初的想法是“我迟到了，电影已经开始了。我女朋友不能跟我一起看电影，所以她会很失望”。这是一个正常的想法，没有受到扭曲。但是，在相同情况下，ADHD 患者紧随其正常想法之后的自动化思维就有可能产生超出情境体验、影响有效应对的推论，如“我是个失败者，我不值得拥有我的女朋友。她现在很讨厌我”。CBT 的核心是在接受那些不能改变的事情和改变那些可以改变的事情或增加其改变的可能性之间寻找平衡。在王某的例子中，他知道自己的错误，跟他女朋友道歉，可以通过提醒自己成为合格男朋友的方法来改变他认为自己是个失败者的想法。

随着个体概念化的形成，从 ADHD 患者的长期经验和学习经历角度考虑，可以很好地解释患者的自我挫败行为。前面案例中的赵某是一个阅读有点慢的大学生。考虑到她在中学时就有障碍，所以她在大学完不成阅读任务、产生不适感也就不奇怪了。从她勉强可以应付的高中开始，她的阅读障碍就使她产生了压力，降低了自信心，所以，大学的阅读任务变难时，她就开始逃避。当赵某想继续学业时，本身已有的信念系统和行为结果之间就发生了矛盾。

CBT 要求患者具有使用新的思维方法和新的行为方式的意愿。轻度 ADHD 患者可能有正性或平凡的成长经历和适应性很强的信念系统。这样，CBT 的中心任务就是调整自动化思维和行为，培养应对技能。但是，中度和重度 ADHD 患者，尤其是有共患症和复杂成长经历的患者，由于他们很可能会存在负性信念和不良代偿策略，所以个体化就比较适合他们。

（二）CBT 的实施

对成年 ADHD 患者的治疗并不是简单的确诊、制定治疗目标，然后开始学习应对技能的过程。对于一个轻度患者（如有固定工作，社会关系良好，没有其他共患症等），CBT 疗法应该明确问题所在、介绍应对方法、改变负性思维。在一些严重案例中，则可能要花时间对患者进行诊断，全面考虑症状对日常生活各方面的影响，并要求患者重新考虑、思索他们的人生目标。花时间与患者讨论这些问题有利于增强他们参与 CBT 的动机。

大多数人可以理解一个标准的诊断报告所列举的 ADHD 症状，但每个患者的具体情况是千差万别的，有的可能只有注意不能症状，有的只有多动—冲动症状，而有的两种症状都存在，还有一些患者有共患症。这样，每个患者的治疗目标也应有所差别。一些新诊断的 ADHD 患者希望尽快开始治疗和自我改变，而某些患者可能会存在抵触情绪，拒绝诊断，拒绝改变那些不受控制的认知和冲动行为，拒绝接受治疗。在这种情况下，治疗师需要花时间来处理患者的抵触问题，并向患者介绍 ADHD 的相关知识，从而逐渐消除患者的抵触情绪，提高患者对治疗的服从性，以便获得更好的治疗效果。

获悉 ADHD 的诊断结果，包括有关个人执行功能、社会功能受损的信息，对大多数患者来说本身就是一种教育。如前所述，当患者用新的视角回忆过去和重要事件时，想到的信息对个体来说具有揭露性、启示性。评估过程产生的自我意识是患者心理辅导的第一步。这种疗法的目的就是解释对 ADHD 及其治疗的错误想法，阐述影响个体机能的综合征的本质。不是以说教的方式传递信息，而是通过回答患者的问题来传递信息或确定哪方面的信息不足，问题涉及他们的症状、从亲友或媒体了解到的 ADHD 信息、治疗方案的选择等。

CBT 的对成人 ADHD 的具体干预过程如下：

1. 建立治疗关系

在心理治疗中非常强调治疗关系的重要性。治疗关系被认为是影响不同心理治疗的共同因素，是治疗维持下去的基础。治疗师要为患者提供一个安全的环境，在这个环境中患者可以充分暴露障碍的本质、表达个人的情绪、学习新的应对技能等。

在治疗成人 ADHD 时，治疗师不应扮演被动的角色。治疗师要积极了解患者的经历，维持会谈的方向，协助患者在接受影响和行为改变之间寻找平衡，而不是什么也不做。例如，如果治疗师观察到会谈偏离目标，这时就需要向患者提出自己的意见，协商决定是否返回到已经制定好的日程安排上，或修改日程安排使其以新主题为焦点，如“我注意到我们今天有点偏离你想要关注的方面，我们是改变今天的日程安排还是回到先前的主题上”。

积极治疗关系有助于患者理解合作解决 ADHD 症状所带来的好处。成人患者常常对复发障碍感到羞愧、恼怒，对父母、教师和同事的批评感到气馁。ADHD 患者通常认为："如果我未完成或忘记做家庭作业，那么治疗师也会厌烦我。""我使你失败了。""我相信其他人完成作业不会有这么多困难。"通过治疗关系，我们很容易了解患者在治疗时间之外的人际关系。例如，患者认为治疗师会因为节奏慢或拖延会谈而生气，结果这个患者就会特别自责、谦卑，如"非常抱歉我迟到了。如果你想重新安排日程的话，我理解你。我不希望你认为这对于我来说不重要"。或者，他们会尽力逃避事先制定的治疗规则，如"我知道我迟了点，但是难道我们不能有完整的会谈？你本应随时帮助我的"。

通过询问患者对自身行为和治疗关系的认识有助于形成合作的治疗氛围。如"我对这种情况的反应，你有什么想法"，这样就可以修正那些不实际的想法，讨论应对相似问题的具体行为策略。更重要的是，它提供了前瞻性的顾全患者面子的方法，而不是使患者重复体验熟悉的羞愧。解决问题的方法可以给患者创造一个可以舒适探究和改变问题行为模式的环境。

2. 确定治疗目标

治疗目标是否清晰直接影响治疗结果的好坏。患者提出需要治疗的问题往往并不明朗，也不易于测量，甚至治疗双方最终商定的治疗目标有时也不是很清晰的。由于与 ADHD 有关的障碍普遍存在于患者的生活中，所以往往会制定宽泛、不精确、缺乏针对性的治疗目标，如"我想少点拖延，我想做事比较有条理"、"我希望可以很好地发挥我的潜能"。要想很好地开展治疗和学习新的应对策略，就要非常谨慎地确定患者日常生活中遇到的特殊问题，如"你能描述过去几周拖延或管理不善给你带来的问题吗？具体发生了什么"。这种开放性的询问方法可以使治疗师和患者在开始治疗前站在相同的起点上，有助于治疗师以患者的观点来理解事物。患者和治疗师根据双方协定的目标共同监督治疗过程、维持治疗方向，并且可以在必要的时候协商调整治疗方向。

例如，ADHD 大学生可能会把获得优秀成绩（90 分以上）作为治疗目标。这是一个非常有意义的愿望，但却并不是一个合理的治疗目标。比较合理的治疗目标应该是：从此以后开始提高出勤率、合理安排学习时间、努力做好考前准备、有效利用各种资源（如辅导、课件、笔记）等。如果学生反映自己"从这学期开始就积极上课，但有时还是会忘记去上课"，这时，治疗师应要求患者具体描述自己是如何错过第一节课、第二节课……甚至更多节课的。这些对患者来说很有意义的讨论会逐渐使患者加入治疗目标的确定当中，就有可能在接受治疗后出现期望的变化。

另外一个例子是，患者说“我想更好的管理”。这也是一个值得称赞和理解的目标，但是，如前所说，它也没有给治疗提供一个清晰具体的目标。询问患者过去几周管理不善的实例可以确定患者存在的具体问题或其期望改变的行为，例如，“两个月之后，什么样的自我管理的例子对你来说意味着认知行为疗法有效”。患者的回答往往会透露出他们经常出现的、影响自己正常生活的、需要治疗的某方面的障碍，如记录、计划每月的收支。

对于协商制定的治疗目标，治疗师应努力与 ADHD 患者保持一致，应使患者明白自己的问题是由于自己对某些事件的认识、解释造成的。要解决存在的问题，就要先了解自己已有的认知过程和观念，并对其进行分析。有时，一些患者可能不愿意谈及迫切需要治疗的问题，出现一定程度的逃避行为，认为自己的问题不是 ADHD 问题。正如前面所讲的一样，我们认为 ADHD 是一种执行功能损伤的发展障碍。就这点而言，它普遍作用于我们的成长经历、人际关系、自我感觉以及与周围世界的相互作用。

3. 小步子原则

不管是在 CBT 开始时制定治疗目标，还是在每次会谈开始时制定会谈安排，都应关注当前的、易于处理的问题，而不是马上处理大问题。这就需要 ADHD 患者按先后顺序或重要程度排列出需要解决的所有问题，然后再一起协商决定最需要治疗的问题。如果以需要很大努力才能解决的大问题开始的话，就可能会使患者受挫，甚至导致仓促地结束治疗。因此，可以将重要的大目标分成若干小的、易于操纵的分目标，逐个解决，最终达到治愈的效果。

例如，李某是一个患有 ADHD 的 21 岁大学生，由于上课不能集中注意力、拖延课外作业、多门课程考试不及格而面临退学。他说自己知道学习的重要性，但就是不能坚持到底，并且为此产生了焦虑。在 CBT 治疗时，李某正在大学上学，并做兼职。尽管他知道需要提高自己的成绩，但由于对上课内容不感兴趣，所以总是旷课。相比上课学习，他更愿意笨手笨脚地修理汽车、电器，常与父母因此吵架。李某的父母劝他熬过大学并获得学位，但是，李某并不知道自己是要继续大学学业还是进入技术学校学习他喜欢的机械电子。

李某的中心问题是要继续留在大学还是退学去技术学校上学。当要求制定一个即时的行为目标时，李某局促不安地说在宿舍抽屉里还有一些过期未还的书。尽管他会对自己的不负责任而懊恼，但犯一些具体错误可以使他逃避浪费时间的自责感。李某说自己常会想起还书，但想完之后就忘了。李某和他的治疗师协商把对未来的重要决定（上大学还是技术学校）作为治疗目标，但 CBT 的第一个目标是处理过期的书。尽管不是一个紧要的问题，但后续的应对这个问题的方法、ADHD 症状的影响、内部经验的实例将会提供理解拖延归还书的基础。

一旦患者和治疗师共同协商确定了需要治疗的具体问题，重心就转向使用特殊的认知、行为干预帮助患者应对问题，这些干预的目的是帮助患者采用开放的观点理解自己的情况。尽管接下来将对认知和行为干预进行分类，但我们应认识到：在所有体验和干预中，思维、情绪和行为的影响都是不可分割的，而且这两种干预方法也不是截然分开的。在具体治疗过程中可以根据需要使用一种或几种治疗方法。

4. 结构性会谈

CBT 疗法治疗 ADHD 患者最直接的优点就是其会谈的结构化与合理化。通常会谈以患者的情绪、当前的身体状态、回顾和讨论以前会谈的遗留问题开始，有时会先检查以前会谈布置的家庭治疗作业。患者没有完成家庭作业，就是一个获得重要信息的机会。可以以此为契机，探讨不能完成作业的原因，如“让我们找出为什么你不能完成作业”。有时，对家庭作业的检查可能为整个会谈提供一个基本或唯一的突破口。

会谈主题要集中于所要解决的问题，以确保有效利用时间，避免患者和治疗师到了会谈结束时才想起要讨论的问题。一旦协商好治疗安排，会谈就必须按照安排进行。治疗师要牢记患者的治疗目标。尽管干预过程中不可避免存在一些变数，但也要做到不偏离治疗的主轴。通过探究患者内部经验与行为结果的一致性程度，可以确定可供选择的方法和未来可能出现的问题。治疗师可以用提问的方式帮助患者认识自己的认知、情绪和行为模式。

会谈过程中要多了解患者以往有效应对行为问题的经历。恰当使用应对策略和避免自我受挫有助于巩固合适的应对技能，修正不良的信念。例如，可以问患者：“你能告诉我，你是怎样不拖延而直接开始行动的吗?”

CBT 治疗不见得每次会谈都有治疗效果。通常，许多患者对未来的不确定性会心存不安，因此，CBT 疗法可能为了获得充分的疗效需要进行无数次会谈。但是，通过培养 ADHD 患者对认知和归因模式的觉察，有助于其做出理智、非冲动的决定。

（三）认知干预

成人 ADHD 的矫治，需要患者对自己的过去经验和正在接受的行为干预形成协调的认知。这需要患者自己去陈述和分析核心信念，如“我不能那样做”、“我知道这个计划对我无用”或“我总是失败”。可见，认知干预要求患者详谈自己已有的认知和归因状况。

认知调整，调整的是自动化思维。留意这些自动化思维并学会监控它们的影响，对大多数患者来说是陌生而新鲜的事情。通过认识自动化思维可以使患者发现自己 ADHD 症状背后的认知系统。一个好的治疗关键要协助患者捕获、描述和打断这些已有的自动化思维，集中培养替代性的合理思维。

表 6-7 常见的负性和正性自动化思维

负性想法	正性想法
我很愚蠢	我会聪明些的
我从不知道如何讲话	我能够思考一些事情并努力表述清楚
我没希望了	只要努力，我会改变的
我太软弱了	我会坚强起来的

觉察自动化思维的常用工具是每日想法记录表（daily thought record, DTR）。这是一种帮助患者记录问题状态的表格，可以列出个体在特定状态下的思维、情绪和行为。主要分五列内容：

第一列：详细记录心情变化，也可用于记录与 ADHD 有特殊关联的问题状态，如拖延。

第二列：记录具体的自动化思维。

第三列：记录情绪结果。

第四列：培养替代性思维，首先依据认知扭曲类型将自动化思维分类，然后思考可行的替代性反应。

第五列：记录这个过程的结果。

表格的下面是有指导作用的问题，例如：“如果你的一个朋友处在相同的情况，你会给他什么样的建议？”“最好是发生了什么？最坏会是怎么样呢？你能应付吗？最可能的结果是什么？”

除了监督与 ADHD 患者有关的情绪之外，每日想法记录表还可用来记录与 ADHD 有关的行为，如分心的频率、拖延的时间等。每日想法记录表在治疗早期可以帮助患者发现、认识和评估他们的自动化思维，在以后的治疗中可以使患者进行独立思考，提高患者的自我效能感和自信心，巩固治疗效果。

在 CBT 中首次使用每日想法记录表时，为了使患者熟悉这个表格，治疗师应鼓励和指导患者简单记录他们在问题状态下的思维和情绪，可以用以往的例子来说明如何使用这个表格，以及培养对那种状态的替代性解释。

ADHD 成人患者的自动化思维常常围绕自我批评发生，如“我又忘了还信用卡的钱，我真是一个失败的人”，这些负性思维常常会引起更强的自我批评、情绪压力和逃避行为。治疗师应与患者一起找寻既能维护患者自尊又能留有一定应对空间的替代性解释，例如：“你会如何建议一位有相同问题的朋友?”“我因忘还钱而受挫，但是我并不是唯一忘记还钱的人。”“我会在我的记事本上记下还款日期来提醒自己。”

当然，使用纸笔形式的自我监督工具也可能产生一些问题，如弄丢了表格或忘记记录。可以采用其他记录方式解决这个问题，如使用电子表格或在任何可用的纸上记录。关键是患者对他们思维后果的理解。如果一个患者不能完成每日想法记录表，但他可以认识到不同状态下自己的自动化思维并发展出替代性思维，那么这个患者就是可以理解和使用这种方法的。相反，如果一个患者可以完成每日想法记录表，但不能认清自己的自动化思维，那么这个患者就不能很好使用每日想法记录表，这时，治疗师应向患者仔细讲解每日想法记录表，也可以协助患者完成头几次每日想法记录表，使患者逐渐学会独立完成每日想法记录表，并能体会其作用。

虽然 CBT 的关键是认识和调整扭曲的自动化思维，但这并不是最终的目的。最终的目的是应用习得的技巧去改善自己的体验和认识，从而可以很好地应对生活中相似的情境。

另外一种常用的认知调整策略是：亲自以新的方式应对各种问题状况以体验新结果，简单而言就是亲身体验。与培养替代性思维一样，全新的体验也是改变个人观点的一种方法，在涉及与核心信念和图式关系密切的代偿策略的时候尤其如此。

前面提到的大学生赵某，当她被老师抓到没有预习时就会感到很失落。她厌恶自己要花很长时间完成阅读任务，她认为“我要花费很长时间阅读，所以我肯定笨，我不能完成阅读”。考虑到赵某的 ADHD 症状以及对她阅读的影响，她很有可能存在阅读问题，所以“她要花费很长时间完成阅读”是一个事实——并不是一种认知扭曲，但她接下来的“阅读慢就意味着不能完成阅读任务”的想法就是认知扭曲。

赵某的任务是尽量用较少时间阅读课本，并且在阅读时比较她的负性自动思维（我不能完成）与她的实际体验。短时间阅读后，赵某发现自己记住的东西比她想象的要多。通过这个过程，赵某制定了更加实际的阅读任务，如在休息之前我要集中注意阅读半小时。通过这样的训练，她逐渐可以安排自己的阅读时间。与认为自己笨相反，她的自信提高了很多。

ADHD 成人患者中有很多没有得到确诊，他们没有建立一套适合自己症状的应对技能，而是和正常人一样使用相同的应对技能来应对生活情境，这样常常会使得他们的应对技能失效，产生很多日常问题（如时间管理、组织、分心）和负性思维（如我完成不了，它对我无用）。未确诊的 ADHD 成人患者常常由于没有意识到 ADHD 的影响，从而重复使用常人使用的应对技能，因此陷入“应用—无效—挫败”的恶性循环中。

下面具体介绍成人 ADHD 的认知干预过程。

1. 问题管理和决策

通常，问题解决包括明确患者面临的具体问题、可能发生的结果、可利用的资源、各种解决方法、最有效的方法、方法选择和评估结果。问题管理是指对那些不能轻松解决的问题，使用某些方法减少其负面影响。决策则包含明确要做的决定、评估不同选择的可行性、评估每个选择可能涉及的正反面内容、根据可用信息选择最佳决策、实施和评估结果。

在问题管理、解决和决策这些过程中，第一步是明确问题或要做的决定，这也是很重要的一步。在这一步中可能有多个混合或有牵连的问题，而不是简单的问题。例如，李某，那个不能确定自己是继续大学学业还是追求对机械的爱好的学生，在解决这个问题时他面临的既是一个决定又是一个问题：他需要决定接受哪种教育，需要处理父母反对自己选择的问题。理清这些不同问题有助于他做出选择，可以使他清楚自己想要的是哪种生活。

ADHD 患者在与他们长期症状相关联的问题管理和决策方面往往存在障碍，也就是说，ADHD 患者比正常人更难处理日常生活事件。这些困难可能源自或部分源自在工作、学习、人际交往中习得的无效的尝试错误方法。ADHD 患者常常使用这种无效的应对方法来处理生活事件，就会形成许多负性思维定式。当他们需要处理新情况时往往就会怀疑自己，认为自己没有能力完成任务。大多数患者必须用很大的努力去完成正常人很容易完成的任务，如时间管理、组织工作，这样更会降低他们判断的自信心。

问题管理和决策对 ADHD 患者来说是压力很大的事情，因其以过去错误判断的负性经验为基础。因此，患者常常会拖延到最后一刻才做决定，或为了避免选择时的压力而草率地做出决定。对于人生的许多重要决定，如工作、结婚生子，在决策过程中本来就存在很大的不确定性：“我会愿意在 10 年内同某人结婚吗?”“我会在今后 5 年一直喜欢这个工作吗?”“如果我的孩子也患有 ADHD，那么我会是一个好家长吗?”有时候得不到令人满意的回答，这时就需要权衡利弊，综合考虑各方面因素之后做出令人相对满意的决定。

在这之后就是对决策的服从。尽管 CBT 可以提供一个患者在考虑各种选择后做出明智决策和获得支持的环境，但 CBT 不向患者提供问题的答案。与其关注理性选择或为了逃避压力而草率决策，CBT 更关注系统地思考如何缓解患者的压力，如何培养其对不适感的耐受性。这个过程的最终目的就是要培养患者对自己应对技能的信心。

2. 执行目标和总目标

成人 ADHD 患者的认知方式对他们在各种情形下的体验和应对都会产生很大的影响。在没有找到正确的能解释事件的方法之前，我们可以灵活而有建设性地理解和应对它们。总目标是为了达到预期的行为结果而设立的，这种高级的目标有助于引导那些要求达到的具体的下级行为。例如，患者的目标是及时付款（网购）和其他家庭事务（更换保险单），这个目标要求患者重新审视她的工资单以及在收到物品时要专门去还款。但是，长期的目标对一些 ADHD 成人患者作用很小。例如，一个想要及时还款和完成家庭事务的 ADHD 成人患者会对复杂的工资单感到不知所措，心里会想“我不能马上处理它”。他们一看见烦琐的家庭事务（如更换保险单）就会将其搁置，要么彻底忘记，要么接近最后期限才开始做。

及时完成家庭事务的目标固然重要，但有点不合实际。这种情况下就需要重新制定行为目标，将焦点从结果转向过程，更加具体的执行目标有助于持续的行为改善。这种改变包括明确决策的关键阶段和各种干扰情况。例如，还是刚刚那个成人患者，日常邮件的分类可能就是一个干扰。集中全部注意到各种干扰情况（如自动化思维、逃避行为）就可能形成一个新的计划，如“当你看到日常邮件时，你是怎样想的?”“你最终会怎样做?”与其完成一个大目标，如及时还款和完成家庭事务，还不如让患者完成诸如邮件分类这样的阶段目标，即浏览邮件并处理重要邮件。最终，完成这些小的，能够做的执行目标的结果就是实现最初的目标。

3. 改变核心信念和图式

由于核心信念和图式主要是在儿童期的经验中形成的，所以常需要修正不良的信念。具体需要同化与已有负性信念不一致的新异体验，并接纳解释这些新异体验的信念系统。例如，一个有失败图式的人会盲目地认为自己会使任务失败。当他在 CBT 中制定按时完成任务的目标时，会要求他重新评估自己的信念。还有，通过鼓励患者认识和发挥自己的能力会使这些负性信念受到攻击，从而形成与已有负性信念相反的、更加符合实际的信念。

那些深层次的图式和信念很难更改。把它们提取出来的有效策略就是下行箭头技术。所谓下行箭头技术，就是鼓励患者将表面的自动化思维与深层的、潜在的信念联合起来考虑的方法。当确定了一种自动思维后，患者就要回答一系列诸如“假如你的想法正确，那么它对你意味着什么”“那是什么意思”之类的问题，来发现患者解释自己的想法和经验的方式。用这样的开放性问题来逐渐接近患者隐藏其后的想法，直至相关的潜在信念被揭示出来。对于某些较为重要的问题，治疗师可以多变换几种提问方式，这样可以使问题突出，从而使患者能够将他意识到和未意识到的经验联系起来加以比较，发现自己思维过程中不合理的地方，并产生主动改变的意愿。

轻微的、没有共患症的 ADHD 患者可能不存在不良图式，CBT 可以帮助他们学会更好地应对当前环境，如改善工作组织能力等。针对其他患者，可以采用各种认知和行为干预方法调整其信念系统。由于图式和核心信念很牢固，所以尽管有可能重建图式和适应性，但是在 CBT 短期治疗中不太可能会出现这种效果。调整图式或改变部分信念系统的可行性更强。当治疗需要寻找理解和管理信念系统的合适方法时，最好的方法就是重新解释图式。值得一提的是，图式伪装就是致力于改变可观察到的行为而并不力求信念改变的方法。这种方法可以通过行为的改变而不知不觉地改变已有的不良图式。

（四）行为干预

行为干预的目的是：①帮助患者获得新的应对技能。②对日常生活中的障碍产生新的体验。

CBT 并不提倡对患者的应对技能进行刻意的分类。大多数 ADHD 患者都有某些方面的障碍，如时间管理、组织和行为控制。对患者实施干预会受到其具体障碍、治疗目标和个体概念化的影响。对于一个约会迟到、拖延工作的患者来说，应当侧重于学习时间管理的方法。然而，对于一个准时但拖延的患者来说，有效的会谈应开始于拖延。此外，为了确定患者具体接受的行为计划，要求治疗师具有娴熟的技能来实施这些干预。治疗师认为合情合理的行为任务要坚决贯彻执行，这样可以减少半途而废的风险，避免患者受到挫折。最后，治疗师要与患者一起协商来评估这些干预的有效性。具体的干预内容如下：

1. 减少拖延

拖延，是成人 ADHD 患者非常典型的问题。ADHD 患者很难开始或完成那些没有强制要求的、其实完全可以驾驭的任务。每个人都会有拖延行为，有时拖延甚至可以为完成任务服务，但对 ADHD 患者来说拖延是一种突出的行为问题。

ADHD 患者在学习、工作或其他要求持续投入时间、努力或注意的任务方面常常会有拖延的负性体验。尽管 ADHD 患者知道完成任务的重要性以及会激励自己去完成任务，但他们面对这些任务时产生的回避感使其难以付诸行动，因而常会发生逃避行为。由于要做的工作量增加和到期限的临近，患者一想到需要开始工作就会感到更大的压力，并且产生更强的负性想法。这样，拖延就产生一个恶性循环：逃避可以让人短期缓解，患者就会逃避任务，直至期限逼近的压力超过任务本身的压力。而这种缓解会进而增加逃避行为。拖延破坏了从处理家庭事务中获得成就感的机会。

通过行为策略可以有效地克服拖延问题。认知干预搭建了治疗活动的平台，如明确对任务的负性想法、认识拖延对逃避的影响、形成对任务更为理性的预期。接下来的体验使患者确信他们能够应对各种任务。患者以必须完成任务的想法开始任务。这是治疗计划的一部分，我们鼓励患者减小关注点，从必要的步骤开始任务，类似于小的执行目标。

由于 ADHD 患者常会被自己的预期压倒，所以他们往往不能对要完成的任务建立一个合理的预期，而总是拖延。例如，一个大学生希望自己可以在 6 小时内写出一篇 10 页的文章。现实是，我们不可能连续不停地写 6 个小时，我们还需要时间查资料、组织资料，甚至还需要休息。由于自己设定的时间太紧，所以这个学生就会产生拖延，如“我先看一会电视，然后就会有写作的灵感”，“我先打个盹，然后再精力充沛地开始写作，反正时间还很多”。最终，这个学生什么都没有写，他失败了。

大多数 ADHD 患者可以集中精神完成一项工作的时间大约是 10 分钟。所以在进行干预的时候，每个阶段的时间不应超过 10 分钟，这包括开始的准备阶段。数个十分钟之后，再对患者的任务进行评估。如果任务很难或患者不能集中精神的话，可以停止任务做一些其他舒服的事情。可以给患者讲解一些关于任务的知识，而并不是拖延的规律。一般 10 分钟之后，患者就能克服他们先前的对任务的厌恶感，从而有效地投入到任务中。尽管与患者一开始预期的不切实际的花费时间不一致，但患者会发现自己可以合理地控制任务的间隔时间，并且可以在工作中获得快乐。患者可以从自己的亲身实践中获得自信。此外，由于患者有了有效应对的体验，从而能减少对任务的恐惧感，这样患者就可以轻松自如地在休息之后重新投入到工作当中。但如果发现患者再次陷入拖延的恶性循环中，就需要再次实施10分钟管理方法。

2. 时间管理

由于时间感比较差，对完成任务所需时间的错误估计和时间安排能力的不足，ADHD成人患者普遍存在时间管理问题。在生活中，他们常常约会迟到或忘记约会、不能有效管理自己的时间，事情较多时会不知所措。

在治疗ADHD患者的时间管理问题时，一般要求他们记录自己的时间安排。通常，这些患者的时间管理系统都不完善。那些有记事本、电子记事簿的ADHD患者常常说自己用不好这些工具，他们往往会说，“别人不用记就能做到，我的事情也不多，所以就不用记了”或“我尝试使用这些工具，但是它们对我来说毫无用处”。这些想法反映了ADHD成人患者会低估这些应对策略的作用，因此，我们要鼓励患者去使用时间安排工具，这样既可以记录患者的时间安排，又可以了解患者的时间、精力是如何浪费的。与人们为了提高自己的理财能力而把自己的开销记录下来的行为一样，时间安排可以记录我们是怎样耗费时间的。

我们可以指导患者寻找适合自己的时间记录方式。有的患者认为掌上电脑的功能很强大，可以设置闹钟或自动提醒，而这些技术对另外一些患者却没有用处，他们总是忘记口袋里还装了这么一个“小玩意”，也不会往里面输入记录，这样就会造成拖延。很多ADHD成人患者喜欢使用容易打开的纸笔记事簿，将约定、开会等写下来的过程本身就是一种记忆，而且看的时候也很方便。

还有一些不爱出门、长期待在家里的成人或学生ADHD患者，他们几乎没有约会，在使用这些时间安排工具时就会出现矛盾。回顾以前失败的时间管理就能反映出他们在家庭事务，甚至娱乐活动方面都不能很好地计划时间。应该鼓励患者把时间记录工具作为一种通用的、管理时间和活动的策略来使用。就像我们每天都需要不同的维生素和矿物质来维持生命一样，时间管理策略可以使我们每天都能完成需要做的工作、娱乐和其他一些重要的事情。患者可以先从特定的事情（如锻炼、约会、娱乐等）开始实施时间记录，如安排每天看电视的时间，然后再将时间记录扩展到生活中的其他方面。

3. 组织能力

除了时间管理问题外，许多ADHD成人患者还缺乏组织能力，无法做好对物品的（如工具、书等）整理工作。很多行之有效的管理技术可以改善ADHD成人患者的组织能力。

很多ADHD成人患者反映，“我知道自己要做什么才能有条理，但我就是不去做”，“我可以给别人提出如何做就能有条理的建议，但我却不能按照自己的建议来做”。这就显示出了患者在实施组织过程中常会受到一些负性想法的干扰，从而影响了后续的行动。

ADHD成人患者常常以“有或无”的方式来理解和认识条理性。他们希望事情可以变得有条理有组织，但工作开始不久他们就会厌烦、放弃，并产生“我永远不会变得有条理”的想法。这时，患者就应以简单的工作为开始，如收拾要用的课本、车门钥匙，然后逐渐掌握该项工作。

另一个ADHD成人患者常见的问题就是高估问题的难度，而低估简单解决方法的作用。颜色编码文件或其他方法可以帮助大多数患者，但患者必须找到适合自己的有效方法。对一些患者来说关键步骤是把每天的邮件分类，并删除垃圾邮件，或找一个专门装账务文件的箱子。

标准的组织策略是有效的，但有时很容易偏离。如因忘记归类账单而还款晚了，或者把钥匙随意地放到椅子上的衣服口袋里，之后忘记钥匙放在哪里了。ADHD成人患者常会放大他们的错误去证明个人的失败或组织策略对自己无效。用CBT疗法治疗ADHD成人患者的任务之一就是将这种对失败、挫折的解释变成正常化，不再偏离技能发展的正常轨道。这样，组织障碍就会得到重新认识，将其视为一种使用策略时的行为组织习惯问题。这个矫正过程会成为一个令人充满期望的、为了掌握技能而不断努力的过程，这样，患者就能认识到自动化思维和其他挫折体验的影响，然后再调整这些自动化思维，重新使用应对策略来培养对ADHD症状的管理能力。

4. 环境管理

因为ADHD成人对外界刺激的抗干扰能力比较差，所以周围环境对其功能的影响也是治疗中必须考虑的问题。ADHD患者可能对视觉、听觉或触觉刺激特别敏感。一些患者可以安静坐下来做一些事情，却不能坐下来看电视或收发邮件。我们不可能把家里、宿舍或其他地方的所有干扰都排除掉，可以做的就是减少这些干扰或使这些环境里的干扰强度低一点。

不存在一个适用于任何患者的环境，患者周围的环境因人而异。我们需要花时间讨论患者想要的细节、他们特别敏感的刺激（如声音干扰、视觉干扰）以及减少干扰的方法。

例如，一个患者每天至少要花30分钟找他的车钥匙。这样使得他总是迟到，并且感到失败。他甚至开玩笑说，自己应该在门后钉个专门用来挂车钥匙的钉子，这样他一进门就能把车钥匙挂在那里。他嘲笑自己的想法，但是，治疗师却鼓励他去实施自己的这个想法。患者的想法是：“我不能那样做，那是一个馊主意。”但他同意尝试一下。最终证明这是一个简单而有效、通过改变周围环境可减少日常受挫感的好方法。

此外，工作环境、学习环境中有很多其他的应对方法，通过适当调整周围环境的布局，就可以使 ADHD 患者很好地处理日常生活中的症状。具体环境改变和使用的工具都是因人而异、各不相同的。如果患者持续使用一种方法，那么这种方法也会逐渐失去作用。

5. 自信训练

自信是个人对自己所做各种工作的感性评估，是人对自身能力的一种确信。自信的患者相信自己可以做成某件事，实现所追求的目标，也包括做错事后道歉的能力，以及采用非防御方式应对 ADHD 复发问题的能力。

自信并不是 CBT 治疗的主要内容，但它会影响 ADHD 患者的日常生活和个体机能。ADHD 患者，尤其是未得到诊断的患者，常会认为自己给父母、教师、同事等带来了很多不必要的麻烦，并且也不能完全发挥自己的潜能。很多患者常常行事冲动、脾气暴躁，受到朋友、家人和同事的责备或批评，自信心受到伤害。这样会导致他们更加敏感、易怒，甚至产生人际交往问题，使其自信心再次受到伤害。

事实上，很多 ADHD 患者就处于这样一个恶性循环中。例如，有的患者想：“我上课总是迟到，所以老师不会看我的作业的。”事实上，教师并不会因为上课迟到而不看学生的作业，但由于 ADHD 患者的自信心受到了挫伤，所以他们在看问题的时候总是采取消极的内归因。这对他们的生活、学习是非常不利的。自信可以为 ADHD 患者减少不必要的受挫感，也可以使其获得他人的帮助，所以在治疗过程中重塑 ADHD 患者的自信心非常重要。

以上我们对成人 ADHD 的认知行为疗法的主要内容进行了介绍。在具体的干预过程中，我们可以把 CBT 的干预分为五个阶段，大约共需 20 次会谈咨询。其总体的参考框架见表 6－8。

表 6－8　认知行为疗法 20 次治疗会谈参考框架

治疗阶段	会谈次数	任　务
开始阶段	1 次	确定治疗目标；找出具体障碍的实例（思维、感觉、行为实例）；做好治疗改变的准备，建立治疗动机；根据预期的障碍问题，布置家庭作业
次开始阶段	1 次	检查家庭作业，评估家庭作业完成结果；了解患者存在的障碍；确定治疗目标和治疗的先后顺序，以及日常安排
早期阶段	4 次（第 3～6 次会谈）	依据家庭作业和日程安排形成最初的个体概念化；对 ADHD 症状进行初步的技能干预；对 ADHD 和共患症进行干预
中期阶段	9 次（第 7～15 次会谈）	继续发展应对技能；处理分析以前的失败经验；处理共患症；把相关信念和代偿策略作为个体概念化的目标；把会谈时间加长
后期阶段	5 次（第 16～20 次会谈）	使患者可以正常对待失败和行为问题解决的态度；回顾修正的信念，归纳治疗效果；评估患者的整体机能，了解 ADHD 残留影响；依据需要可适当增加会谈次数

（五）成人 ADHD 的认知行为治疗案例

1. 大学生 ADHD 的 CBT 治疗案例

（1）基本资料：贾某，男，20 岁，大学一年级学生。在小学时就被确诊为 ADHD，一直进行以药物为主的治疗。进入大学后，他觉得药物治疗逐渐对自己无效，直至治疗会谈前，他仍在进行药物治疗。现在他觉得自己很难跟上大学的课程，觉得自己是“差生”。

（2）问题评估：贾某说自己在小学时就被诊断为 ADHD 患者，所以学习一直很吃力。高中时他把目标定为考上离家近的大学，当接到通知书时非常兴奋。大学第一学期，他的学分绩点是 4。当问到他是如何获得这么高的学分绩点时，他回答说：“我每时每刻都在学习。”当他回忆上学期的事情时，他总是使用“每时每刻”、“一直”之类的词来形容自己的学习和生活。

大一开学数周后，贾某就不再参加体育活动和合唱团。他必须利用晚上的休闲时间来学习，必须把上课闹钟调早一点好预习功课。最初还可以用来休闲的周六周日也逐渐远离他的生活，他开始不停地学习。幸运的是，他最后的成绩还不错。在随后的假期中，他非常担心下学期的课程。开学后，他发现课程越来越难，自己学得越来越吃力，快撑不住了。在这期间，贾某一直都在进行药物治疗，剂量没有变化。只有在考试前或有重要事情之前，他才会加服剂量。令他失望的是，即便他已经非常努力，但这学期他的成绩还是开始下滑了。

在一系列测验中，贾某韦氏成人智力量表的词汇分量表得分较高，而图片排列分量表的成绩则低于正常水平很多，并且他的数字工作记忆和认知加工速度也都低于正常水平。贾某在 Penn 分心测验、反应抑制、工作记忆任务中的准确率要高于常人，但他完成任务所需要的时间要显著多于常人。也就是说，贾某在没有服用药物的状态下，智力是正常的，但他的认知加工速度要慢些。现在，尽管他的学分绩点比较好，但已经有点筋疲力尽了，不知道该怎样迎接接下来的学习。

(3) CBT 治疗过程：鉴于贾某一直在进行药物治疗，并且对他有一定的效果。所以我们并没有要求他停止药物治疗，而是结合药物治疗实施 CBT。

贾某的主要治疗目标是取得好成绩。经过协商，将治疗目标定为提高学习效率。制定的小步子起始目标是进行以目标为导向的学习，如“我将看 20 页的书”，而不是以时间为导向，如“我要学习 3 个小时”。同时制订合理的休息娱乐计划，如学到下午 1 点，然后休息。贾某一开始对这些家庭作业的反应是：“他们根本就没有用。”以下是咨询对话节选：

治疗师（师）：请描述一下你目前学习时的情况好吗？

贾某（贾）：我现在学习的是心理学简介。我能牢记你说过的要把注意集中在阅读的量上，而不是学习的时间上。不过我努力地看了一会儿，觉得没有什么效果。

师：是这个计划没用还是很难实施这个计划？

贾：我只能说那个根本没用。

师：你怎么这样认为的？你大概看了多久？

贾：大概 5 分钟，然后我就不能集中注意力了。

师：当你开始看书时，你是怎么想的？

贾：开始看书之前我吃了药。但是我看了一会儿后就走神了。

师：哦，那么你想的是“我没有集中精神”还是其他呢？

贾：我想多看点内容，只看20页，也就是一章，这是不够的。

师：还有其他想法吗？

贾：主要就是这个。

师：那我们现在来做一个“下行箭头”的游戏，来看看这些想法的作用。假设“我不能集中注意”和“看一章是不够的”这两个想法都正确，那么这两个想法对你意味着什么？你是怎样理解它们的？

贾：我看不完那么多的内容。

师：假如这是真的，那对你意味着什么？

贾：我就会比同学们落后。

师：假如这是真的，那对你意味着什么？

贾：我学习不努力，我是个懒惰的人。

师：假如这也是真的，那对你意味着什么？

贾：那就说明我笨，不应该上大学。我会很羞愧。

师：那么我们的学习计划对你是否有用？

贾：我觉得没用。

师：那上学期你的学习计划有用吗？

贾：也不好，但至少我最后的成绩还不错。

师：我概括一下刚刚我听到的内容。你觉得你不能集中注意在你的任务上。在看了5分钟书之后，你曾有过“我不能集中……这个没用……只看一章不够”之类的想法。这些想法暗示你自己会比同学们落后，或至少不能像你希望的那样好。结果呢，就会意味着你比较“笨”、比较“懒”，不适合念大学，让你感到羞愧。还有就是，任何我们讨论的、看起来可行的计划，你都认为它们对你毫无用处。我说的对吗？

贾：这个听起来有些极端，但事实好像就是这样的。这就是我认为最好的学习方法。

师：什么是最好的学习方法？你的意思是，你以前使用的、长时间的、忽略私人生活的学习方法，对吗？你必须决定你自己想要哪种学习方法。我希望你能很好地兼顾到学习、私人生活和一些其他重要的事情。你可以理解吗？

贾：可以。但是我应该从何开始？

师：那我们现在开始讨论这个问题好吗？

……

考虑到贾某对新的学习计划存在矛盾情绪，治疗早期主要分析改变学习方法后的效率问题，以及使他明白改变会带来的长期效果。治疗师可以对贾某的焦虑进行共情。在其看书的时候，他的室友有时会听音乐或做其他事情，这些都会影响他的注意力，所以建议贾某在室友或在教室对他的干扰较小时，实施咨询师制定的学习计划。这些小小的改动大大提高了他的注意力。他也渐渐感觉到，离开药物，他也可以有效率地完成任务。一段时间后，贾某说自己已经基本可以独立学习，并且在宿舍学会放松。这说明贾某的压力已经比刚开始治疗时减少了很多，还有了一定的休闲娱乐时间。

贾某在期中考试的时候成绩不是太好。在这之后，他表示，尽管 CBT 治疗有效，并且自己也尽力改变学习方法，但自己对学习的焦虑并没有减少。贾某此时的焦虑为更好地进行治疗提供一个很好的机会。他受 ADHD 折磨的时间较长，他需要较多时间和精力才能在赶上同学。他已经形成了一种观念："如果我努力学习的话，才能跟得上；我一旦稍微放松，就会落后。"他的代偿策略就是好好学习。治疗后他感觉到一定的轻松，但根深蒂固的思维又认为"放松就是懒惰"，所以他就很矛盾。为了减少焦虑，他会努力重新集中注意力或更加努力学习。

中期的 CBT 治疗主要是让他形成一个健康的生活和学习习惯，并取得了一些效果。在学校，即使成绩不是很好，即使他没有将所有的时间用来学习，但他在老师和同学眼中依然是个好学生。在生活中，他可以很好地和室友相处，不再把所有的时间用来学习，而是会参加一些感兴趣活动，他甚至会在限定酒量前提下和同学们一起畅饮。

在之后的治疗中，贾某有次考试成绩很不好。不过，他不像以前那样消极悲观地认为是自己笨造成的，而是和治疗师一起认真分析原因。他承认自己确实低估了这次考试的难度，并且由于受到春节假期计划的影响，他没有好好利用时间认真复习。在此之后，贾某还会进行定期的巩固治疗。治疗结束时，他已经可以很好地处理学习、交往和其他爱好之间的关系。贾某的生活态度和核心信念发生了显著的改变。

2. 公司职员 ADHD 的 CBT 治疗案例

（1）基本资料：王某，男，35 岁，在一家护理中心工作，同时还在酒吧兼职卖酒。自从他儿子被确诊 ADHD 后，他读了很多关于 ADHD 的书，也做了所有他可以找到的用来测评 ADHD 的量表。他发现自己竟然也是一个 ADHD 患者，发现自己一再出现的"懒惰"、"没有责任感"的行为主要原因就是因为 ADHD。而且他要参加一个急救医疗技术员的考试，很担心这些问题会导致考试失败，于是希望得到尽快的干预和治疗。

（2）问题评估：王某没有焦虑或其他情绪问题，也没有物质依赖，健康状况良好，没有服用过可引起 ADHD 疑似症状的药物。王某的问题是很容易受挫，经常因为组织能力差或注意力不集中而引起工作失误。例如，他经常弄混护理中心分配的任务，经常把客人点的酒弄错，经常找不到去儿子各种补习班的路。他为此自责和愧疚，这些事情也给他本人和家庭带来很多不必要的麻烦。

王某和他哥哥都回忆说，他小时候上课总是心不在焉，不能专心听讲，好说话，捣乱，影响老师正常上课，不能按时完成作业。他的妻子也发现王某说话总是不经过思考，做事比较冲动。王某的同事说他经常上班迟到，还会弄混顾客的服务项目，卖酒时也经常弄混顾客点的酒。

王某的 Conners 成人 ADHD 评估量表的总分高于诊断标准，韦氏成人智力量表中的词汇、图片排列、相似性和数字广度分测验成绩均低于同龄人的正常水平。王某在计算机模拟的持续作业、反应抑制和工作记忆等反映认知过程速率的任务中出现冲动性的错误反应。根据以上信息以及各种测试结果，可把王某诊断为成人 ADHD 混合型。

（3）CBT 治疗过程：王某的 CBT 治疗过程相对比较困难，因为一般患者的治疗目标是针对目前需要解决的问题，而王某的问题是接下来的急救医疗技术考试。一般患者的问题，如拖延行为，“我总是把事情拖到最后一刻才开始做，我压力好大，都快被截止日期逼死了”，这样的问题反而容易入手。所以，在第一次会谈时明确一些有助于王某考试的即时性目标就显得很重要。

王某在第一次会谈的前 10 分钟，没有方向地和治疗师闲聊。治疗师顺应他，只是询问了王某的一些家庭琐事。这样做一方面可以消除王某初次会谈时的紧张，另一方面也可以搜集一些王某日常生活中的 ADHD 症状。当治疗师注意到王某情绪逐渐稳定时，就开始把握好会谈的方向，将谈话温和地引向治疗目标。

王某对于自己在日常生活和测验中表现出来的问题显得轻描淡写、不予关心。从代偿策略来看，王某此时的行为意味着他对问题的逃避。治疗师这样说：“王先生，长期的治疗有助于你参加急救医疗技术员考试。想象一下，如果你现在不进行治疗，接下来你将面临什么问题？或接下来你想解决什么问题？”王某回答：“我要在急救医疗技术员考试之前先参加考前实操培训。”王某说出来的这个子目标符合“小步子起始”的要求。

以下是治疗师和王某后续谈话的整理记录。

治疗师（师）：很好。那你能告诉我，你参加考前实操培训需要做些什么吗？

王某（王）：很简单，我只要打电话咨询一下具体需要报什么课程，然后直接报名就行了。

师：那你为什么又推迟报名了呢？

王：我不知道自己到底是报3个小时的培训还是8个小时的。

师：你觉得这两个培训怎么样？你需要哪个？

王：我觉得需要长一点的培训。

师：那你觉得长一点的培训怎么样？

王：我以前上过3小时的实操培训，很难集中注意。我需要掌握大量的复杂知识，3个小时的实操培训是远远不够的，所以我觉得自己需要8小时的培训。但我又不知道自己会怎么度过这8个小时，我怕自己做错事，尤其是集体活动时。

师：还有其他吗？

王：长点的培训比较适合那些专业人员，如护士、医生。

师：你怎么会这样想呢？

王：因为他们工作的时候，都需要相互配合，不可能由一个人抢救一个病人的。而我只会干扰他们，影响他们工作，我会把他们的工作弄得一团糟的。这点我还是有自知之明的。

师：那你能说说你具体的自知之明吗？以及你为什么会这样想的？

王：好吧。比如正在模拟合力抢救一个病人，我担心自己加入会影响整体的工作，我怕自己因为注意力不集中而完成不了分派给我的任务。因为我清楚地知道自己肯定会注意力不集中。

师：那么结果会怎样呢？

王：我们就要重新开始，我会扯整个团队的后腿。

师：如果这样的事情真的发生了，你会怎么想？

王：其他人就会认为“是他影响了抢救进度，破坏了整个工作”。如果我连实操培训课程都不能上完的话，我怎么还能通过考试呢？

师：王某，你刚刚给了我很多关于你的想法、ADHD给你带来的困扰的信息，ADHD使得你连简单实操培训课程都上不成。众所周知，我们思维的力量是很强大的。在我们了解你的思维是如何使你拖延之前，你能举个前面提到的——在众人面前出错——让你感到尴尬的例子吗？

王某：我不记得，以前发生过很多次。我一般都会尽力避免大的尴尬。

师：小尴尬呢？

王：记得在一次3小时的团体实操培训课上，当时快下课了，大家都想走了，而我却在此时做错了胸部按压。当时我非常累，注意力就慢慢不集中了，后来根本不知道自己在做什么。在这之前，我也做错了一些事情。

师：后来呢？

王：我们就只有重新开始再做了。

师：当你知道自己做错了之后，你是怎么想的？

王："我是怎么了？我怎么就做不对呢？"

师：通常当我们负性自动思维以疑问方式出现时，它往往表达的是陈述的意思，如"我肯定有问题"，"我肯定做不对"。

王：是这样的，我就是这样的。

师：你过去的经验使得你害怕在8小时实操培训中发生相似的情况。"认识到做错事"这个想法并没有发生扭曲，事实上，它确实存在，你的确在做胸部按压时出错了。但是，你随后进行的推论"我有问题"、"我不能完成这个任务"就是扭曲的思维。当你重新开始做胸部按压时，大家是如何反应的？

王：虽然大家都没笑，但我能看到他们脸上的失望和生气。

师：你怎么觉得他们在生气？

王：一位女士在转动眼睛。

师：然后呢？

王：我们在放学前几分钟重新完成了任务。

师：你觉得自己的错误在那位女士的脑海里停留了多久？你觉得她回家后会告诉家人吗？会跟家人说"今天在培训课上有个人居然在我们最后练习时做错了"吗？

王：（笑）不会，她可能根本就没想那么多。

师：那你重新做完大概用了多长时间？

王：不长，大概1分钟。

师：当你做的时候你感觉怎样？

王：感觉很好，我很高兴。

师：大家对你重做的反应如何？尤其是那位女士。

王：还不错，放学时我们还互相道别了呢。我和那位女士还从教室一直聊到停车场。

师：这样看来，大家感觉都还不错嘛。那么在这节课中，是否有其他人也需要重做？

王：当然。要学习和练习的东西实在是太多了，很多人都需要重做的。

师：那其他人重做时你是怎么想的？

王：没什么啊。我很庆幸那不是我。我只会想“他们一定会完成的，我们也会继续任务的”。

师：你做错事后会烦恼多久？会失眠吗？

王：不会。

师：任何一个人在学习一些复杂的知识时，你认为重做一次或两次甚至更多次，正常吗？

王：很正常。就是这样我们才能长期记住它啊，在实践中学习嘛。

师：那些看起来很正常的想法为什么在你做错后就变得不一样了呢？

王：嗯……我会把这些理由、想法全都放到一边，不去想。这对我来说似乎有点不公平，但这些事情在我身上发生的次数要明显多于其他人，所以我认为自己比较容易做错而已。

师：我觉得你需要知道 CBT 是如何来帮助你的。我现在总结一下从你的描述里得到的信息。就以实操培训为例，你以前确实在众人面前出过错，并且自我感觉非常糟糕，而你又想再次参加这样的培训来提高自己的能力。刚刚你也说了自己以前的一些想法影响了你现在的行为，让你拖延报名，还有就是你的一些想法本身就是不公平或不合理的。我们可以集中精力来改变你的那些负性消极想法，以及寻找适合你的新行为。你能理解我的话吗？

王：我可以理解。我认为拖延并没有那么复杂。

师：那我们现在回到打电话咨询的问题上。你觉得要改变你拖延报名，要做的第一步是什么？

……

第一次会谈接下来的任务就是关于王某需要哪种实操培训的讨论，这也就是他的第一次家庭作业。王某和治疗师明确了他身上所存在的负性思维，如“我不能完成 8 小时的培训”，并且还建立了替代性思维，如“我可能需要更多次的尝试，但是最后我一定能做好并且通过的”。

许多和王某一样有拖延和逃避行为的 ADHD 患者，往往会认为自己的 ADHD 症状会让自己的努力付之东流，从而产生负性消极的思维，如“我不行”、“我不能”，进而就会产生更严重的拖延或逃避行为，形成恶性循环。在他们的治疗中，最重要的就是改变他们的负性自动思维，建立适合他们的积极的正性思维。王某在进行了为期6个月共计18次的咨询治疗后，他最后终于打电话咨询了辅导机构，决定要参加8小时的实操培训辅导，并经过努力最终通过了考试。

参考文献

[1] 方妍彤，朱银燕，王晓安．注意缺陷多动障碍的临床研究．浙江中医药大学学报，2007，31（1）：102—103.

[2] 王乙婷，何美慧．自我教导策略增进 ADHD 儿童持续性注意力之效果．特殊教育学报，2003（18）：21—54.

[3] 王意中．注意力不足过动症儿童与同侪之游戏行为研究．高雄医学大学行为科学研究所硕士学位论文，1993.

[4] 李宏镒，林秋燕．注意力不足过动症在转换测验上的表现．中华心理卫生学刊，2004，17（1）：57—74.

[5] 李宏镒，蔡静怡．注意力缺陷过动症儿童在魏氏儿童智力量表上的表现．中华心理卫生学刊，2004，17（1）：1—23.

[6] 林幼青．探讨学校情境中注意力不足过动症候孩童之行为特性．高雄医学大学行为科学研究所硕士学位论文，1995.

[7] 林姿仪，林克忠．注意力缺失暨过动症儿童之神经心理功能测试：背景文献回顾与个案分析．职能治疗学会杂志，2003（21）：73—79.

[8] 范方，苏林雁，耿耀国等．注意缺陷多动障碍诊断量表父母版构想效度的验证性因素分析．*Chinese Journal of Clinical Psychology*，2006，14（6）：572—574.

[9] 高淑芬，丘彦南，蔡文哲等．某医学中心使用 Methylphenidate 治疗注意力缺损过动症的平均日剂量．台湾精神医学，2004（18）：136—141.

[10] 耿耀国，苏林雁，苏巧荣等．5 例注意缺陷多动障碍患儿自我管理技能训练的干预研究．中华临床心理学刊，2005，13（4）：480—482.

[11] 陈心怡，杨宗仁．WISC－Ⅲ分测验特殊组型基本率研究：台湾常模、学习障碍及注意力缺陷过动症学童之比较．测验年刊，2000，47（2）：91—110.

[12] 郭珀如，黄心宜，陈映雪等．注意力缺损过动症儿童活动治疗团体之疗效．台湾精神医学，2001，15（1）：62—70.

［13］许瑞纹．注意力缺陷过动症临床样本之症状评量．长庚大学临床行为科学研究所硕士学位论文，2005.

［14］曾嫦嫦，吴佑佑，丘彦南等．认知行为团体治疗在注意力不足过动儿童的临床应用．中华心理卫生学刊，1997，10（2）：83—101.

［15］杨俊威，钮文英．功能本位介入策略对注意力缺陷过动症学生口语干扰行为之成效研究．东台湾特殊教育学报，2006（8）：21—38.

［16］熊忠贵，徐海青，石淑华．儿童注意缺陷多动障碍脑电生物反馈训练疗效的对照研究．中国临床心理学杂志（中国），2006，14（2）：207—208.

［17］刘昱志，刘士恺，商志雍等．注意力缺陷过动症中文版 Swanson，Nolan，and Pelham，Version IV（SNAP－IV）量表之常模及信效度．台湾精神医学，2006，20（14）：290—304.

［18］郑惠霙．国小六年级注意力缺陷及过动症学童社会技能训练之成效研究．特殊教育研究学刊，1998（16）：269—289.

［19］赖冠宇．注意力缺陷/过动症学龄孩童动作表现之研究．长庚大学临床行为科学研究所硕士学位论文，2005.

［20］钟明勋，施杏如，陈映雪等．运用心理剧于过动儿家属团体之经验．职能治疗学会杂志，2001（19）：1—8.

［21］钟莉娟，克莉丝汀·马文．在三种不同学前教育环境中亲师沟通实务之探讨．东台湾特殊教育学报，2004（6）：219—234.

［22］罗钧令，陈威胜．注意力不足过动症儿童之平衡功能．台湾医学，2002，6（6）：815—821.

［23］徐岩，周晓林，王玉凤．注意缺陷多动障碍病因学研究进展．中国行为医学科学，2003，12（1）：107—108.

［24］陈晶，陈燕惠．儿童注意缺陷多动障碍的病因学研究进展．*Chinese Journal of Woman and Child Health Research*，2008，19（5）：474—476.

［25］黄惠玲．注意力缺陷过动疾患研究回顾．应用心理研究，2008（49）：197—219.

［26］刘秀梅，冉霓．注意缺陷多动障碍神经影像学研究进展．齐鲁医学杂志，2005，20（1）：86—90.

［27］王祖承．难治性精神疾病．上海：上海科学技术出版社，2007. 215—216.

［28］赵学良，邢杰．儿童注意缺陷多动障碍．北京：人民卫生出版

社，2010.

［29］刘小红，李兴民．儿童行为医学．北京：军事医学科学出版社，2003.

［30］苏林雁．儿童多动症．北京：人民军医出版社，2004.

［31］苏林雁．多动症儿童的科学教养——写给多动症儿童的父母．北京：人民卫生出版社，2008.

［32］赵滢，杜亚松．注意缺陷多动障碍的分子遗传学进展．上海精神医学，2010（3）.

［33］Stephen V. Faraone，Ph. D.．注意缺陷多动障碍的遗传学（翻译报告）.

［34］程文红．儿童注意力缺陷多动障碍与其他常见心理卫生问题（报告）.

［35］李荐中．儿童多动障碍．北京：人民卫生出版社，2009.

［36］王勇慧，王玉凤，周晓林等．注意缺陷多动障碍儿童在不同加工阶段的干扰控制．心理学报，2006（38）：181—188.

［37］王勇慧，周晓林，王玉凤等．两种亚型 ADHD 儿童的反应抑制．中国心理卫生杂志，2003（17）：15—18.

［38］王勇慧，周晓林，王玉凤等．两种亚型 ADHD 儿童在停止信号任务中的反应抑制．心理学报，2005（37）：178—188.

［39］姜林，吴雁鸣．ADHD 病因及发病机制的研究进展．中国儿童保健杂志，2003（11）：38—40.

［40］陈彩琦，金志成，张明等．靶子的潜在位置数对辨别任务中返回抑制的影响．心理科学，2003，26（1）：90—93.

［41］林敏，邓赐平，孙志凤等．行为抑制的认知神经基础：基于两种行为抑制任务范式的差异分析．心理科学，2007，30（5）：1120—1122.

［42］肖婷等．注意缺陷多动障碍儿童工作记忆功能的脑近红外成像研究．中国实用儿科杂志，2010，25（12）：924—927.

［43］张微，徐精敏，宋红艳．儿童注意缺陷多动障碍（ADHD）的"冷""热"执行功能．心理科学进展，2010，18（1）：55—64.

［44］张跃兵，罗学荣，刘霞等．注意缺陷多动障碍患儿执行功能特征．中国临床心理学杂志，2010，18（1）：47—49.

［45］郑文．儿童注意缺陷多动障碍流行病学调查及疗效评价．中国儿童保健杂志，2010，18（4）：329—330.

[46] 李红，王乃戈．论执行功能及其发展研究．心理科学，2004，27(2)：426—430.

[47] 李荐中．儿童多动障碍．北京：人民卫生出版社，2009.

[48] 汪向东，王希林，马弘．心理卫生评定量表手册（增订版）．北京：中国心理卫生杂志社，1999.

[49] 郑日昌，蔡永红，周益群．心理测量学．北京：人民教育出版社，1999.

[50] 郑毅．儿童注意缺陷多动障碍防治指南．北京：北京大学医学出版社，2007.

[51] 彭聃龄．普通心理学（修订版）．北京：北京师范大学出版社，2004.

[52] 郑希付．心理咨询原理与方法．北京：人民教育出版社，2008.

[53] 马建青，王东莉等．心理咨询流派的理论与方法．杭州：浙江大学出版社，2006.

[54] 钱铭怡．心理咨询与心理治疗．北京：北京大学出版社，1994.

[55] 傅安球．助理心理咨询师培训教程：国家职业资格三级．上海：华东师范大学出版社，2006.

[56] 中国就业培训技术指导中心，中国心理卫生协会组织．心理咨询师(二级)．北京：民族出版社，2005.

[57] 王爱华．注意缺陷多动障碍的治疗．中国社区医师，2010（8）.

[58] 姜荣环，王玉凤等．脑电生物反馈治疗注意缺陷多动障碍 20 例疗效观察．中国实用儿科杂志，2009（3）：184—186.

[59] 刘康香等．感觉统合治疗注意缺陷多动障碍儿童的疗效观察．医学临床研究，2005（5）：585—587.

[60] 王晓红，王晓青．小儿多动症治疗方法．社区医学杂志，2006，4(7)：11—12.

[61] 欧婉杏．多动症治疗：不必谈药色变．医药与保健，2007（3）：30—31.

[62] 李碧青，王黎君．儿童多动症的药物治疗．社区医学杂志，2006，4（10）：32—33.

[63] 周淑新，王伟刚．儿童注意缺陷多动症治疗新对策．中国全科医学，2009，12（10）：1771—1774.

[64] 张莹翠，刘爱娟，张二兵等．小儿多动症的治疗．吉林中医药，

2007，27（12）：70—71.

［65］刘云海，王虹．小儿多动症治疗新药：盐酸托莫西汀．医药导报，2004，23（5）：338—339.

［66］黄海英．中药治疗儿童多动症研究进展．实用中医药杂志，2010，26（12）：885—886.

［67］冷方南，凌耀星，彭国忱等．儿童多动症临床治疗学．北京：人民军医出版社，2010.

［68］C. A. Kearney. 儿童行为障碍个案集．孟宪璋，冼漪涟译．广州：暨南大学出版社，2004.

［69］Thomas E. Brown. 注意缺陷障碍．王玉凤主译．北京：北京大学医学出版社，2007.

［70］Gordon Millichap. *Attention Deficit Hyperactivity Disorder Handbook – A Physician's Guide to ADHD.*

［71］Bird，H. R.（2002）. The Diagnostic Classification，Epidemiology，and Cross – Cultural Validity of ADHD. In Jensen，P. S. & Cooper，J. R.（Eds.）*Attention Deficit Hyperactivity Disorder*：*State of the Science – Best Practices.* pp. 2，1，2，16.

［72］Chang，C. C.，Tsou，K. S.，Shen，W. W.，（Eds）. A Social Skills Training Program for Preschool Children with Attention – Deficit/hyperactivity disorder. *Chang Gung Medical Journal*，2004，27（12）：pp. 918 – 923.

［73］Chang，H. H.，Chang，C. S. & Shih，Y. L.. The Process of Assisting Behavior Modification in a Child with Attention – Deficit hyperactivity Disorder. *The Journal of Nursing Research*，2007，15：pp. 147 – 155.

［74］Gau，S. S. Prevalence of Sleep Problems and Their Association with Inattention/hyperactivity among Children Aged 6 – 15 in Taiwan. *Journal of Sleep Research*，2006，15（4）：pp. 403 – 414.

［75］Huang，H. L.，Chao，C. C.，Tu，C. C. & Yang，P. C. Behavioral Parent Training for Taiwanese Parents of Children with Attention – Deficit/hyperactivity Disorder. *Psychiatry and Clinical Neurosciences*，2003，57（3）：pp. 275 – 281.

［76］Huang，H. L.，Chao，C. C.，Tu，C. C.，Kuo，Y. H. & Yang，P. C. Behavioral Assessment of Inattention and Hyperactivity in Taiwanese Preschoolers：Comparision among Multiple Informants. *Archives of Clinical Psychology*，2004，1：pp. 57 – 66.

[77] Huang, Y. S., Chao, C. C., Wu, Y. Y., Chen, Y. Y. & Chen, C. K. Acute Effects of Methylphenidate on Performance during the Test of Variables of Attention in Children with Attention Deficit/hyperactivity Disorder. *Psychiatry and Clinical Neurosciences*, 2007, 61 (3): pp. 219 - 225.

[78] Jiang, X. & Lu, G. Intellectual Structure Analysis of ADHD Children. *Chinese Journal of Clinical Psychology*, 2001, 9 (3): pp. 212 - 213.

[79] Li, X. & Wang, Y. A Preliminary Application of the Test of Variables of Attention (TOVA) in China. *Chinese Mental Health Journal*, 2000, 14 (3): pp. 149 - 152.

[80] Liu, J. & Wang, Y. F. An Open Trial on Effectiveness of Parent Training in Children with Comorbid Attention Deficit Hyperactivity Disorder and Oppositional Defiant Disorder. *Journalof Peking University Health Sciences*, 2007, 39 (3): pp. 310 - 314.

[81] Lou, X. & Li, X. A Case Control Study of Matching Familiar Figures Test in Children with ADHD. *Chinese Mental Health Journal*, 2002, 16 (8): pp. 547 - 549.

[82] Qian, Y. & Wang, Y. F. Reliability and Validity of Behavior Rating Scale of Executive Function Parent form for School Age Children in China. *Journal of Peking University Health Sciences*, 2007, 39 (3): pp. 277 - 283.

[83] Wang, Y., Zheng, Y., Du, Y., et al. Atomoxetine Versus Methylphenidate in Paediatric Outpatients with Attention Deficit Hyperactivity Disorder: A randomized, Double - Blind Comparison Trial. *The Australian and New Zealand Journal of Psychiatry*, 2007, 41 (3): pp. 222 - 230.

[84] Wu, Y. Y., Huang, Y. S., Chen, Y. Y., Chen, C. K., Chang, T. C. & Chao, C. C. Psychometric Study of the Test of Variables of Attention: Preliminary Findings on Taiwanese Children with Attention - Deficit/hyperactivity Disorder. *Psychiatry and Clinical Neurosciences*, 2007, 61 (3): pp. 221 - 228.

[85] Yang, K. N. & Schaller, J. Teachers' Fatings of Attention - Deficit Hyperactivity Disorder and Decisions for Referral for Services in Taiwan. *Journal of Child and Family Studies*, 1997, 6 (2): pp. 249 - 261.

[86] Yang, K. N., Schaller, J. L. & Parker, R. Factor Structures of Taiwanese Teachers' Ratings of ADHD: A Comparison with U. S. Studies. *Journal of Learning Disabilities*, 2000, 33 (1): pp. 72 - 82.

[87] Yang, P., Chung L. C., Chen, C. S. & Chen, C. C. Rapid Improvement in Academic Grades Following Methylphenidate Treatment in Attention - Deficit Hyperactivity Disorder. *Psychiatry and Clinical Neurosciences*, 2004, 58 (1): pp. 37 - 41.

[88] Susan Young, Jessica Bramham. ADHD in Adults: A Psychological Guide to Practice. John Wiley & Sons Ltd, 2007.

[89] Baddeley A. D., Hitch G. J. Developments in the Concept of Working Memory. *Neurophysiology*, 1994 (8): 485 - 493.

[90] Barkley R. A. The Speech of Hyperactive Children and Their Mothers: Comparisons with Normal Children and Stimulant Drug Effect. *Journal of Learning Disabilities*, 1983, 16 (6): pp. 105 - 110.

[91] Rubia, K., Overmeyer, S. O., Taylor, E., et al. Hypofrontality in Attention Deficit Hyperactivity Disorder (ADHD) during Higher - Order Motor Control: A Study Using fMRI. *American Journal of Psychiatry*, 1999, 156: pp. 891 - 896.

[92] Barkley R. A. Behavioral Inhibition, Sustained Attention, and Executive Functions: Constructing a Unifying Theory of ADHD. *Psychol Bull*, 1997, 121: pp. 65 - 94.

[93] Sergeant, J. A., Oosterlaan, J., Van Meere. Information Proeessing and Energetic Factors in Attention Deficit /HyPeractivity Disorder. In H. C. Quay & A. Hogan (Eds.), *Handbook of Disruptive Behavior Disorders*, 1999: pp. 75 - 104.

[94] Akira Miyake, Naomi P. Friedman, Michael J. Emerson, et al. The unity and Diversity of Executive Functions and their Contributions to Complex "Frontal Lobe" Tasks: A Latent Variable Analysis. *Cognitive Psychology*, 2000, 41: pp. 49 - 100.

[95] Ernst, M., Zametkin, A. J., Matochik, J. A., et al. High Midbrain DOPA Decarboxylase Activity in Children with ADHD, *Am J Psychiatry*, 1999, 156: pp. 1209 - 1215.

[96] Sarah Durston, Nim T. Tottenham, Kathleen M. Thomas, et al. Differential Patterns of Striatal Activation in Young Children with and without ADHD. *Biol Psychiatry*, 2003, 53: pp. 871 - 878.

[97] Campbell S. B. Hard - to - Manage Preschoolers: Symptomatic Behavior across Contexts and Time. *Child Development*, 1994, 65: pp. 836 - 851.

[98] Pennington, B., Ozonoff, S. Executive Functions and Developmental Psy-

chopathology. *Journal of Child Psychology and Psychiatry*, 1996, 37: pp. 51 -87.

[99] Schachar R. J., Logan G. D. Deficient Inhibitory Control in Attention Deficit Hyperactivity Disorder. *Joumal of Abnormal Child Psychology*, 1995, 23: pp. 411 - 435.

[100] Schachar R. J., Logan G. D. Confirmation of an Inhibition Control Deficit in Attention - Deficit/Hyperactivity Disorder. *Joumal of Abnormal Child Psychology*, 2000, 28: pp. 227 - 235.

[101] Rubia, K., Oosterlaan, J., Sergeant, J. A., et al. Inhibitory Dysfunction in Hyperactive Boys. *Behavior Brain Research*, 1998, 9: pp. 25 - 32.

[102] Posner, M. I., Cohen, Y. Components of Visual Orienting. In: H. Bouma, & D. G. Bouwhuis (eds:). Attention and Performance X: Control of Language Process. Hillsdale, NJ: Erlbaum, 1984.

[103] Chiang - Shan Ray Li, Hsueh - Ling Chang, Shih - Chieh Lin. Inhibition of Return in Children with Attention Deficit Hyperactivity Disorder. *Exp Brain Res*, 2003, 149: pp. 125 - 130.

[104] Lepsien, J., Pollmann S. Covert Reorienting and Inhibition of Return: An Event - Related FMRI Study. *J Cognit Neurosci*, 2002, 14: pp. 127 -144.

[105] Fox, E., Russo, R. & Dutton, K. Attentional Bias for Threat: Evidence for Delayed Disengagement from Emotional Faces. *Cognition and Emotion*, 2002, 16: pp. 355 -379.

[106] Joseph Sergeant, Hilde Geurts, Jaap Oosterlaan. How Specific are Executive Functioning Deficits in Attention Deficit Hyperactivity Disorder and Autism. *Behavioural Brain Research*, 2002, 130 : pp. 3 - 28.

[107] Barkley, R. A. Behavioral Inhibton, Sustained Attention and Executive Functions: Constructing a Unifying Theory of ADHD. *Psychol Bull*, 1997, 121 (1): pp. 65 - 94.

[108] Logan, et al. On the Ability to Inhibit Simple and Choice Reaction Time Responses: A Model and a Method. *Journal of Experimental Psychology*, 1984, 10 (2): pp. 276 -291.

[109] Baddeley, A. D. Development of Working Memory: Should the Pascual - Leone and the Baddeley and Hitch Models Be Merged. *Journal of Experimental Child Psychology*, 2000, 77: pp. 128 - 137.

[110] Wouter Braet, et al. FMRI Activation during Response inhibition and

Error Processing: The Role of the DAT1 Gene in Typically Developing Adolescents and those Diagnosed with ADHD. Neuropsychologia, in press

[111] Slaats – Wille M. Sc., et al. Deficient Response Inhibition as a Cognitive Endophenotype of ADHD. *Journal of the American Academy of Child & Adolescent Psychiatry*, 2003, 42 (10): pp. 1242 – 1248.

[112] Cinnamon Bidwell, Erik G. Willcutt, John C. DeFries, and Bruce F. Pennington. Testing for Neuropsychological Endophenotypes in Siblings Discordant for Attention -- Deficit/Hyperactivity Disorder. *Society of Biological Psychiatry*, 2007, 62: pp. 991 - 998.

[113] Randal G. Ross, Josette G. Harris, Ann Olincy, Allen Radant. Eye movement task measures inhibition and spatial working memory in adults with schizophrenia, ADHD, and a normal comparison group. *Psychiatry Research*, 2000, 95: pp. 35 – 42.

[114] Mario Liotti, Steven R. Pliszka, Kellie Higgins, Ricardo Perez, Margaret Semrud – Clikeman. Evidence for Specificity of ERP Abnormalities during Response Inhibition in ADHD Children: A Comparison with Reading Disorder Children without ADHD. *Brain and Cognition*, 2010, 72: pp. 228 – 237.

[115] Rapport, L. J., Van Voorhis A., Tzelepis, A., Friedman, S. R. Executive Functioning in Adult Attention – Deficit Hyperactivity Disorder. *Clin Neuropsychol*, 2001, 15 (4): pp. 479 – 491.

[116] Canan Karatekin, Robert F. Asarnow. Working Memory in Childhood – Onset Schizophrenia and Attention – Deficit Hyperactivity Disorder. *Psychiatry Research*, 1998, 80: pp. 165 – 176.

[117] Ann – Christine Ehlis, et al. Reduced Lateral Prefrontal Activation in Adult Patients with Attention – Deficit/Hyperactivity Disorder (ADHD) during a Working Memory Task: A Functional Near – Infrared Spectroscopy (fNIRS) Study. *Journal of Psychiatric Research*, 2008, 42: pp. 1060 - 1067.

[118] Mark D. Rapport, et al. Hyperactivity in Boys with Attention – Deficit/Hyperactivit Disorder (ADHD): A Ubiquitous Core Symptom or Manifestation of Working Memory Deficits. *Journal of Abnormal Child Psychology*, 2009, 37: pp. 521 – 534.

[119] Michael J. Kofler, et al. ADHD and Working Memory: The Impact of Central Executive Deficits and Exceeding Storage/Rehearsal Capacity on Observed

Inattentive Behavior. *Journal of Abnormal Child Psychology*, 2010, 38: pp. 149 – 161.

[120] Solveig Jonsdottir, et al. The Impact of Specific Language Impairment on Working Memory in Children with ADHD Combined Subtype. *Archives of Clinical Neuropsychology*, 2005, 20: pp. 443 – 456.

[121] Fiona McNab, et al. Common and Unique Components of Inhibition and Working Memory: An FMRI, within – Subjects Investigation. *Neuropsychologia*, 2008, 46 : pp. 2668 – 2682.

[122] Ralph J. Roberts, et al. Prefrontal Cognitive Processes: Working Memory and Inhibition in the Antisaccade Task. *Journal of Experimental Psychology*, 1994, 123 (4): pp. 374 – 393.

[123] Luke Clark, et al. Association between Response Inhibition and Working Memory in Adult ADHD: A Link to Right Frontal Cortex Pathology. *Society of Biological Psychiatry*, 2007, 61: pp. 1395 – 1401.

[124] Brocki Karin C. Randall K. D. Bohlin GKerns, K. A. Working Memory in School – Aged Children with Attention – Deficit/Hyperactivity Disorder Combined Type: Are Deficits Modality Specific and are they Independent of Impaired Inhibitory Control. *Journal of Clinical and Experimental Neuropsychology*, 2008, 30 (7): pp. 749 – 759.

[125] N. N. J. Rommelse. Deficits in Visuo – Spatial Working Memory, Inhibition and Oculomotor Control in Boys with ADHD and their non – Affected Brothers. *Journal of Neural Transm*, 2008, 115 : pp. 249 – 260.

[126] Barkley, R. A. Behavioural Inhibition, Sustained Attention, and Executive Functions : Constructing a Unifyingtheory of AD/HD. *Psychological Bulletin*, 1997, 121: pp. 65 – 94.

[127] Willcutt, E. G. , Doyle, A. E. , Nigg, J. T. , Faraone, S. V. & Pennington, B. F. Validity of the Executive Functiontheory of Attention – Deficit/Hyperactivity Disorder: A Meta – Analytic Review. *Biological Psychiatry*, 2005, 57 (11): pp. 1336 – 1346.

[128] Castellanos, F. X. &Tannock, R. Neuroscience Oattention Deficit/Hyperactivity Disorder: The Search Foendophenotypes. *Nature Reviews Neuroscience*: 2002, pp. 3617 – 628.

[129] Kerr, A. & Zelazo, P. D. Development of "Hot" Executive Function:

the Children's Gambling Task. *Brain and Cognition*, 2004, 55: pp. 148 –157.

[130] Zelazo, P. D. & Mailer, U. *Executive Function in Typical and Atypical Development. Hand Book of Childhood Cognitive development*. Oxford: Blackwell, 2002: pp. 445 –469.

[131] Moore, C., Barresi, J. & Thompson, C. The Cognitive Basis of Future – Oriented Prosocial Behaviour. *Social Development*, 1998, 7: pp. 24 –41.

[132] Douglas, V. I. & Parry, P. A. Effects of Reward and Nonreward on Frustration and Attention in Attention deficitdisorders. Journal of Abnormal Child Psychology, 1994, 22: pp. 281 –302.

[133] Joel T. Nigg, Karin M. Butler, Cynthia L. Huang – Pollock, and John M. Henderson. Inhibitory Processes in Adults With Persistent Childhood Onset ADH. *Journal of Consulting and Clinical Psychology*, 2002, 70: pp. 153 –157.

[134] Verena E. Pritchard, Ewald Neumann and Julia J. Rucklidge. Interference and Negative Priming Effects in Adolescents with Attention Deficit Hyperactivity Disorder. *The American Journal of Psychology*, 2007, 120: pp. 91 –122.

[135] Verena E. Pritchard, Ewald Neumann, Julia J. Rucklidge (2008) Selective Attention and Inhibitory Decits in ADHD: Does Subtype or Comorbidity Modulate Negative Priming Effects? Brain and Cognition, 67: pp. 324 – 339.

[136] Brock, S. E., Jimerson, S. R. & Hansen, R. L. *Identifying, Assessing, and Treating ADHD at School*. NewYork: Springer Science + Business Media, 2009.

[137] Milichap, J. G. *Attention Deficit Hyperactivity Disorder Handbook*. NewYork: Springer Science + Business Media.

[138] Thomas E. Brown Ph. D.. *Attention Deficit Disorder: The Unfocused Mind in Children and Adults*. London: Yale University Press, 1992.

[139] Daniel J. Fox, et al. Neurofeedback: An Alternative and Efcacious Treatment for Attention Decit Hyperactivity Disorder. *Applied Psychophysiology and Biofeedback*, 2005 (30) 4: 365 –373.

[140] Joel F. Lubar and Margaret N. Shouse. EEG and Behavioral Changes in a Hyperkinetic Child Concurrent with Training of the Sensorimotor Rhythm (SMR): A Preliminary Report. *Applied Psychophysiology and Biofeedback*, 1976 (1): 293 –306.

[141] Adam R. Clarke, et al. EEG – Dened Subtypes of Children with Atten-

tion - Deficit/Hyperactivity Disorder. *Clinical Neurophysiology*, 2001 (112): 2098 - 2105.

[142] Adam R. Clarke, et al. . EEG Evidence for a New Conceptualisation of Attention Deficit Hyperactivity Disorder. *Clinical Neurophysiology*, 2002 (113): 1036 - 1044.

[143] Adam R. Clarke, et al. Behavioural Differences between EEG - Dened Subgroups of Children with Attention - Deficit/Hyperactivity Disorder. *Clinical Neurophysiology*, 2011.

[144] Thomas R. Rossiter and Theodore J. La Vaque. A Comparison of EEG Biofeedback and Psychostimulants in Treating Attention Deficit/Hyperactivity Disorders. *Journal of Neurotherapy*, 1995 (1): 48 - 59.

[145] Vincent J. Monastra, Donna M. Monastra, and Susan George. The Effects of Stimulant Therapy, EEG Biofeedback, and Parenting Style on the Primary Symptoms of Attention - Deficit/Hyperactivity Disorder. *Applied Psychophysiology and Biofeedback*, 2002 (27): 231 - 249.

[146] Jana Raath. Sensory Integration Strategies for The Child with Attention Deficit/Hyperactivity Disorder. 2007.

[147] Jacqueline Stratton, et al. A New Approach to Substance Abuse Treatment Adolescents and Adults With ADHD. *Journal of Substance Abuse Treatment*, 1998 (15): 89 - 94.

[148] Sarah Devlin. Comparison of Behavioral Intervention and Sensory - Integration Therapy in the Treatment of Self-injurious Behavior. *Research in Autism Spectrum Disorders*, 2009 (3): 223 - 231.

[149] Nakia Gray Scott, M. D. , Jane Ripperger - Suhler, M. D. , M. Hasan Rajab, PhD, M. P. H. , and Dean Kjar M. S. Factors Associated with Atomoxetine Efficacyfor Treatment of Attention - Deficit/Hyperactivity Disorder in Children and Adolescents. *Journal Of Child And Adolescent Psychopharmacology*. 2010, 20 (3): 197 - 203.

[150] Antonio C. Farias, M. D. , Alexandre Cunha, B. S. , Cassia R. Benko, B. A. , James T. McCracken, M. D. , Maria T. Costa, M. A. , Lucilene G. Farias, B. A. , and Mara L. Cordeiro, Ph. D. Manganese in Children with ttention - Deficit/ Hyperactivity Disorder: Relationship with Methylphenidate Exposure. *Journal of Child and Adolescent Psychopharmacology*, 20 (2): 113 - 118.

［151］ Susan Young, Jessica Bramham. ADHD in Adults – A Psychological Guide To Practice. John Wiley & Sons Ltd, 2007.

［152］ Gordon Millichap. Attention Deficit Hyperactivity Disorder Handbook—A Physician's Guide to ADHD（Second Edition）. Springer Science + Business Media, LLC, 2010.

［153］ Sam Goldstein, Anne Teeter Ellison. Clinicians'Guide To Adult ADHD—Assessment and Intervention. Academic Press, 2002.

［154］ Hurt, E. A., Hoza, B., Pelhem, W. E. Parenting, family loneliness, and Peer Functioning in Boys with Attention – Deficit/Hyperactivity Disorder. *J Abnorm Child Psychol*, 2007, 35: 543 – 555.

［155］ Pfiffner, L. J., McBurnett. K., Rathouz. P. J., Judice, S. Family Correlates of Oppositional and Conduct Disorders in Children with Attention – Deficit/Hypearctivity Disorder. *J Abnorm Child Psychol*, 2005, 33: 551 – 563.

［156］ Kashdan, T. B., Jacob, R. G., Pellhem, W. E., et al. Depression and Anxiety in Parents of Children with ADHD and Varying levels of Oppositional defiant Behaviors: Modeling Relationships with Family Functioning. *J Clin Child Adolesc Psychol*, 2004, 33: 169 – 181.

［157］ Johnston, C., Murray, C., Hinshaw, S. P., Pelhem, W. E., Hoza, B. Responsiveness in Interactions of Mothers and Sons with ADHD: Relations to Maternal and Child Characteristics. *J Abnorm Child Psychol*, 2002, 30: 77 – 88; Seipp, C. M., Johnston, C. Mother – Son Interactions in Families of Boys with Attention – Deficit/Hyperactivity Disorder with and without Oppositional Behavior. *J Abnorm Child Psychol*, 2005, 33: 87 – 98.

［158］ Tripp, G., Schaughency, E. A., Langlands, R., Mouat, K. Family interactions in Children with and Without ADHD. *J Child Family Stud*, 2007, 16: 385 – 400.

［159］ Johnston. C., Chen, M., Ohan, J. Mothers' Attributions for Behavior in Non – problem Boys, Boys with Attention – Deficit/Hyperactivity Disorder, and Boys with Attention – Deficit/Hyperactivity Disorder and Oppositional Defiant Behavior. *J Clin Child Adolesc Psychol*, 2006, 35: 60 – 71.

［160］ Podolski, C., Nigg, J. T. Parent Stress and Coping in Relation to Child ADHD Severity and Associated Child Disruptive Behavior Problems. *J Clin Child Adolesc Psychol*, 2001, 30: 503 – 513.

[161] Wymbs, B. T., Pelhem, W. E., et al. Mother and Adolescent Reports of Interparental discord among Parents of Adolescents with and without Attention – Deficit/Hyperactivity Disorder. *J Emot Behav Disord*, 2008, 16: 29 – 41.

[162] Chronis, A. M., Lahey. B. B., et al. Maternal Depression and Early Positive Parenting Predict Future Conduct Problems in Young Children with Attention – Deficit/Hyperactivity Disorder. *Dev Psychol*, 2007, 43: 70 – 82.

[163] Burke, J. D., Pardini, D. A., Loeber, R. Reciprocal Relationships between Parenting Behavior and Disruptive Psychopathology from Childhood through Adolescence. *J Abnorm Child Psychol*, 2008, 36: 679 – 692.

[164] Harris, K., Boots, M., Talbot, J., Vance, A. Comparison of Psychosocial Correlates in Primary School age Children with Attention – Deficit/Hyperactivity Disorder – Combined Type, with and without Dysthymic Disorder. *Child Psychiat Human Dev*, 2006, 36: 419 – 426.

[165] Gerdes, A. C., Hoza, B., Arnold, L. E., et al. Child and Parent Predictors of Perceptions of Parent – Child Relationship Quality. *J Attn Disord*, 2007, 11: 37 – 48.

[166] Ostrander, R., Herman, K. C. Potential Cognitive, Parenting, and Developmental Mediators of the Relationship between ADHD and Depression. *J Consult Clin Psychol*, 2006, 74: 89 – 98.

[167] Pfiffner, L. J., McBurnett, K Family Correlates of Comorbid Anxiety Disorders in Children with Attention – Deficit/Hyperactivity Disorder. *J Abnorm Child Psychol*, 2006, 34: 725 – 735.

[168] Kepley, H. O., Ostrander, R. Family Characteristics of Anxious ADHD Children. *J Attn Disord*, 2007, 10: 317 – 323.

[169] Latimer, W. W., August, G. J., Newcomb, M. D., Child and Familial Pathways to Academic Achievement and Behavioral Adjustment: a Prospective Six – year Study of Children with and without ADHD. *J Attn Disord*, 2003, 7: 101 – 119.

[170] Hurt, E. A., Hoza, B., Pelhem, W. E. Parenting, Family Loneliness, and Peer Functioning in Boys with Attention – Deficit/Hyperactivity Disorder. *J Abnorm Child Psychol*, 2007, 35: 543 – 555.

